KB182048

Hepatobiliary & Pancreatic Surgery

세부전문의를 위한

간담췌외과
마스터
수술집

한국간담췌외과학회

군자출판사

세부전문의를 위한

간담췌외과 마스터 수술집

인쇄 | 2015년 6월 1일
발행 | 2015년 6월 10일

지 은 이 한국간담췌외과학회
발 행 인 장주연
출 판 기 획 변연주
편집디자인 박은정
표지디자인 전선아
일 러 스 트 일러스트부
발 행 처 군자출판사
　　　　　　 등록 제 4-139호(1991. 6. 24)
　　　　　　 본사 (110-717) 서울특별시 종로구 창경궁로 117(인의동 112-1) 동원회관 빌딩 6층
　　　　　　 전화 (02) 762-9194/5　 팩스 (02) 764-0209
　　　　　　 홈페이지 | www.koonja.co.kr

ISBN 978-89-6278-990-4

정가 100,000원

세부전문의를 위한

간담췌외과
마스터 수술집

집필진

집필진
(가나다 순)

강구정 계명대
강창무 연세대
고양석 전남대
권국환 일산병원
권우일 성균관대
권준혁 성균관대
권형준 경북대
김경식 연세대
김기훈 울산대
김동식 고려대
김봉완 아주대
김상걸 경북대
김선회 서울대
김성훈 암센터
김송철 울산대
김완배 고려대
김용훈 계명대
김주섭 한림대
김형철 순천향대
김홍진 영남대
나양원 울산대

문덕복 울산대
박광민 울산대
박동은 원광대
박상재 암센터
박일영 가톨릭
서경석 서울대
송기병 울산대
송기원 울산대
송태진 고려대
신동훈 고신대
안근수 계명대
안승익 인하대
안철수 울산대
왕희정 아주대
유영경 가톨릭
유희철 전북대
윤동섭 연세대
윤성수 영남대
윤유석 서울대
이광웅 서울대
이남준 서울대

이동식 영남대
이상목 경희대
이승규 울산대
이우정 연세대
장진영 서울대
정재홍 서울대
정치영 경상대
조재원 성균관대
조철균 전남대
주종우 부산대
최규성 성균관대
최동욱 성균관대
최인석 건양대
최재운 충북대
최진섭 연세대
한호성 서울대
허진석 성균관대
홍순찬 경상대
황대욱 울산대
황 신 울산대
황윤진 경북대

발간사

　1992년에 설립되어 20여년의 역사를 가진 한국간담췌외과학회는 최초 회원 50명에서 800명 이상의 회원을 가진 중견학회의 면모를 갖추었습니다. 양적 성장 뿐만 아니라 질적으로도 간이식을 비롯한 간담췌외과수술의 위상이 아시아를 넘어 세계적인 수준으로 향상되었습니다. 또한, 2012년말에 간담췌세부전문의제도가 생기기에 이르렀고, 2013년부터 매년 세부전문의 시험이 치루어졌습니다.

　간담췌외과분야의 치료에 있어 가장 중요한 것은 수술이고, 간담췌수술은 모든 수술 중에 가장 전문성이 요구되는 수술들 중에 하나입니다. 정확하고 안전한 수술이 수술 후 합병증을 최소화할 수 있을 뿐만 아니라 환자의 예후와도 직결된다고 생각됩니다.

　한국간담췌외과학회 제11기 이사회가 출범하면서 간담췌세부전문의를 위한 간담췌분야의 표준수술수기와 관련된 비디오와 해설을 포함하는 책자를 제작하기로 하였고, 대한민국에서 간담췌외과 분야의 일선에서 활약하고 계신 50명의 외과의들이 합심하여 2년간 작업을 하여 "세부전문의를 위한 간담췌외과마스터 수술집"을 만들게 되었습니다. 이 책자와 비디오는 각 수술과정을 마치 직접 수술을 하고 있는 장면으로 착각할 정도로 섬세하게 기술하여 외과의의 수술수기 향상에 기여하리라 확신하고, 후배들의 세부전문의 수련과정에 귀중한 자료로 사용될 것이며, 향후 한국간담췌외과의 역사적인 자료로도 활용되리라 생각됩니다.

　이 책이 나오기까지 헌신적인 노력을 아끼지 않은 강구정 기획이사를 비롯한 기획위원회 위원들, 챕터 집필진들 그리고, 이 책의 기획, 편집과 디자인에 이르기까지 세심한 노력을 기울여 아름다운 책으로 펴내는데 열과 성을 다해주신 군자 출판사 편집부와 장주연 사장님께 진심으로 감사드리는 바입니다. 이 책을 바탕으로 개정판이 지속적으로 만들어져 한국간담췌외과의 표준수술수기의 정립과 발전이 거듭되기를 기원합니다.

2015. 5. 15.

한국간담췌외과학회 제11대 회장　**왕희정**

서 문

한국간담췌외과학회의 11대 집행부가 결성된 후 왕희정 회장께서 간담췌외과학회 회원들이 실제로 참고할 수술집의 필요성을 제안하여 이사회에서 발간을 결의하였습니다. 이에 기획위원회를 중심으로 편집위원회를 구성하여 여러 차례 회의를 거쳐 책의 방향을 그렸습니다. 간담췌외과 수술의 전 영역에서 수술술기를 중심으로 요체가 되는 부분을 비교적 간결하게 기술하도록 하고 이해를 돕기 위한 그림과 수술동영상을 첨부하기로 하였습니다.

책의 구성에서는 간, 담도 및 췌장 세부분으로 나누어 세분의 책임 편집위원들이 각기 구상한 초안을 편집위원회에서 수정을 거쳐 책에 담을 내용을 정하였습니다. 췌십이지장절제술이나 간이식 등 난이도가 높은 수술술기는 배우는 후학들에게 도움을 주고자 수술동영상을 중복으로 의뢰하기로 하였습니다. 일부 챕터는 조율과정에서 처음 계획했던 원안을 모두 담지 못하였고, 주어진 집필기간동안 동영상을 촬영할 적당한 증례나 시간적 여유가 없어서 본문만 있고 동영상을 담지 못한 챕터도 있어서 아쉬움이 남게 되었습니다. 우리나라의 간이식이 세계에서 선도하는 그룹답게 간절제 및 간이식분야가 그 분량이 상대적으로 많아졌습니다. 그 내용도 매우 상세하고 동영상의 질도 좋아 우리나라 간담췌외과 의사의 관심과 역량을 그 만큼 담아냈다는 자부심과 함께 다른 챕터와 적절한 균형을 맞추지 못했다는 아쉬움도 남습니다.

집필을 맡은 저자분들께서 그림을 곁들여 수술의 요점을 담은 본문과 그림으로 작성해 주셨고 수술장면을 동영상에 담아 편집하게 되었습니다. 본문기술에 사용한 용어는 2011년 한국간담췌외과학회 용어제정위원회에서 제정한 원칙을 따르도록 했지만 같은 해부구조물이나 술식 등을 기술하는 용어가 저자마다 각기 달라 통일에 어려움이 있었습니다. 저자들이 선호하는 용어도 각기 달라 편집위원들이 가능한 한가지로 통일하려고 했습니다. 문맥의 흐름상 부분적으로 저자분들의 기술을 그대로 두기도 했습니다. 이 부분에 있어서 저자분들의 너그러운 이해를 구합니다.

본문에 첨부된 그림들을 군자출판사의 일러스터 팀에서 세심하게 새로 그려내어 몇 차례 수정을 거쳐 완성도가 높은 그림들이 나오게 되었습니다. 그러나 일부 그림들에서는 전자 메일과 인터넷상으로만 의견 교환의 한계로 인하여 저자의 원뜻을 모두 담아내지 못하거나 좀 변형된 그림도 있지 않나하는 아쉬움도 있습니다. 판을 거듭하면서 완성도가 높고 더 알찬 내용이 담겨지길 기대해 봅니다. 독자들의 반응정도에 따라 영문으로 재편집하여 세계간담췌외과 의사들에게 다가갈 수 있기를 희망하는 이사분들도 계셔서 이 부분은 차기 집행부와 2판 편집부의 몫으로 남겨두게 되었습니다.

장시간의 수술과 진료 틈틈이 집필에 수고하신 저자분들께 감사드립니다. 편집과정에서 여러 차례의 회의와 메일로 서신교환하면서 좋은 책으로 펴내질 수 있도록 열과 성을 다해주신 군자출판사 일러스트팀과 편집부에 진심으로 감사를 드립니다. 이 책이 널리 유익하게 활용되어 한국간담췌외과학회가 더욱 발전하는데 소금이라도 보탬이 되실 기대해봅니다.

2015. 5. 15.

〈간담췌외과 마스터 수술집〉 편집위원회 위원장 강구정

위원 김세준, 송태진, 안근수, 안철수, 정준철, 정치영, 한성식, 황대욱, 황호경

목 차

SECTION 1 간수술

PART 1 간절제의 외과술기

PART 2 간이식

PART 2-1 뇌사자 간이식

SECTION 2 담낭 및 담관 수술

PART 1 담낭 절제술

PART 2 담관낭 절제술

목 차

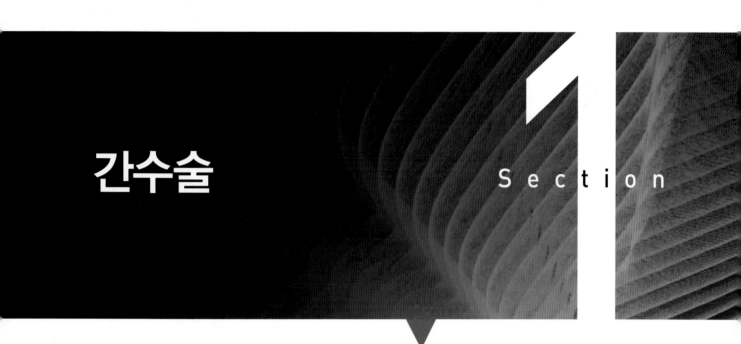

간수술

Section **1**

간절제의 외과술기

Chapter 1

술 중 초음파 활용

| 📝 🎬 박일영 |

1. 술 중 초음파 활용

최근 외과의사들에게 초음파 검사가 필요한 시대가 되었다. 특히 간담췌 외과의사에게 진단, 치료 및 수술 시 초음파 검사법은 반드시 숙지해야 할 술기이다. 이 장에서는 초음파의 기본은 알고 있는 간담췌 외과의사가 수술 중에 시행하는 수술중초음파를 쉽게 시행할 수 있도록 술기 중심으로 기술했다.

수술중초음파는 1979년 Makuuchi가 간절제 수술 시에 시행한 이래 1980년대 B모드 초음파와 탐촉자들이 개발되면서 발전하였다. 수술중초음파는 간 종괴의 발견율이 CT, MRI 및 개복 수술보다도 높다. 수술중초음파는 1 mm 크기의 결석과 3~5 mm 크기의 종양등의 작은 병변도 찾아 낼 수 있다. 간담췌 외과의사는 알고 있는 해부학적 지식과 초음파 술기를 접목하면 수술 중 큰 도움을 얻을 수 있다.

수술중초음파 장비는 탐촉자가 다를 뿐 다른 몸체는 같다. 탐촉자는 5~10 MHz 주파수를 사용하며 주로 7.5 MHz의 탐촉자를 사용한다. 이 탐촉자로는 깊이 6~10 cm 정도를 투과할 수 있다. 수술중 탐촉자의 종류는 일반 초음파와 같이 linear, T-shape, I-shape, convex, sector type의 탐촉자가 있다. 탐촉자로 스캔하는 방법도 복부초음파처럼 sliding, rotating, tilting, rocking등의 방법으로 구조물들을 검사한다. 수술중초음파는 복강 내 장기들 특히 간, 담낭, 췌장을 포함하여 콩팥, 부신, 비장 및 대동맥을 포함한 후복막 질환도 검사할 수 있다.

간은 수술중초음파로 병변을 잘 찾을 수 있는 장기로서 병변의 위치와 주위 구조물과의 관계를 알아내는데 도움을 준다. 간의 해부학 구조는 Couinaud의 분류를 따라 간정맥을 기준으로 분할한다. 간담췌 분야의 해부학적 정상적 구조 외에도 변이도 잘 알고 있어야 한다. 수술중초음파 시행 시 대부분 T자형 탐촉자를 사용하게 되며 검지와 중지 사이에 탐촉자를 위치하여 간 표면을 스캔한다. 간스캔 시 좌엽과 우엽을 먼저 횡으로 그리고 종으로 스캔하고 미끄러지거나 회전하거나 앞뒤, 양 옆으로 기울여 간의 해부학적 구조를 확인하고 간의 하부에서도 스캔을 시행하여 병변이 있는지를 찾는다(그림 1, 비디오 1). 탐촉자를 간의 표면에 접촉시키거나 누르거나 식염수를 넣어 stand-off 방법으로 영상을 얻을 수 있다(그림 2). 간의 흔한 양성병변은 저에코의 간낭과 고에코의 혈관종 등이 있고 악성병변으로는 모자이크 패턴을 보이는 간세포암과 종괴 주위에 저에코의 테두리를 가진 전이암등이 있다(비디오 2).

수술중초음파는 간 병변의 위치를 찾을 뿐 아니라 수술 시 병변이 제대로 절제 하고 있는지 실시간으로 확인할 수 있게 해준다(비디오 3). 수술 시 염색약을 초음파 유도하에 간문맥에 주입하여 염색부위를 따라 간을 해부학적으로 절제 할때에도 초음파가 필요하다. 간이식 시에도 이식 전, 이식 후 혈류의 흐름을 보기 위해 수술중초음파는 꼭 필요하다. 간의 병변을 절제

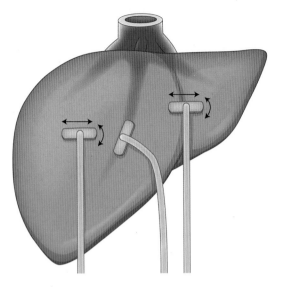

그림 1. 수술중 간스캔 방법

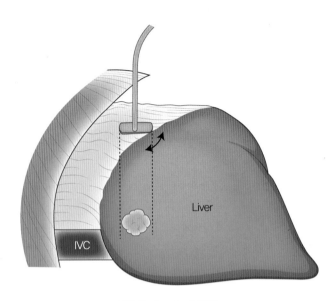

그림 2. Stand-off 방법

하지 못하는 경우 수술중초음파를 사용하여 초음파 유도 하에 고주파열치료(radio-frequency ablation: RFA)를 시행 한다 (그림 3, 비디오 4).

  수술중초음파는 담관 결석 환자에서 수술중 담관조영술보다 더 정확하고 쉽고 빠르게 결석을 찾을 수 있으며 확진율도 높다. 담관은 담낭관과 총수담관 부위를 횡이나 종으로 스캔하는데 담관에 직접 닿기 힘들면 수액을 부위에 주입하여 수액 속에서 초음파를 시행하는 stand-off technique을 사용할 수 있다. 담관과 간문맥, 간동맥은 Mickey mouse의 얼굴 모양으로 초음파에 보이며 색도플러(color doppler)초음파 사용시 담관과 혈관을 쉽게 구분 할 수 있고 담관 결석은 후방음영으로 발견할 수 있다.

  췌장에서 수술중초음파 시행 시 췌장을 횡으로 종으로 스캔하고 병변 주위에서 sliding, rocking, rotating, tilting하여 병변과 주위구조물을 찾는다(그림 4). 췌두부를 잘 보기 위해 필요시 Kocher maneuver를 시행한 후 췌두부를 검사한다. 췌

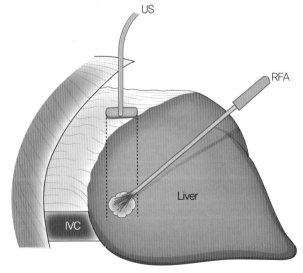

그림 3. 고주파 열치료 방법

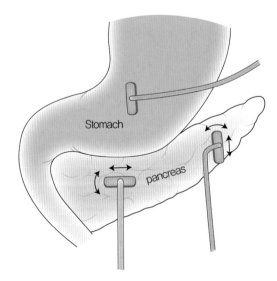

그림 4. 수술중 췌장 스캔 방법

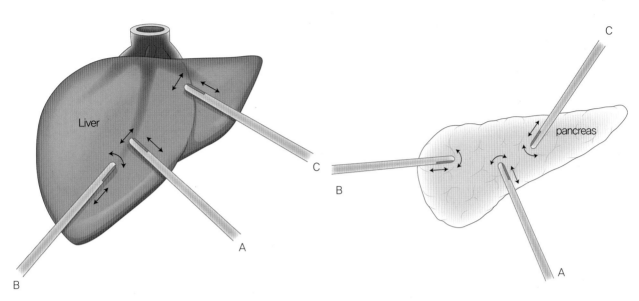

그림 5. 간의 복강경초음파 스캔 방법(A: 제대부, B: 우늑골하부, C: 심부 투관침 부위)

그림 6. 췌장의 복강경초음파 스캔 방법(A: 제대부, B: 우늑골하부, C: 심와부 투관침 부위)

장에서는 급성 췌장염, 췌장 가성낭종, 만석췌장염의 췌석과 췌관 확장, 인슐린종등의 양성 종양 및 췌장암의 발견에 수술중 초음파가 유용하다. 췌장에 직접 탐촉자를 대고 비장정맥, 췌관을 찾을 수 있고 접촉이 어려우면 lesser sac에 생리식염수를 부은 후 stand-off technique을 사용한다. 만성췌장염 환자에서 췌관과 췌결석을 찾아 수술에 도움을 준다.

최근에 복강경수술이 증가함에 따라 복강경 수술 시 직접 손으로 만져서 관찰할 수 없는 단점을 복강경초음파를 삽입하여 해부학적 구조물이나 병변의 발견 및 조직검사와 RFA등의 치료에 도움이 되고 있다. 복강경초음파도 장비는 같은 장비를 사용하고 탐촉자만 복강경초음파로 sector, rigid, flexible linear array 탐촉자를 사용하며 10 mm 투관침으로에 삽입하며 원위부에 4 cm 탐촉자가 있고 90도 구부러지는 복강경초음파를 많이 사용하고 있다. 복강경 초음파 시행 시 제대부나 우늑골하에 10 mm 투관침으로 넣어 간 부위를 횡과 종으로 관찰한다(그림 5, 비디오 5). 담관에서도 총수담관 부위를 종횡으로 스캔하여 간문맥과 간동맥을 찾아 담관을 확인하여 담관 결석이나 담관낭등을 발견한다. 췌장은 늑골 하 투관침이나 제대부 투관침을 통해 복강경초음파를 넣고 위의 가스를 제거하고 위를 통해 초음파를 시행하거나 인대들 위에서 초음파를 시행한다(그림 6). 초음파는 항상 모니터스크린의 왼쪽 영상이 환자의 오른쪽이나 머리 쪽 이어야 한다. 복강경초음파로 복강경수술 시 필요한 영상을 얻고 조직 검사나 RFA 치료도 시행한다.

결론적으로 수술중초음파는 간담췌 외과의들이 수술 시 병변을 찾고 수술 범위 결정하는데 도움을 줄 뿐 아니라 수술 중 조직 검사와 RFA 치료도 시행할 수 있는 술기므로 간담췌 외과의사들은 수술중초음파를 꼭 익혀서 수술 시 잘 활용할 수 있어야 하겠다.

참고문헌

1. Benson, M.D. and Gandhi M.R., Ultrasound of the hepatobiliary-pancreatic system. World J Surg 2000;24(2):166-70

2. Kruskal, J.B. and Kane R.A., Intraoperative US of the liver: techniques and clinical applications. Radiographics 2006;26(4):1067-84

3. Machi, J., et al., Technique of laparoscopic ultrasound examination of the liver and pancreas. Surg Endosc 1996;10(6):684-9

4. Patel, N.A. and Roh M.S., Utility of intraoperative liver ultrasound. Surg Clin North Am 2004;84(2):513-24

5. 김선회·서경석. 간담췌외과학. 3판 ed. 2013, 서울: 의학문화사

Chapter 2

최소 출혈을 위한 다양한 간절제 방법 및 기구

| ✎ 김동식 |

간절제 시의 출혈을 줄이기 위해 일반적으로 중요하게 알려진 방법들로는 간으로의 혈류를 차단하여 간문맥이나 간동맥으로부터의 출혈을 감소시키고, 개복 수술 시에는 간을 수동(mobilization)하여 절제부위를 들어 올려 심장보다 높게 위치시키고, 중심정맥압을 낮추어 간정맥으로부터의 출혈을 감소시키고, 간실질 절제에 소요되는 시간을 최소화하는 방법 등이 있다.

1. 간 혈류 조절 방법

간의 부분 절제를 위해는 해당 부위로의 혈류 공급을 차단해야 하는 것은 당연한 과정이지만 간실질의 절단 과정에서 간의 풍부한 혈류량으로 인하여 예상치 않은 출혈이 자주 발생할 수 있다. 간은 허혈에 잘 견딘다는 성질을 이용하여 간실질의 절제 과정에서 출혈을 줄이기 위해 간으로의 혈류를 차단하는 방법을 흔히 사용한다.

1) 간문차단(inflow control, Pringle maneuver)

주간동맥(common hepatic artery)과 주간문맥(main portal vein)이 포함되어 있는 간문부를 특별히 박리하지 않고서 간단한 기구를 이용해 가로 질러 혈류를 차단하는 방법으로 가장 흔히 사용되는 간편한 방법이다(그림 1).

우선 간문부 좌측의 소망(lesser omentum)에서 투명한 부분을 찾아 전기소작기로 구멍을 낸 후 왼손 중지를 foramen of Winslow를 통해 넣으면 쉽게 간문부를 감싸고 확인할 수 있다. 나일론 테이프와 Rummel 카테터를 이용하거나 고무커버를 씌운 혈관 겸자 등을 이용하여 혈류를 차단한다. 일반적으로 15분 전후로 차단하면서 간실질을 절제하고 5분정도를 다시 혈액 공급을 하는 것을 반복하는 간헐적 간문차단을 많이 사용하나, 경우에 따라서는 지속적 간문차단을 사용할 수 밖에 없는 경우도 있다.

간문의 차단이 장시간 지속되면 장에 울혈이 올 수 있다는 점에 주의하여야 한다.

얼마나 오래 동안 간문차단을 안전하게 사용할 수 있는지에 대해서는 아직 명확히 밝혀지지 않았으나, 간기능 장애가 있을수록 간문차단을 견디는 시간이 짧아지는 것은 확실하다. 만일 간문부의 구조물들을 개별 박리하는 경우에는 bulldog clamp등을 이용하여 간동맥과 간문맥을 따로 차단할 수도 있다. 간문부에 유착이 있거나, 비교적 간단한 절제를 하는 경우에도 출혈을 감소시키고 예기치 못한 상황에 대비를 위해서 결과적으로는 사용하지 않는다 하더라도 항상 간문차단의 준비를 해두는 습관이 중요하다.

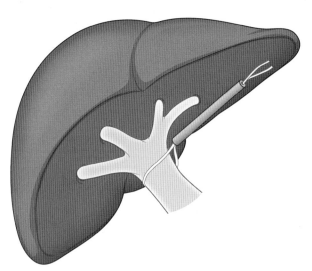

그림 1. 간문부의 간십이지장 인대를 나일론 테이프로 감고 Rummel 카테터를 삽입한 상태로 Kelley clamp 등을 이용하여 Rummel 카테터를 조여주면 간문부의 혈류가 차단된다.

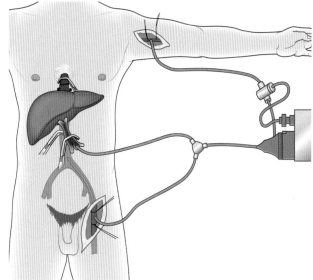

그림 2. 전혈류 차단법.

절제 대상 부위가 한 쪽으로 치우쳐 있어서 우측이나 좌측의 한쪽 혈류만 차단하여도 소기의 목적을 달성할 수 있거나 중앙이구역절제술과 같이 양측을 절제하지만 한번에 한쪽씩 간실질을 절제하면 되는 경우에는 hilar plate를 박리하여 나일론 테이프를 우측과 좌측에 따로 걸어서 선택적으로 사용하는 hemihepatic inflow occlusion을 사용할 수도 있다. 이 경우에는 간의 반에만 허혈이 가해지고 장의 울혈도 피할 수 있다.

2) 전혈류 차단(total vascular exclusion)

간문차단은 간으로 들어가는 혈류만을 차단하는 것에 비해 전혈류 차단법은 간문부 혈류차단에 더하여 간정맥을 통한 역류까지 차단하기 위하여 간정맥이나 간의 상부와 하부의 대정맥을 동시에 차단하는 방법이다. 이론적으로 출혈의 감소는 더 효과적으로 할 수 있겠으나, 실제로는 간을 완전히 수동하고 간정맥을 노출시킨 후에야 적용이 가능하여 시간이 많이 소요되고, 일반적인 간절제술에서는 간문차단만을 사용한 경우와 비교하여 큰 이점이 없으며, 혈역학적으로도 불안정한 상태가 될 수 있어 흔히 사용되지는 않는다. 하지만 간정맥의 근위부에서 수술을 하거나 간뒤쪽의 대정맥 절제나 재건이 필요한 경우에는 선택적으로 사용된다.

간정맥의 재건을 동반하는 복잡한 형태의 간절제나 하대정맥의 절제 및 재건 등을 요하는 수술 시에 간정맥이나 하대정맥의 혈류를 차단한 경우 간의 울혈을 방시하기 위하여 간문부의 혈류차단은 필수석으로 알 수 밖에 없게 된다. 이러한 혈류 차단시간이 길어질 것으로 예상되는 경우에는 간의 허혈 손상을 최소화하기 위해 간문분의 문맥을 통해 차가운 histidine-tryptophan-ketoglutarate (HTK)용액과 같은 장기 보존액을 관류시키면서 절제를 시행하는 방법을 고려할수 있다(total vascular exclusion with hypothermic perfusion). 이 때 장의 울혈을 방지하고 혈류역학적 안정을 돕기 위하여 문맥혈류와 하대 정맥 혈류는 체외 순환을 시키는 것이 일반적이다(그림 2).

정상 간의 경우 이러한 혈류차단 방법을 사용하면 최대 2시간 정도까지 혈류 차단을 시행할 수 있다고 알려져 있고, 단순 전혈류 차단법에 비해 수술 중 혈류열학이나 수술 후 신장기능 등에 이점이 있는 것으로 보고된다.

선택적인 경우에서 문맥혈류가 아닌 간정맥 혈류를 체외 순환시키면서 하대정맥의 절제를 시행하는 방법도 보고되어 있다.

2. 간실질의 절제 방법 및 기구(그림 3)

간실질의 절제는 결국 원하는 절제선을 따라 분포하는 간 내부의 혈관이나 담도 등의 맥관 구조를 효과적으로 차단 및 절

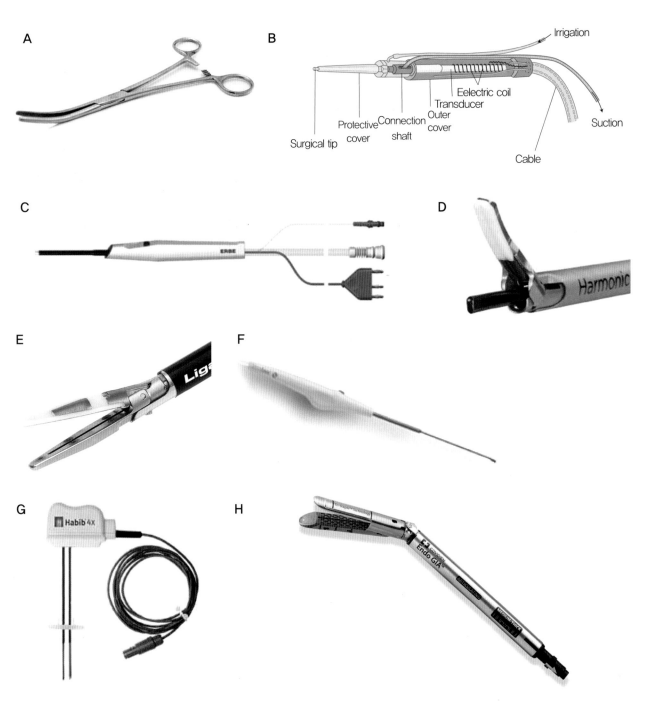

그림 3. 간실질 절제에 사용되는 기구들. A: Kelley clamp B: CUSA® (Cavitron Ultrasonic Surgical Aspirator) C: Water-jet D: Harmonic scalpel E: Ligasure® F: Tissue-Link G: Habib H: Stapler

제하면서 실질 조직들을 분쇄해 나가는 과정이다. 이를 위해서 다양한 작동 기전을 이용하는 기구들이 개발되어 있다. 하지만 사용되는 기구에 상관없이 항상 염두에 두어야 할 중요한 원칙은 절단면을 기준으로 양측으로의 적절한 실질의 견인이 있어야지만 기구들이 효과적으로 기능을 발휘하면서 절제가 진행될 수 있다는 점이다. 술자와 제 1 조수는 절제과정 전체를 통하여 이러한 견인이 효과적으로 유지될 수 있도록 주의를 기울여야 빠르고 효과적으로 간실질의 절제를 진행할 수 있다. 이를 위해서 절제면의 양측에 간실질의 견인을 위해 봉합사를 걸어서 당기거나(그림 4), forcep이나 malleable retractor 등을 이용하여 절제면을 양측으로 벌리기도 하고 술자가 왼손을 이용하여 직접 벌리거나 절제 부위에 따라서는 간의 무게에 따른 중력을 이용하여 절제면을 벌려주는 경우도 있다.

1) Clamp crushing 방법

가장 오래 되었지만 가장 기본이자 보편적으로 널리 쓰이는 방법이다. 흔히 사용되는 clamp로는 Kelly clamp, Pean hemostat 등이다.

최근에 개발된 다른 기구들과의 비교연구에서도 통상적인 간절제에서는 최신 기구들의 우위를 관찰할 수 없었다고 보고되고 있다.

먼저 간표면의 절단 예정선을 전기소작기 등으로 표시한다. 이 때 간 표면의 캡슐이 기구에 의해 쉽게 분리될 수 있도록 완전히 소작하는 것이 중요하다. 간실질의 절단을 용이하게 하고 절단되는 방향을 컨트롤하기 위하여 절단면의 양측에 간실질의 견인을 위한 suture-tie를 걸고 조수와 호흡을 맞추어 각각 45도 정도로 균등하게 당기면서 clamp를 이용하여 간실질을 으깨어 간다. 처음에는 한번에 깨는 간의 양을 조금씩 하여 시작하면서 절제면에서의 출혈 성향을 파악하는 것이 좋다. 간실질을 깨면 맥관구조물만 남게 되며 이는 클립이나 실을 이용하여 결찰한 후 절단한다. 아주 작은 혈관이나 간 섬유화로 인한 결체조직 등은 전기 소작기를 이용하여 소작하면서 절단할 수도 있다. 술자에 따라서는 제1 조수에게 bipolar coagulator를 이용하여 작은 혈관 등을 소작하게 하여 시간을 절약하는 경우도 있다. 깨어진 간실질의 잔재물로 인하여 맥관구조가 명확하지 않을 때는 스포이드를 이용하여 씻어 내면 더 명확히 보이게 된다. 이 때 간의 아래쪽이나 우측 뒤쪽으로 흡입기를 거치해 두면 수술 시야를 깨끗하게 유지하는데 도움이 된다.

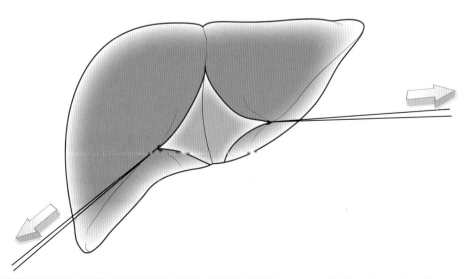

그림 4. 간실질의 절제시 간의 견인. 절제할 간 실질의 양측에 굵은 봉합사를 이용하여 suture-tie를 한다. 이 때 견인시 간이 잘 찢어지는 경우가 있어서 pladget을 이용하여 보강할 수 있다. 견인은 양측으로 술자와 조수가 동일한 양의 힘을 주어서 어느 한 쪽으로 치우치지 않게 한다.

2) CUSA® (Cavitron Ultrasonic Surgical Aspirator)

초음파의 진동을 이용하여 간실질 조직중 맥관 구조만을 남기면서 간실질을 분쇄하고 동시에 분쇄된 조직을 흡입하여 제거하는 장비로서 생체 간 기증자 수술이나 간문부 담도암 수술시의 간절제 등의 정교한 간절제 시에 가장 널리 사용된다. 기종에 따라서 전기소작기가 일체로 결합되어 있어 사용을 더 편리하게 한 경우가 있다. 지방간의 유무나 섬유화 진행 정도에 따라 간의 물리적 성상이 달라질 수 있으므로 장비 본체에서 초음파 진동 세기를 조절하여 사용하도록 한다.

절제면에 직각이 되도록 기구의 끝을 움직이면서 조직에 닿으면 조직을 분쇄하게 되고 남은 맥관 구조를 클립이나 실을 이용하여 결찰하거나 작은 경우 소작한다. 글리슨이 나타나면 기구 끝이 글리슨 피막을 파괴하지 않도록 주의하면서 결찰하여야 한다. 간정맥이 절단면에 노출된 경우에는 과도한 견인으로 인해 분지가 잘려서 출혈이 일어나지 않도록 조심한다.

3) Water-jet

고압의 물줄기를 이용하여 실질을 파괴시키고 맥관 구조만을 남기는 기구로서 CUSA®와 비슷한 작용을 한다.

4) Harmonic scalpel

초음파 진동이 발생시키는 열에너지를 이용하여 간실질을 소작하면서 절단하는 기구로서 복강경 간절제 수술에서 자주 이용된다. 간실질내에 중요한 맥관 구조가 별로 없는 표면으로부터 1 cm 정도까지는 harmonic scalpel만 가지고도 쉽게 진행할 수 있으나, 더 깊은 곳으로 진행할 경우에는 결찰이 필요한 맥관구조를 손상시키지 않도록 주의가 필요하다. 따라서 한번에 많은 양의 조직을 소작하지 말고 조금씩 진행하면서 중요한 구조물이 있는지 확인하면서 진행하여야 안전하다.

5) Ligasure®

원래 vessel-sealing device의 개념으로 개발된 bipolar energy 기구로서 간절제술에 이용되는 경우가 있다. Harmonic scalpel과 유사한 방식으로 사용되며 중요한 맥관구조는 반드시 별도로 결찰을 하는 것이 안전하다.

6) Tissue-Link

고주파 에너지에 의해 뜨거워진 식염수를 절제면에 점적하여 조직을 응고시킨 후 기구끝의 훅을 이용하여 기계적으로 절제를 하는 원리이다. 국내에는 도입되지 않아 널리 사용되지 못하고 있다.

7) Habib

Microwave 에너지를 이용하여 절단면의 간조직을 응고시킨 후 가위와 클립 등을 이용하여 절단하는 방식이다. 비교적 빠르게 간을 절제할 수 있지만 응고되는 절단면에 중요한 맥관 구조가 있을시 예기치 않은 손상이 발생할 우려가 있어 조심하여야 한다. 또한 응고되는 범위를 잘 예측하여 절제 예정 부위만 응고시키도록 하여야 한다.

8) Stapler

절제면을 따라서 스테이플러를 통과시킨 후 실질을 잘라나가는 방식으로 외상환자와 같이 혈류역학이 불안정하여 빠른 절제가 필요한 경우나 좌외측 구역과 같이 실질의 두께가 얇은 경우에 선택적으로 사용할 수 있다. 간 내부의 혈관 및 담도 구조에 대해 충분한 지식이 있어야 안전하게 사용할 수 있으며 그렇지 않은 경우 오히려 심한 출혈이나 담즙 누출을 야기할 수도 있다. 스테이플러를 오므린 후 15초 정도 충분히 기다린 후 발사하는 것이 추천된다. 한번에 포함시키는 실질의 양이 너무 두

꺼우면 혈관 봉합이 불충분하게 될 우려가 있다.

술자에 따라서는 좌 또는 우측의 Glisson이나 간정맥만을 선택적으로 분리하여 스테이플러를 이용하여 절단하는 경우도 있다.

Tip
1. 사용하지 않는다 하더라도 항상 간문차단의 준비를 해두는 습관이 중요하다.
2. 절단면의 양측으로 적절한 실질의 견인이 있어야지만 효과적으로 절제가 진행될 수 있다.
3. 개복 수술에서 간절제시 Kelly clamp보다 비교 우위에 있다고 증명된 기구는 없다.

참고 문헌

1. Torzilli G, Procopio F, Donadon M, Del Fabbro D, Cimino M, Montorsi M. Safety of intermittent Pringle maneuver cumulative time exceeding 120 minutes in liver resection: a further step in favor of the "radical but conservative" policy. Annals of surgery 2012;255(2):270−80

2. Azoulay D, Eshkenazy R, Andreani P, Castaing D, Adam R, Ichai P, et al. In situ hypothermic perfusion of the liver versus standard total vascular exclusion for complex liver resection. Annals of surgery 2005;241(2):277−85

3. Kim DS, Yu YD, Jung SW, Ji W, Suh SO. Extracorporeal hepatic venous bypass during en bloc resection of right trisection, caudate lobe, and inferior vena cava: a novel technique to avoid hypothermic perfusion. J Am Coll Surg 2013;216(5):e47−50

4. Rahbari NN, Koch M, Schmidt T, Motschall E, Bruckner T, Weidmann K, et al. Meta−analysis of the clamp−crushing technique for transection of the parenchyma in elective hepatic resection: back to where we started? Annals of surgical oncology 2009;16(3):630−9

Chapter 3

안전하고 다양한 Hanging 술기의 활용

| ◪ ▶ 김성훈 |

1. 세 글리슨지와 세 간정맥에 의한 외과적 해부 구조

간동맥, 간문맥, 담도를 싸고 있는 글리슨지(Glissonian pedicle)는 간문부에서 크게 우 및 좌 글리슨지로 나누어지고, 다시 우 글리슨지가 우전 및 우후 글리슨지로 나누어진다. 따라서, 간은 간문부에서 유입되는 우전, 우후, 좌의 세 글리슨지에 따라 3부분으로 나누어질 수 있으며, 유출되는 우, 중간, 좌 간정맥에 따라서도 3부분으로 나누어질 수 있다. 물론, 변이로 인해, 우전 및 우후 글리슨지 혹은 그 분지들이 불규칙하게 나누어지는 경우도 있고, 중간 또는 우하 간정맥이 크게 또는 여러 개로 발달한 경우도 있다. 수술전 역동적 CT 통해 글리슨지와 간정맥의 해부학적 분지를 고려해 수술시 박리를 한다.

2. Hanging 술기

Belghiti 등(2001)에 의해 우간절제에 처음 이용된 hanging 술기는 절개할 부분인 절제면 만을 tape을 이용해 드는데, 다양한 부분 간절제에 이용될 수 있다. 제한점은 세 글리슨지, 세 간정맥, 정맥인대 또는 하대정맥 전면 등 hanging 술기를 위한 tape을 위치시켜야 할 곳에 종양의 인접 및 침범 혹은 심한 유착이 있는 경우, 종양파열이나 출혈의 위험이 있어 시도해서는 안 된다.

Tape의 양단을 절제할 간의 절제면에 맞추어 수술자나 제1조수가 들어올리면서 간실질을 절개해 나간다. 보통 간의 전하에서 후상으로 진행하는데, tape을 목표로 완전히 노출될 때까지 작은 글리슨지나 간정맥 분지를 결찰하면서 나아간다. 생체공여자 우간절제처럼 우전구역의 중간정맥분지를 보존해야 하는 경우는, 그 분지까지의 간의 전하부위의 실질을 절개하고 그 분지를 박리한 후 tape을 그 분지후상으로 재위치 시킨 후 지속한다. 주간정맥이 절제면에 있는 경우, 그 주간정맥을 보존하기 위해 절개 방향을 선회하여 정맥후면에 이르러 tape을 향해 원래의 절제면을 유지하면 된다. 한 절제면은 절제면 양쪽으로 상보적인 두 형태의 간 절제를 가능하게 한다.

3. 수술 방법

보통 역L 또는 J자 모양의 절개로 개복하지만, 필요에 따라 좌상복나 흉부로 절개를 크게 할 수 있고, 상복부 중앙절개로 절개를 줄일 수도 있다. 해부학적 주간절제는 간의 유동화, 간문부 처리, 간실질 절개, 간정맥 근부 처리 등의 크게 4가지 단계를 거친다. 전방접근 간절제의 경우처럼 간의 유동화를 제일 나중에 할 수도 있고, 공여자 간절제의 경우처럼 간문부와 간정맥

근부처리를 마지막에 할 수도 있다.

간문부나 간정맥 근부 처리는 절제할 간에 해당하는 글리슨지와 간정맥 근부를 박리하고 절단하는 것을 말하는데, 박리와 절단을 동시에 할 수도 있고, 박리만 하고 간실질 절개 후 절단을 할 수도 있다. 저자의 경우, 박리만 하고 간실질 절제를 마친 후 해당 글리슨지나 간정맥 근부를 절단봉합하는데, 그 이유는 절제할 간이 완전히 남은 간에서 떨어져야 글리슨지와 간정맥 분기점에서 약간 떨어져 절단할 수 있는 공간을 확보할 수 있어, 남은 간으로의 유입 및 유출되는 글리슨지내 문맥, 동맥, 담도나 간정맥 및 하대정맥이 협착되는 것을 방지할 수 있기 때문이다. 또 하나의 방법으로는, 박리하여 tape을 걸어둔 글리슨지내에서 동맥, 문맥, 담도를 박리하여 처리하는 것으로 생체공여자나 간문부담도암 수술에서 이용될 수 있다.

절제할 간의 글리슨지에 걸어 둔 tape을 조여 혈류를 일시적으로 차단하여 우후구역, 우전구역, 좌간 사이의 해당되는 경계를 전기소작기로 간 표면에 표시하여 둔다. 우삼구역 절제면이나 중앙이구역 또는 좌내구역 절제의 좌측 절제면은 해부학적 구조물인 겸상인대, 간원인대와 좌글리슨지의 우측을 연하여 간절개선을 전기소작기로 간 표면에 표시하여 둔다.

이때 tape이 하대정맥 전중앙을 따라 위치한 경우, 미리 하대정맥 앞에 있는 미상엽을 tape의 하단을 들어 그 앞을 따라 간문부 글리슨지까지 절개한 후, tape의 하단을 이미 박리되어 있는 세 글리슨지 사이로 다시 위치시키면, tape양단을 들어 전체적으로 둥글게 절제면을 둘러쌀 수 있어 hanging 술기가 용이해진다.

4. Tape의 위치에 따른 간절제

1) 간후면 하대정맥의 전중앙을 따라서 tape을 위치

(1) 하나의 tape 이용

① Tape의 상단을 우 간정맥 우측에 두고 그 하단을 우전, 우후 글리슨지 사이에 두면, 우간정맥을 포함하지 않는 우후구역절제가 가능하다.

② Tape의 상단을 우, 중간정맥 사이에 두고 그 하단을 우전, 우후 글리슨지 사이에 두면, 우 간정맥을 포함하는 우후구역 절제나 미상엽을 포함하는 좌삼구역절제가 가능하다(그림 1a).

③ Tape의 상단을 우, 중간정맥 사이에 두고 그 하단을 우, 좌 글리슨지 사이에 두면, 중간정맥을 포함하지 않는 우간절제나 미상엽과 중간정맥을 포함하는 좌간절제가 가능하다(그림 1b).

④ Tape의 상단을 중간, 좌 간정맥 사이에 두고 그 하단을 우전, 좌 글리슨지 사이에 두면, 중간정맥을 포함하는 우간절제나 미상엽을 포함하는 좌간절제가 가능하다(그림 1c).

⑤ Tape의 상단을 중간, 좌 간정맥 사이에 두고 그 하단을 우전, 좌 글리슨지 사이에 두면서 양단을 좌 글리슨지의 우측을 연해 들면, 우삼구역절제가 가능하다(그림 1d).

(2) 두 tape 이용

① 한 tape의 상단을 우, 중간정맥 사이에 두고 그 하단을 우전, 우후 글리슨지 사이에 두면서, 또 다른 하나의 tape의 상단을 중간, 좌 간정맥 사이에 두고 그 하단을 우, 좌 글리슨지 사이에 두면, 좌측의 tape을 드는 방향에 따라 중앙이구역절제와 중간정맥을 포함하는 우전구역절제가 가능하다. 물론, 우측의 tape의 양단을 우전, 우후구역의 경계를 따라 들고 간실질 절개를 하는 것은 같다.

  i) 중앙이구역절제(그림 1a, d)

   좌측의 tape을 겸상인대 방향으로 좌 글리슨지의 제대부에 붙여서 견인하며 좌측 간실질 절개를 시행하는데, 제대부 우측에 연하여 노출되는 좌내 글리슨지를 순차적으로 결찰 절단하면서 양측으로 진행한다. 양측 간실질 절개후 우전 글리슨지를 결찰 후 절단한다. 마지막으로 남은 중간정맥을 결찰 후 절단한다.

ii) 중간정맥을 포함하는 우전구역절제(그림 1a, c)

좌측의 tape을 우전구역과 좌간의 경계를 따라 들고 간실질 절개를 한다.

② 두 tape의 상단을 중간, 좌 간정맥 사이에 두고 그 하단을 우전, 좌 글리슨지 사이에 두면서, 우측의 tape을 우간과 좌간의 경계방향으로 들고, 좌측의 tape을 좌 글리슨지의 우측을 연해 들면, 중간정맥을 포함하지 않는 좌내구역절제가 가능하다(그림 1c, d).

③ 한 tape의 상단을 우, 중간정맥 사이에 두고 또 다른 하나의 tape의 상단을 중간, 좌 간정맥 사이에 두면서, 양측 tape의 하단을 우전, 좌 글리슨지 사이에 두면, 중간정맥을 포함하는 좌내구역절제가 가능하다(그림 1b, d).

④ 한 tape의 하단을 우전, 우후 글리슨지 사이에 두고 또 다른 하나의 tape의 하단을 우전, 좌 글리슨지 사이에 두면서, 양측 tape의 상단을 우, 중간정맥 사이에 두면, 중간정맥을 포함하지 않는 우전구역절제가 가능하다(그림 1a, b).

2) 정맥인대를 따라서 tape을 위치

한 tape의 상단과 하단을 정맥인대를 따라서 각각 세 간정맥과 세 글리슨지의 사이로 위치시켜 양단을 견인하면, 미상엽을 포함한 우간절제(중간정맥의 포함 유무)와 우삼구역절제, 그리고 미상엽을 포함하지 않는 좌간절제(중간정맥의 포함 유무) 및 좌삼구역절제가 가능하다.

좌간절제의 경우 tape의 하단이 우간절제의 경우처럼 우, 좌 글리슨지 사이에 있으면서 tape이 걸려있는 정맥인대를 향해 곧바로 간실질 절개를 진행하면, 미상엽으로 유입되는 글리슨지를 만나게 되는데, 주의하지 않으면 손상될 수 있다(그림 2a). 이를 방지하기 위한 방법으로는 좌 글리슨지 수직부분 기시부 우측에서 정맥인대후면을 향해 'ㄱ'자 겸자(right-angled clamp)를 통과시켜 tape의 하단을 잡고 후진시켜 나오게 하여 tape의 양단을 들면 되는데(그림 2b), 미상엽 글리슨지를 우회해 tape이 위치되어 있으므로 tape을 목표로 그대로 간실질 절개를 진행할 수 있다.

① Tape의 상단을 우, 중간정맥 사이에 두고 그 하단을 우, 좌 글리슨지 사이에 두면, 미상엽을 포함하는 우간절제나 중간정맥을 포함하는 좌간절제가 가능하다(그림 3-ao).

② Tape의 상단을 중간, 좌 간정맥 사이에 두고 그 하단을 우, 좌 글리슨지 사이에 두면, 미상엽과 중간정맥을 포함하는 우간절제나 중간정맥을 포함하지 않는 좌간절제가 가능하다. Tape의 위치를 그대로 한 체, 양단을 좌 글리슨지의 우측을 연해 들면 미상엽을 포함하는 우삼구역절제와 생체공여자 좌외구역절제가 가능하다(그림 3-bo).

③ Tape의 상단을 우, 중간정맥 사이에 두고 그 하단을 우전, 우후 글리슨지 사이에 두면, 미상엽을 포함하는 우후구역절제나 미상엽을 포함하지 않는 좌삼구역절제가 가능하다(그림 3-ac).

④ Tape의 상단을 중간, 좌 간정맥 사이에 두고 그 하단을 좌 글리슨지의 좌측에 두면, 좌외구역절제가 가능하다.

3) 간 후면 하대정맥의 전중앙과 정맥인대를 따라서 tape을 위치(그림 4)

Tape의 상단을 간 후면 하대정맥의 전중앙을 통해 우, 중간정맥의 사이로 나가게 한 후, 중간, 좌 간정맥 뒤로 통과시켜 정맥인대를 따라 간문부 글리슨지 뒤에서 그 하단과 만나게 하면, 미상엽 단독 절제가 가능하다.

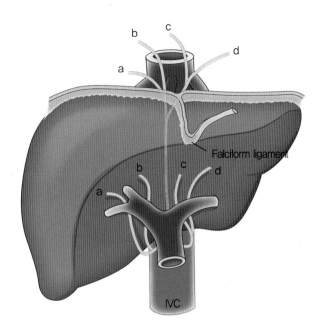

그림 1. 간후면 하대정맥의 전중앙을 따라서 tape을 위치. Tape 상단을 우, 중간, 좌 간정맥 사이에 두고 그 하단을 우전, 우후, 좌 글리슨지 사이에 두면서 하대정맥의 전중앙을 따라 위치시킨다.

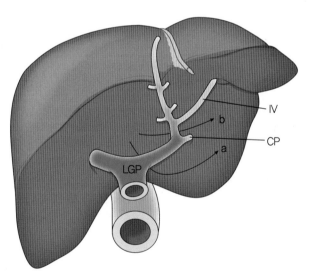

그림 2. 좌간절제를 위한 좌 글리슨지 박리. a: Tape의 하단이 우간절제의 경우처럼 우, 좌 글리슨지 사이에 있으면, 간실질 절개중, 미상엽 글리슨지가 손상될 수 있다. b: 이를 방지하기 위해, 좌 글리슨지 수직부분 기시부 우측에서 정맥인대후면을 향해 'ㄱ'자 겸자(right-angled clamp)를 통과시켜 tape의 하단를 잡고 우신시켜 나오게 하여, 미상엽 글리슨지를 우회해 tape을 위치시킨다.

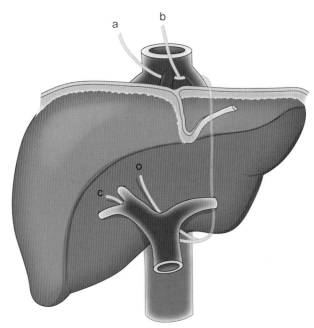

그림 3. 정맥인대를 따라시 tape을 위치. Tape 상단을 우, 중간, 좌 간정맥 사이에 두고 그 하단을 우전, 우후, 좌 글리슨지 사이에 두면서 정맥인대를 따라 위치시킨다.

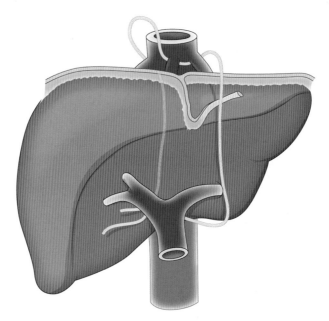

그림 4. 미상엽 단독 절제. Tape 상단을 간 후면 하대정맥의 전중앙을 통해 우 간정맥과 중간정맥의 사이로 나가게 한 후, 중간정맥과 좌 간정맥 뒤로 통과시켜 정맥인대를 따라 간문부 글리슨지 뒤에서 그 하단과 만나게 하면, 미상엽 단독 절제가 가능하다.

5. 기타 간절제

1) 우하절제

우하부간을 유동화 시킨후 우 글리슨지 하부를 따라 간절개를 조금 진행하면 S5, S6 글리슨지를 박리할 수 있는데, 이를 일시적으로 압박하여 혈류를 차단하면, 그 절제 경계를 간표면에 표시할 수 있다. 그 경계를 tape으로 둘러싸고 양단을 들며 절개를 진행하면 된다. 미리 경계를 따라 1~2 cm 정도 절개한 간실질의 홈에 tape을 맞추면 간전체의 움직임을 tape하나로 조절할 수 있어 hanging 술기가 더욱 용이하게 된다.

2) 확대우후구역절제

우전, 우후구역 경계에 위치된 tape의 양단을 종양의 절제연 확보 등의 필요에 따라 우전분절 영역으로 하대정맥을 중심으로 좌측으로 회전시키면 필요한 만큼의 우전구역을 우후구역과 함께 절제할 수 있다. 이때, 우전 글리슨지 말초부위가 절단되지만, 남은 간의 유입되는 글리슨지와 유출되는 중간정맥은 보존된다.

3) S4b와 S5 분절절제

간절제면이 하나가 아닌 경우로, tape의 위치를 간절제면에 맞추어 이동시키면서, 간실질 절개 전체 혹은 부분적으로 hanging 술기를 적용할 수 있는데, 확대담낭절제술에서도 이용될 수 있다.

참고문헌

1. Belghiti J, Guevara OA, Noun R, et al. Liver hanging maneuver: a safe approach to right hepatectomy without liver mobilization. J Am Coll Surg 2001;193:109-11

2. Kim SH, Park SJ, Lee SA, et al. Isolated caudate lobectomy using the hanging maneuver. Surgery 2006;139(6):847-50

3. Kim SH, Park SJ, Lee SA, et al. Various liver resections using hanging maneuver by three glisson's pedicles and three hepatic veins. Ann Surg 2007; 245(2):201-5

4. Kim SH, Kim YK. Living Donor Right Hepatectomy Using the Hanging Maneuver by Glisson's Approach Under the Upper Midline Incision. World J Surg 2012;36(2):401-6

5. Kim SH, Kim YK. Hanging maneuver for a left hepatectomy using Glisson's approach with a focus on tape position in liver hilum. HPB 2013;15(9):681-6

6. Kim SH, Kim YK. Upper midline incision for liver resection. HPB 2013;15(4):273-8

Chapter 4

좌간절제술

| ◩ ▦ 최진섭 |

    좌간은 좌외구역(left lateral section)과 좌내구역(left medial section)으로 구성되어 있으며, 전체 용적의 약 30% 정도를 차지하고 있다. 원칙적으로 미상엽 합병절제(combined resection of caudate lobe)는 간세포암이나 담관암 등에서, 미상엽 보존 술식은 전이성 간암이나 생체 간이식 공여자 증례에 적용된다. 영상 증례는 간내담석으로 미상엽 보존 좌간 절제술에 관한 것으로, 본문에서는 이와 관련한 술식에 대하여 논하기로 하겠다.

    좌간 절제술은 간수동, 간문부 구조물 처리, 간실질 이단 및 좌간정맥 절단의 순으로 이루어 지게 된다.

1. 간수동

    검상돌기(xiphoid process)부터 정중 절개를 시행하며, 경우에 따라서는 우측 횡절개로 절개창을 확장하여 수술 시야를 확보한다. 이후 간원인대를(round ligament) 박리하여 결찰, 분리한다. 이때 간경변이 심하여 간원인대 내의 제정맥(umbilical vein)이 재개통되는 경우가 흔하므로 이중 결찰을 이용하여 출혈에 주의하도록 한다. 이후 전 복벽으로부터 겸상인대를 전기 소작기를 이용하여 분리한 후 좌측 관상인대(coronary ligament)를 박리한 후 좌측 삼각인대(triangular ligament)를 박리한다. 이때 삼각인대의 좌측 끝부분에는 혈관과 담관이 주행하고 있으므로 반드시 결찰하여 절단하는 것이 좋다. Arantius관을 간정맥 부착부에서 절단하면 좌간정맥(left hepatic vein)의 하대정맥(inferior vena cava) 유입부를 최대한 길게 노출시킬 수 있다.

    만약 미상엽을 동반 절제한다면, 소망(lesser sac)을 절개하여 미상엽의 Spiegel 엽을 노출한 후 Spiegel 엽과 하대정맥 사이의 장막을 절개한 후 Spiegel 엽을 우측으로 탈전시킨 후 하대정맥으로부터 단간정맥(short hepatic vein)을 결찰하고, 좌측 하대정맥 인대를 절단하여 미상엽을 수동한다.

> **Tip**   1. 좌간 수동 시 간 좌엽 하방에 외과용 테잎을 삽입하게 되면 좌측 관상인대 절제 시 위의 손상을 막을 수 있다.
> 2. 좌측 삼각인대 끝부분을 절단할 때에는 결찰 시 비장(spleen)의 손상을 주지 않도록 조심하여야 하며, 만약 결찰하기에 삼각인대의 끝부분이 깊다면 endoloop® 을 이용하여 결찰하는 것이 도움이 된다.

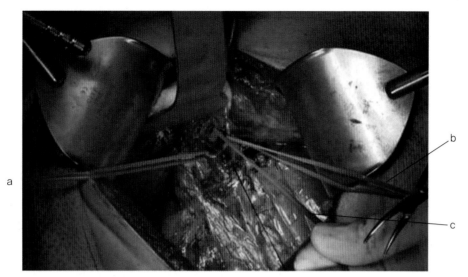

그림 1. 좌간 절제를 위한 간문부 구조. a: 우간동맥 b: 좌간동맥 c: 좌문맥

2. 간문부 처리

간원인대를 환자의 복측으로 견인하고 십이지장을 환자의 미측으로 견인하여 간문부의 시야를 확보한다. 좌간동맥(left hepatic artery) 및 좌측 간문맥(left portal vein)을 확인한 후 혈관 겸자 처리 후 간측에 가깝게 구조물을 절단한 후 간표면의 허혈성 변화로 인한 간 좌엽과 우엽 사이의 경계(ischemic demarcation line)를 전기 소작기를 이용하여 간 표면에 표시한다. 만약 간위인대(hepatogastric ligament) 내에 replacing 또는 accessory 동맥이 발견되면 이 또한 결찰 및 절단 처리를 시행한다(그림 1).

> **Tip** 1. 좌간 절제술 시에 대개 담낭절제술이 동반되는 경우가 많으나, 경우에 따라서는 담낭절제술을 동반하지 않고 시행하기도 한다.
> 2. 미상엽 보존 유무에 따라 미상엽으로 분지되는 Glisson 분지의 보존 여부를 결정해야 한다.
> 3. 우후구역의 담관(right posterior hepatic duct)이 좌간관으로부터 분지하는 경우가 있으므로, 술전 담도의 구조를 확인하지 못한 경우에는 술중 담도조영술(intraoperative cholangiography)을 시행하여 확인하는 것이 필요하다.

3. 간실질 이단 및 좌간정맥 절단

1) 술중 초음파를 이용하여 중간정맥의 주행방향을 확인한다.

2) 담낭와(gall bladder fossa) 중간 부분에서 중간정맥의 주행방향을 따라 중간정맥의 좌측연을 절제한다. 이 때에 가능한 빨리 중간정맥을 확인하여 이를 따라서 간실질을 절제하는 것이 중요하다.

3) 중간 정맥을 따라 하대 정맥을 향하여 간실질을 절제하여 중간정맥과 좌간 정맥이 합류하는 부분까지 도달한다.

4) 간문부에서 좌간관을 결찰 처리한다.

5) 혈관 겸자 처리를 하거나 자동 봉합기를 이용하여 좌간정맥을 절단한다.

> **Tip**
> 1. 간실질 절제 시 좌내측구역에서 중간정맥으로 유입되는 굵은 정맥지를 발견하여 이를 기점으로 중간정맥 본관에 가능한 빨리 도달하는 것이 중요하다.
> 2. 간 실질 절제 시 절단면을 고무줄을 이용하여 견인한다면 술자는 두 손으로 수술이 가능하며, 적절한 힘으로 간실질에 손상을 주지 않으며 시야를 확보할 수 있는 장점이 있다.

참고문헌

1. 김선회, 서경석 등. 간담췌외과학 제3판. 의학문화사 2013
2. Takayama Tadatoshi. 간외과 요점과 맹점 제2판. 바이오메디북 2014
3. Jarnagin W. Blumgart's Surgery of the Liver, Biliary tract and Pancreas, 5e. Saunders 2012

Chapter 5

우간절제술

| 🖊 📺 황윤진, 권형준 |

1. 자세

앙와위에서 우측 팔을 직각으로 외전시킨 상태에서 수술을 진행한다.

2. 개복

다양한 개복방법들이 사용될 수 있으나 저자는 일반적으로 정중절개 후 우측으로 직각절개를하는 역 L자형 절개(inverted L-incision)을 시행한다. 우측 절개시 필요에 따라 확대절개할 수 있으며 늑골모서리와 적어도 2~3 cm 정도의 간격을 두는 것이 좋다. 시야확보를 위해 검상돌기는 절제할 수 있으며 간원인대(round ligament)는 정중 절개창의 하단에서 절제하여 간절제시 간을 당기는데 사용한다. 겸상인대(falciform ligament)를 두측을 향하여 박리한 뒤 견인기를 양측 늑골모서리에 걸어 견인하여 우상복부를 노출시킨다.

3. 우간유동화 및 우간정맥의 확인

간십이지장인대 우측에 장막을 종으로 절개하여 담낭동맥과 담낭관을 결찰 후 자른다. 담낭 절제 후 우간을 거즈로 감싸 좌측하방으로 굴리 듯 견인하면서 간겸상인대 및 우측 관상인대를 박리한다. 순서는 복벽에서 박리한 겸상인대를 간상부의 하대정맥이 노출될때까지 박리한뒤 우측 관상인대를 박리하는데 가능한 한 간측에 가깝게 박리함으로서 횡격막 및 횡격막 혈관의 손상으로 인한 출혈을 예방할 수 있다. 이때 중간정맥과 우간정맥 사이의 결합조직을 박리하여 두고 우간정맥의 위치를 확인한다. 다시 우간을 좌측상방으로 견인하면서 우삼각인대를 박리하여 무장막구역(bare area)으로 진행한다. 다음 우간은 두측으로 견인하면서 간신인대를 박리하면 하대정맥의 전면과 우측벽을 확인할 수 있다. 우간을 좌측상방으로 다시 견인한 상태에서 하방으로 무장막구역의 박리를 진행하면 우부신의 전면이 노출된다. 우부신이 우간과 견고하게 유착되어 있는 경우 박리 중 과다한 출혈이 발생할 수 있으므로 이런 경우 부신을 간으로부터 박리하기보다는 부신과 하대정맥 우측벽 사이를 미측에서 두측으로 tonsil 겸자를 삽입하여 관통시킨 후 간측과 부신측에 혈관겸자를 가한 후 사이를 절제하고 나서 절단면을 각기 Prolene으로 연속봉합한다. 두측에는 견고한 하대정맥인대를 결찰 및 절제하여야 하대정맥 우측벽이 노출된다. 가끔 하대정맥인대에 근접하여 단간정맥 혹은 우후구역간정맥 등이 위치하므로 손상하지 않도록 조심하면서 tonsil 겸자를 미측에서 두측으로 조심스럽게 관통시킨 후 결찰 절제한다. 하대정맥의 우측벽이 노출되면 우측간을 좌측앞쪽으로 당기면서 거상하여 하대정맥과 간사이를 박리하는데 이때 여러 개의 단간정맥이 노출된다. 단간정맥을 순차적으로 결찰 및 절제하여 하대정맥 좌측면까지 이른다. 단간정맥처리부위가 풀려 재출혈하는 경우가 있으므로 유의한다. 필요에 따라 하대정맥측 단단을 2회 결찰하거나, 1회 결찰 후 결찰부위 상부에 클립을 적용하여 결찰이 미끄러져 빠지는 것을 방지한다. 굵은 단간정맥은 Prolene으로 연속봉합 함으로써 출혈을 예방할 수 있다. 단간정맥들이 처리되면 하대정맥의 앞쪽면을 따라 두측으로 중간정맥과 우간정맥의 틈을 확인할 수 있는데 이 틈을 따라 미측에서 두측으로 중간정맥과 우간정맥 틈 사이로 Kelly 겸자를 하대정맥 앞쪽 면을 따라 관통시킨 후 hanging maneuver시 거상을 위한 펜로즈배액관을 삽입하여 우간정맥에 걸어둔다.

4. 간문부처리

1) 간문부 맥관의 처리

담관의 위치를 확인하고 담낭관 절단부에 결찰된 봉합사를 tonsil 겸자로 잡아 당기면서 담관 우하부분의 결합조직을 간문쪽으로 종방향 박리를 시행하면 우간동맥을 확인할 수 있는데 혈관 견인을 걸어당기면서 "bulldog"혈관겸자로 혈액을 일시로 단속시킨뒤 좌간동맥의 주행 및 혈행을 확인하여야 한다. 10~15% 정도의 빈도로 이소성 우간동맥이 확인될 수 있으므로 유의한다. 좌간동맥의 혈행이 확인되면 우간동맥을 2회 결찰한 뒤 절제한다(그림 1). 간외담관과 우간동맥을 정맥견인기(vein retractor)로 걸어 좌측으로 당기면서 우간동맥 등쪽의 결합조직을 박리하면 간문맥의 우측벽이 노출된다. 간문맥우측벽이 노출되면 우간문맥 전벽을 박리하여 전후지의 분지부분까지 노출시켜 간문맥의 전면이 노출되도록 한다. 좌우간문맥의 분지부를 확실히 확인한뒤 우간문맥의 기시부근에서 우간문맥을 DeBakey 겸자로 미측으로 당기면서 두측으로부터 등측을 향하여 박리를 진행한다. 이때 가는 미상엽지가 발견되기도 하는데 미상엽지가 찢어지지 않도록 조심하면서 결찰 후 절제한다. 똑같

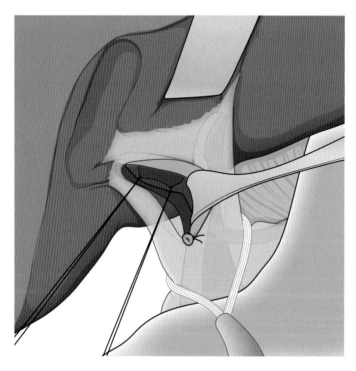

그림 1. 우간동맥의 결찰. 총담관 우하부분의 결합조직을 간문맥쪽으로 종방향 박리 후 견인하면 우간동맥을 확인할 수 있다.

은 조작을 배등측으로부터 두측으로 박리를 진행하여 Mixter 겸자를 사용하여 우간문맥주위를 관통시켜 혈관 견인줄을 걸어둔다(그림 2). 위와 같이 박리가 완료된 후 우간동맥 및 우간문맥를 "bulldog" 혈관겸자를 사용하여 일시적으로 혈행을 단속한 후 Cantlie선을 따라 혈류차단영역을 확인한다. 우간동맥 및 우간문맥의 결찰은 필요에 따라 간실질 절제 전에 시행할 수도 있으며 절제 후 각각 시행할 수도 있다. 정맥견인기를 사용하여 간십이지장 인대를 좌측 45도 방향으로 견인하여 우간문맥하방의 미상엽을 확인한다. 하대정맥의 우연에서 우간엽과 미상엽의 경계부위에 전기소작기를 사용하여 절제선을 표시한뒤 절제선 양측에 3-0 prolene을 사용하여 봉합결찰한다. 결찰된 봉합사를 견인하면서 2~3 cm정도 깊이로 간실질을 절제해둔다(그림 2).

2) Glisson지의 처리

미상엽의 하연에서 Glisson 좌우 분지를 덮고 있는 Glisson피막을 전기소작기로 가로로 절개 한 뒤 흡인기 끝을 이용하여 간문판(hilar plate)을 간실질로부터 박리를 한다. 이때 가는 Glisson지가 발견되기도 하는데 찢어지지 않도록 조심하면서 결찰 및 절제한다. 좌우 1 cm 정도 충분히 박리한후 등측으로 깊게 박리를 진행한다. 간실질에서 출혈이 있더라도 압박하면 대부분 지혈되므로 다음 조작으로 진행한다. Mixter 겸자를 두측에서 미측으로 향하여 Glisson피막과 간실질사이를 관통하듯이 삽입하면서 간십이지장인대를 정맥견인기로 걸어 좌측 45도 방향으로 당기면서 그 하방을 확인한다. 만약 Mixter 겸자 끝에 저항이 느껴지면 무리하게 삽입을 진행하지 말고 가장 저항이 적은 부분을 통해 관통시켜 미상엽지를 손상시키지 않도록 조심하는 것이 중요하다. 박리 후 이전에 삽입해둔 펜로즈배액관을 미상엽의 절개부를 지나 처리한 Glisson지 후방을 통과시켜둔다(그림 3).

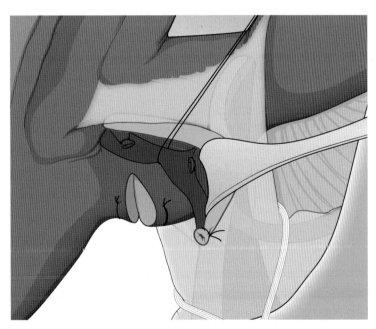

그림 2. 우간문맥의 확인. 간외담관과 우간동맥을 정맥견인기로 걸어 좌측으로 당기면서 우간동맥 등쪽의 결합조직을 박리하면 간문맥의 우측벽이 노출된다.

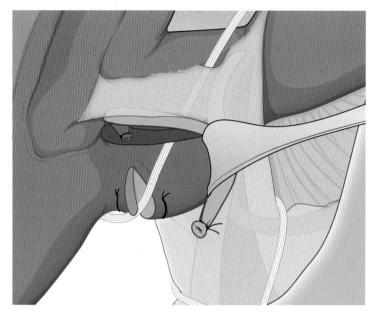

그림 3. Glisson지의 처리 및 펜로즈배액관의 삽입. 간문을 간실질로부터 박리한 뒤 Glisson피막과 간실질사이를 관통하여 펜로즈배액관을 삽입해준다.

5. 간절단

간절단시 중심정맥압(CVP)은 5mmHg 이하로 낮추어 시행하는 것이 좋다. 간절단시 출혈량을 줄이기 위해 필요에 따라 간헐적으로 간동맥 및 간문맥의 혈행을 차단 후 재관류시키는 Pringle수기를 사용한다. 간십이지장인대 좌측의 소망 중 무혈관 부위를 절개한 뒤 직각 겸자(right-angle clamp)를 간십이지장인대 하방으로 통과시켜 제대 테이프(umbilical tape)을 걸어둔다. 압박대에 테이프를 끼워 당겨 잠그는 방식으로 혈행을 단속하는데 15분간 혈행차단, 5분간 재관류하는 방식으로 간실질 절제 중 시행할 수 있다. 종양의 위치 및 간표면에 나타난 경계선을 고려하여 간절제를 진행한다. 수술 중 초음파를 사용하여 종양의 크기, 수, 및 간내 구조물의 위치 관계 특히 중간간정맥 및 그 분지들의 위치를 확인한 뒤 간절제를 진행하는데 간절제선은 간표면에 나타난 경계선보다는 좌측으로 1 cm 정도 거리에서 시행하는 것이 유리하다. 간의 하연 모서리 부분에 가상의 절제선 좌우측으로 견인을 위해 0번 chromic 봉합사로 지지봉합(stay suture)을 한다. 간절제는 CUSA®를 이용하는 방법과 Kelly 겸자를 이용한 방법이 있다. CUSA®를 이용하거나 Kelly 겸자를 이용하여 간실질을 파쇄시킨 후 남은 결합조직, Glisson지 및 간정맥분지를 전기소작기로 소작시키거나 클립을 가하며, 굵은 경우에는 결찰한다. 간절제의 원칙은 넓고 얇게 진행하여 간정맥에서 출혈시 쉽게 지혈할 수 있도록 한다. 간절단면은 중간정맥 우연을 따라 진행한다. 간문부방향의 간실질을 포함하여 50%이상 간절제가 되면 hanging maneuver를 위해 우간정맥과 중간정맥 사이의 틈으로 통과시켜둔 펜로즈배액관을 당겨 거상시킨 후 간절제를 계속한다(그림 4). Hanging을 함으로서 볼 수 없는 하대정맥의 전면박리구간을 줄이고 절제면을 압박함으로서 출혈을 줄일 수 있다. 또한 곧은 평면의 절제면을 따라 간실질절개 방향을 유지할 수 있다. 만약 간절제전 우간동맥, 우문맥지를 결찰하지 않았다면 우간관, 우간동맥 및 우문맥지를 순서대로 결찰 및 절제 후 거상을 시킨다. 간실질의 절제가 끝나면 우간정맥을 혈관 자동문합기(vascular TA®)를 이용하여 마지막 단계에서 처리한다.

6. 지혈, 답즙 누출검사, 겸상인대의 고정

간절제후 간절단면으로부터 출혈 유무를 확인하고 출혈부위는 아르곤빔 지혈기(argon beam coagulator)등으로 소작 지

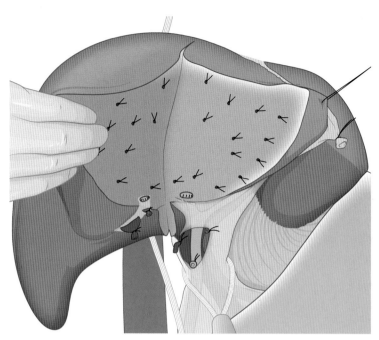

그림 4. 간실질의 절제. 간실질을 파쇄시킨 후 남은 결합 조직, Glisson지 및 간정맥분지를 전기소작기로 소작시키거나 클립을 가하며, 굵은 경우에는 결찰한다.

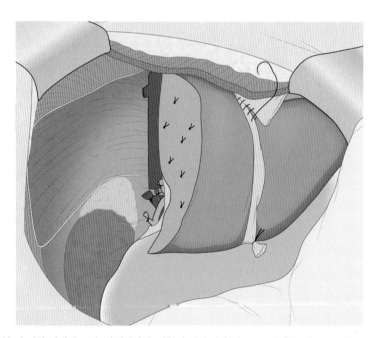

그림 5. 간절제 후 단면의 확인 및 겸상 인대의 고정. 간절제단면, 결찰된 담관 및 혈관으로부터 출혈 및 담즙누출을 확인하고 겸상인대를 고정한다.

혈하는데 지혈이 안되는 부위는 봉합지혈을 시행한다. 누출검사를 시행하는 경우는 담낭관을 통하여 구경이 작은 튜브를 삽입한 뒤 생리식염수에 혼합된 인디고카르민 색소를 주입하면서 누출 유무를 확인하는데 누출되는 부위는 봉합결찰한다. 겸상인대를 원래 위치의 복벽에 고정하여 남은 좌측간의 회전을 방지해야 한다(그림 5).

7. 배액관 삽입과 복벽봉합

우측 횡격막하에서 절제단면 방향으로 Jackson-Pratt (J-P) 배액관을 유치한 후 복벽을 봉합한다.

참고문헌

1. 김선회, 서경석. 간담췌외과학. 제3판. 도서출판의학문화사 2013
2. Belghiti J, Guevara OA, Noun R. et al. Liver hanging maneuver. A safe approach to right hepatectomy without liver mobilization. J Am Coll Surg 2001;193:109-111
3. Ogata S, Belghiti J, Varma D, et al. Two hundred liver hanging maneuvers for major hepatectomy: a single-center experience. Ann Surg 2007;245:31-35

Chapter 6

중앙2구역 절제술

| / 📽 김경식 |

    Couinaud 분절 4, 5, 8에 위치하는 종양의 경우에 확대 간절제(extended hepatectomy) 혹은 비해부학적 절제(non-anatomical resection)을 시행할 수 있다. 하지만 확대 간절제의 경우에는 많은 부분의 간실질(liver parenchyme)이 제거됨으로써 남는 간의 부피가 작아 간부전(liver failurea)에 빠져 사망을 초래할 수 있어 간경변(liver cirrhosis)을 동반한 간암 환자에서는 한계가 있다.

    중앙 2구역절제술(central bisectionectomy, mesohepatectomy)은 중간정맥(middle hepatic vein)으로 흘러들어가는 간의 중앙 구역(IVA, IVB, V, VIII)을 절제하는 술식으로 1972년 담낭암 환자에서 시도되어 이 후 전이성 간암, 담관암 및 간암에 대해서도 확대 적용되고 있다. 절제되는 간을 줄임으로써 불충분한 잔존 간부피를 극복할 수 있고 추후 악성종양이 재발될 경우 반복 절제를 할 수 있다는 장점을 가지고 있다. 간해부에 대한 폭넓은 이해와 간절제 술기 및 수술 장비의 발전과 더불어 보존적 치료의 향상으로 안정성이 입증되어 개복 수술뿐만 아니라 복강경 술식으로도 시도되고 있다.

1. 수술전 준비

    Child-Pugh 점수, ICG R15 등 간기능 평가를 위한 검사는 반드시 시행해야 하며 절제 가능성(resectability)과 혈관 및 담관의 해부학적 구조에 대한 평가를 수술 전에 복부 전산화 단층 촬영(computed tomography)과 복부 자기 공명영상(MRI)을 통해서 확인해야 한다. 최근 들어 CT 혹은 MRI 영상 자료를 이용하여 3D 영상으로 재 구성하여 보다 정확한 정보를 얻을 수도 있다. 또한 전체 간의 부피, 절제될 간의 부피 및 남을 간의 부피를 측정하는 것은 수술 후 발생할 수 도 있는 간부전 가능성에 대해 미리 대비할 수 있다는 점에서 매우 중요하다.

2. 수술 술기

    피부절개는 여러 가지 방법으로 시행할 수 있으나 필자의 경우에는 복장뼈(sternum) 바로 아래에서 시작하여 약 4 cm 정도 정중 절개(midline skin incision)를 시행한 뒤 우측 전액와선(anterior axillary line)까지 늑골하사절개(subcostal transverse skin incision)을 추가하여 피부 절개를 시행하고 있다. 개복하여 경상인대(falciform ligament)와 좌측 및 우측 관상 인대(coronary ligament)의 일부를 절개하여(술자마다 다르겠지만 중앙 2구역 절제후 남은 간실질의 유동성을 막기 위해 좌측 세모인대(triangular ligament)는 절제하지 않는다) 간실질을 노출한 뒤 피부 견인기를 걸어 시야를 확보한다. 피부 견인기는 정중 절개창에 좌측과 우측으로 견인하기 위해 2개의 견인기와 우측 늑골하 절개창의 끝에 하나의 견인기를 더 걸고 위장관의 돌출을 막기위해 견인기를 하나 더 설치한다. 충분한 시야가 확보되었으면 수술중 초음파를 시행한다. 종양의 위치와 주위로의 파급, 간내 전이 및 간문맥 혹은 간정맥 내의 종양색전의 유무를 확인한다. 이때 종양과 문맥 및 간정맥과의 입체적인 관계를 다시 한번 확인하고 특히 절제 경계의 설정을 위해 우간정맥의 주행방향과 좌, 내외측 구역사이에 대해 표시를 해 둔다(그림 1B).

다음으로 담낭관과 담낭 동맥을 박리하여 간문부를 노출하고 좌 우측 간동맥, 좌 우측 간문맥 및 총간관을 박리하여 taping을 시행한다. 간실질 절제시 출혈을 최소화하고 잔존 간의 허혈 손상을 줄이고 절제 경계를 명확히 할 수 있다는 점에서 혈관 분리 기법(vascular isolation techniques)을 이용한다. 특히 세심한 간문부 박리를 하면서 추가적으로 중간 간동맥의 주행 방향을 주지할 필요가 있다.

간실질 절제는 간원인대(round ligament)를 위쪽으로 견인하여 좌측간을 위로 들고 제대열(umbilical fissure)의 우측 부위에서 간실질의 절제를 먼저 시작하여 내측 구역으로 향하며 CUSA®등을 이용하여 간실질을 파쇄한다. 앞쪽으로부터 간 4번 구역으로 들어가는 동맥지, 문맥지 및 담관을 일괄 결찰하나 출혈이 많을 경우에는 미리 박리하여 looping하여 둔 좌측 간동맥과 간문맥에 대해 혈행을 일시적으로 차단하여 허혈을 유도한다. 간실질의 절제는 중간 정맥 근부까지 진행하고 중간

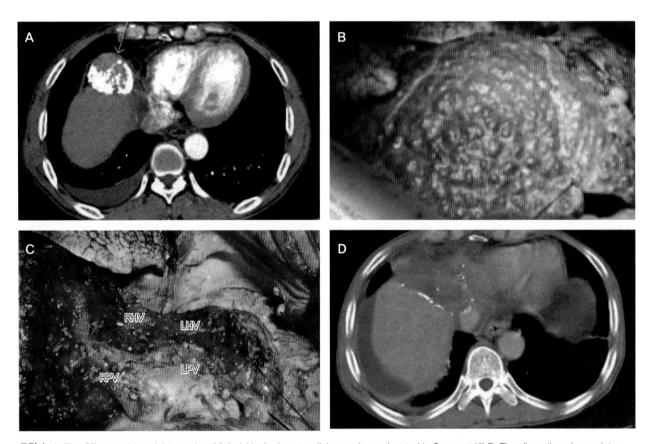

그림 1. A: The CT scan showed the uptake of lipiodol in the hepatocellular carcinoma located in Segment VIII B: The dissection planes determined by intraoperative ultrasonography were marked along the medial side of the falciform ligament and right anterior fissure C: The raw surfaces of the residual liver following delivery of the specimen exposing portal and hepatic veins. D: The follow up CT scan taken at postoperative seventh day
(RHV = right hepatic vein; LHV = left hepatic vein, RPV = right portal vein; LPV = left portal vein)

정맥 근부의 근처에 도달하면 양호한 시야에서 중간 정맥의 처리를 위해 절제면에 거즈 packing 하여 지혈을 시행한다. 우전구역의 간실질 절제는 미리 표시해둔 우측 간정맥의 주행 방향을 따라 중앙 2구역을 좌측으로 견인하면서 시작하여 우간정맥의 근부를 노출함과 동시에 간문부를 향해 계속 절단을 진행하여 좌측에서의 간실질 절단선에 도달하게 된다. 우전구역 글리슨지가 노출되면 이중 결찰하거나 Hemolock을 사용하여 결찰한 뒤 자르고 중간 정맥을 제외하고 거의 분리된 중앙 2구역을 위로 들어 중간 정맥을 노출한 뒤 혈관 자동봉합기를 이용하여 결찰한다(그림 1C). 중앙 2구역절제술에 대한 모식도는 그림 2와 같다. 중앙 2구역 절제술에 있어서 가장 흔한 합병증은 담즙종이므로 담즙 가지에서 담즙루가 없는 것을 확인하는 것은 매우 중요하다. 과거에는 수술중 담도조영을 시행하였지만 최근들어 공기와 생리식염수 혹은 지방수액제재를 사용하여 담낭관으로 주사를 하여 담관 손상을 확인하기도 한다. Methylene blue를 사용할 경우에는 처음에는 잘 보이는 장점이 있으나 주위 조직에 착색이 되어 추가 확인이 불가능하여 권장되지 않는다. 절제면에서의 출혈이 없고 담도 손상이 없는 것이 확인되면 기존의 술식과 같이 배액관을 절제면에 거치하고 복벽을 닫고 수술을 종료한다.

3. 수술후 관리

간절제 수술 후 생길 수 있는 흔한 합병증으로는 흉수, 복수, 창상 감염 및 복강 내 농양, 간부전 등이 있으며 일반적으로 간절제 후 환자의 관리에 있어서 간기능 보전과 재발에 대한 조기 발견이 중요하다. 중간 2구역절제술에서는 담도 누출과 복강내 감염이 흔하다. 담도 재건이 없는 간절제를 시행한 경우 간경화의 유무에 따라 담도 누출의 가능성은 차이가 있지만 약 4~12%정도로 보고되고 있다. 주요 담도계외 연결되지 않은 작은 담도의 손상으로 수술후 담즙 누출이 발생할 수 있기 때문에 술중의 담즙 누출 시험으로는 담즙 누출의 가능성을 예측할 수 없다. 담즙 누출이 생겼을 경우 간절제후의 사강(dead space)내에 고임으로써 박테리아의 과증식을 유발할 수 있기 때문에 이에 대한 적절한 조치를 취해야 한다. 최근들어 비수술적 방법에 의한 배액술로서 좋은 성적을 거두고 있기 때문에 비수술적 치료를 시행한다. 복강내 감염은 종종 피할 수 없는 합병증으로 복강내 농양을 가진 경우에는 패혈증까지도 유발할 수 있다. 이런 이유 때문에 전 주술기 동안 세심한 배려를 해야

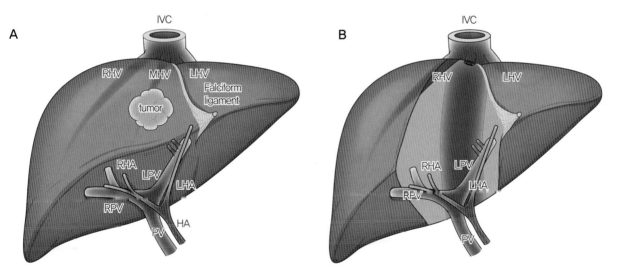

그림 2. A: Schematic figures of the central bisectionectomy. The tumor is located at segment 4 and 5 of the liver above the middle hepatic vein(MHV). B: The medial aspect of the falciform ligament is transected firstly, and right anterior section is transected. After the specimen is delivered, MHV, RHV and IVC are exposed at raw surface of the residual liver.
IVC = Inferior vena cava; MHV = middle hepatic vein; HA = hepatic artery; PV = portal vein

한다. 최근에는 급격히 줄어 들어 대부분 3% 이하의 감소되었으며 이는 간절제면의 관리에 있어서 여러 가지 진보에 의하는 것으로 생각된다. 복강내 배액에 대한 최근의 경향은 간내 간공장 문합술이 시행되지 않은 간부분 절제의 경우에는 복강내 배액을 하지 않는 경우도 있지만 중앙 2구역 절제술시에는 절제면이 두곳으로 넓고 작은 담도의 손상은 예측이 어려워 역행성 감염을 방지하기 위한 폐쇄성 흡입 배액을 시행하는 것이 권장된다. 저자의 경우에는 수술후 5일째 간의 재생과 복강내의 저류 등을 확인하기 위해 복부 전산화 단층 촬영을 시행한 다음 복강내 담즙 유출이나 감염이 없는 경우에 배액관을 제거하고 있고 복강내 담즙의 유출이 의심될 경우에는 경장영양요법을 시행하여 보존적 치료를 시행하고 경과에 따라 배액관의 제거를 고려한다.

1998년 1월부터 2007년 4월까지 연세의대 세브란스병원 외과에서 경험한 중앙구역에 있던 간암에 대해 중앙 2구역절제술을 시행한 예 27예를 결과를 살펴보면 수술시간은 최저 215분 에서 최장 669분(정중치 330분)였고, 출혈양은 최저 550 ml에서 최대 7000 ml (정중치 1400 ml) 였다. 수술후 절제연은 최저 0.1 cm에서 최장 4.0 cm(정중값 1.5 cm)였다. 또한 수술후 합병증은 12예에서 발생하였고 담즙종 5예, 늑막 삼출 5예, 복수 2예 등으로 이에 대해 경피적 담즙 배액술 등 보존적 치료가 필요하였다. 추적 기간(1.4~102.2개월, 정중값 19.1개월) 동안 8예가 재발을 하여 세심한 배려가 필요할 것으로 사료되었다.

4. 맺음말

담도계 합병증이 다소 흔하지만 중앙 2구역절제술은 간중앙에 위치한 악성종양에 대해 잔존 간의 부피를 유지하면서 시행할 수 있는 하나의 술식이라고 생각한다.

참고문헌

1. Lee JG, Choi SB, Kim KS, Choi JS, Lee WJ, Kim BR. Central bisectionectomy for centrally located hepatocellular carcinoma. Br J Surg 2008 Aug;95(8):990-5

2. Yoon YS, Han HS, Cho JY, Ahn KS. Totally laparoscopic central bisectionectomy for hepatocellular carcinoma. J Laparoendosc Adv Surg Tech A. 2009 Oct;19(5):653-6

3. Yanaga K. Central bisectionectomy (bisegmentectomy) of the liver (with video). J Hepatobiliary Pancreat Sci 2012 Jan;19(1):44-7.

4. Gallagher TK, Chan AC, Poon RT, Cheung TT, Chok KS, Chan SC, Lo CM. Outcomes of central bisectionectomy for hepatocellular carcinoma. HPB (Oxford) 2013 Jul;15(7):529-34

Chapter 7

좌외측구역 절제술

| 📝 📹 송태진 |

1. 내용

좌측간의 2, 3분절을 의미하는 간외측구역은 간내 담석증 등 양성 질환이 호발하고, 간의 다른 부위와 마찬가지로 원발성 간세포 암이나 전이성 암 같은 악성질환이 자주 발생하는 곳으로, 표재해 있어 간외과에서 가장 잘 마주치는 부위이고 비교적 손쉽게 접근 할 수 있다고 간주되는 부위이다. 하지만 반복된 염증으로 인하여 주변 유착이 심한 경우나 과거 복부 수술 등이나 주변 장기의 질환과 구조의 연관으로 그 자체의 해부학적 구조 역시 변형된 경우가 많아 접근이나 절제가 까다로운 경우도 흔하다. 그러나 이런 수술을 하여야 할 상태가 간외측구역, 즉 2, 3번분절에 위치 하는 경우 수술 전 후 평가는 외과의사나 기관마다 선호가 달라 많은 논란이 있을 수 있다.

간좌외측 구역 절제의 방법은 국소적 병변에 대하여 외과의의 판단에 따라 좌우되나 여기에서는 2, 3번분절의 해부학적 절제술을 논하며, 이것을 응용한 쐐기양 절제술, 병변 국소부 적출술, 비정형적 간 절제술 등 2, 3분절의 분절 이하의 절제술은 논외로 한다.

먼저 수술 시작시 환자는 앙와위(supine positon)에서 팔은 벌리거나 형편에 따라 몸에 붙이는 자세를 취할 수 있다. 간의 위치에 따라 머리쪽이 위로 올라가게 수술대를 기울이거나, 환자의 좌측이 위로 올라가게 하면 편리할 경우가 있으나 각 수술 상황에 따라 달리 선택할 수 있다.

좌측간의 노출은 일반적으로 상복부 정중 절개로 충분하며, 이 정도 절개로도 병변 주변관찰과 노출이 충분히 이루어 지는 경우가 대부분이다(그림 1). 시야확보에 필요하다면 제대 하방으로 조금 더 연장하면 된다. 견인은 켄트 리트랙터 등 기관마다 사용되는 기구가 다르나 좌측에서 좌엽 외측 구역의 횡격막 유착부위외 비장이 보일 수 있도록 견인이 되면 좋다. 비장 손상을 막기 위하여 비장 뒤에는 수술 면 패드 1~2장을 고이면 시야도 좋아진다. 프링글 기법(Pringle maneuver)은 특별한 상황을 제외하고는 2, 3분절의 절제에서는 대개 불필요하다. 수술자와 조수의 위치는 좌외측 구역 절제의 경우, 환자의 우측에 서는 것으로 충분한 경우가 많으며 상황에 따라 좌측에 서게 될 수도 있다. 우측에 서는 경우 제 1조수는 좌측상방, 제 2조수는 좌측 하방에 위치하며, 경우에 따라 수술자와 제 1조수 위치를 바꿀 수 있으나 상황에 따라 다르고 선호의 문제로 한가지로 특정 지을 필요는 없다. 좌외측 구역 절제술은 우선 간을 노출하고 병변과 주변을 관찰하며, 전술 한 바와 같이 프링글법은 대개 불필요하므로 만일을 위해 간십이지장 인대를 면테입 슬링으로 감싸고 당겨 지혈 할 수 있는 지혈대만 설치하고 수술을 진행한다. 제대인대와 겸상인대는 개복 과정에서 자르고 이중 결찰하여 견인용으로 사용하며 좌측의 삼각인대는 좌측복벽을 견인하며 모두 자르고 양측을 결찰하여 간쪽은 견인을 위해 사용한다. 겸상인대에 지방이 많이 끼어 비대한 경우나 커튼처럼 늘

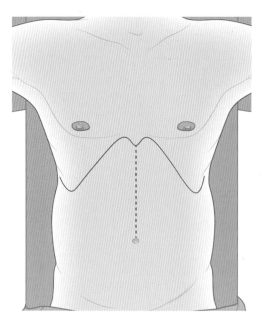

그림 1. 간 외측구역 절제시 절개

어진 경우 부분적으로 절제해 제거하는 것이 시야확보에 유리하다. 시야 확보 후 절제연 주변 정리와 관찰이 끝나면 수술용 초음파를 통하여 병소를 재차 확인하고 좌외측 구역의 절제연을 결정하게 되는데 대개 전면부는 겸상인대의 바로 좌측연 간 표면에 전기소작기로 표시하며, 간 후면은 원형인대의 바로 좌측연이 되며, 대개의 경우 2, 3분절의 글리스니안 분지가 구분이 되어 실을 슬링으로 걸어 결찰할 준비를 해 둔다(그림 2, 3, 4, 5). 간 실질의 절제는 소작기로 표시가 된 후 적절한 견인을 확보 후 시작하면 된다. 간 실질 절제 전 먼저 걸어 놓은 2, 3번 글리슨 분지를 결찰하고 분리한다(그림 4, 5). 최근에는 개복 수술에도 복강경에서 쓰이는 초음파 절제기(Harmonic scalpel®)가 보급되어 최초 실질 절제 시작에 도움이 되고 편리하지만 보험 요건 때문에 선호에 따라 선택적으로 사용하고 작은 지혈이나 소작은 단극 전기소작기(monopolar electrocautery), 양극

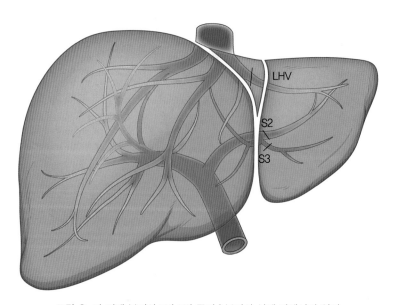

그림 2. 간 정맥 분지와 2번 3번 글리슨분지의 실제 간에서의 위치

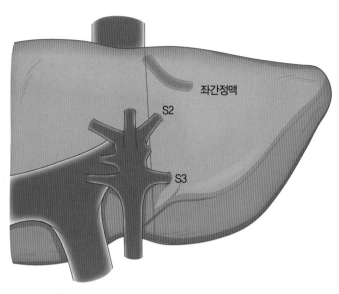

그림 3. 간 정맥 분지와 2번 3번 글리슨 분지의 위치 파악을 위한 모식도

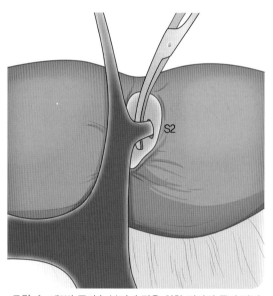

그림 4. 제2번 글리슨 분지 슬링을 위한 겸자의 통과 방법

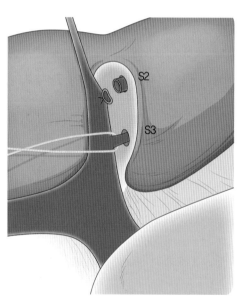

그림 5. 제 3번 글리슨 분지 슬링

전기소작기(bipolar electrocautery)를 사용한다. 작은 혈관과 담관들을 지혈하며 실질 절단을 하다 보면 좌간정맥의 분지를 만나게 되는데 이는 슬링을 걸어 결찰하고 절단한다(그림 2, 3). 실질 절단 시 작은 혈관들은 혈관이 발달하여 지혈이 힘들거나, 특정 출혈성향, 이를테면 아스피린 등 항응고제 사용 경력이 있는 경우 더 추가적인 지혈용 기구가 필요 할 수 있으나 대부분 2, 3 분절 병변에는 필요 없는 경우가 더 많다.

다른 부위도 마찬가지지만 절제 부위가 작고 절제면이 넓지 않다 하더라도 출혈에는 각별한 주의를 기울여야 한다.

Jackson-Pratt형 폐쇄 흡인 배액이 필요한 경우도 더러 있을 수 있으나 대부분 필요 없다. 복벽 봉합은 일반 개복 수술과 마찬가지로 근막을 봉합하고, 피하지방층을 닫은 후 개복 수술이라도 가급적 미용상 보기 좋게 피하봉합하고 피부봉합을 한다. 피부봉합용 접착제, 자동봉합기나 봉합테입을 쓰는 것은 수술자의 편의와 선호도에 따라 다양한 선택이 가능하다. 이렇게 간의 좌 외측 구역은 다른 곳보다 접근이 쉽고 적절한 변연을 갖는 상태라면 비교적 손쉽게 이루어질 수 있다. 다양한 기관에서 서로 다른 훈련을 받은 외과 의사의 철학 차이는 미미하며 방법상의 의견이 조금씩 다를 수 있다.

최근에는 복강경 간절제수술이 널리 정착해가면서 좌외측구역절제는 대부분 복강경으로 시행하고 있다.

참고문헌

1. Belli G, Fantini C, D'Agostino A, et al. Laparoscopic segment VI liver resection using a left lateral decubitus position: a personal modified technique. J Gastrointest Surg 2008;12:2221-6
2. Buell JF, Cherqui D, Geller DA, et al. The international position on laparoscopic liver surgery: The Louisville Statement, 2008. Ann Surg 2009;250:825-30
3. Fong Y, Sun RL, Jarnagin W, et al. An analysis of 412 cases of hepatocellular carcinoma at a Western center. Ann Surg 1999;229:790-9
4. Little SA, Fong Y. Hepatocellular carcinoma: current surgical management. Semin Oncol 2001;28:474-86
5. Song TJ, Ip EW, Fong Y. Hepatocellular carcinoma: current surgical management. Gastroenterology 2004;127:S248-60

Chapter 8

우전구역 절제술

| 🖊 ▶️ 강구정, 안근수 |

1. 개요

구역절제를 비롯한 해부학적 절제는 종양학적 안전성뿐 만 아니라 필요하고도 적절한 분량만큼 간을 절제하여 수술 안전성을 확보할 수 있다는 장점이 있다. 우전구역절제수술은 우측 전간문맥 글리슨지를 박리 결찰한 다음 간표면에 허혈성 변화가 일어나 가마을 절제하며 우측 가정맥과 중가정맥 사이의 간실질을 절제한다(그림 1).

2. 적응증과 금기증

양성 및 악성 종양절제수술에 있어서 간기능 검사상 우측 반간 절제수술을 감당해내기에는 역동적 간 기능이 남게 될 좌측 간의 크기가 충분하지 않으며 분절절제로는 종양학적 안전성을 확보하기에 불충분할 경우에 시행하게 된다. 종양이 제 5, 8 분

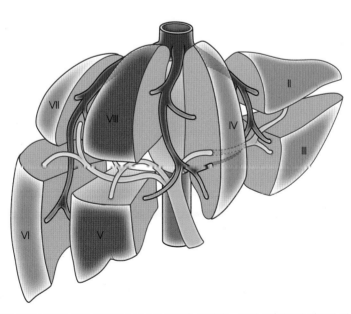

그림 1. Couinaud 분류에 의한 간의 분절과 구역 모형도. V & VIII 분절을 포함하는 우전구역해부와 간문맥 및 간정맥해부를 보여주고 있다.

절에 걸쳐져 위치하고 있으며 구역경계까지 종양이 커져 있지 않을 경우가 좋은 적응증이 된다. 기저질환으로 간실질조직이 정상인 담관암이나 전이성 간암보다는 경변증을 동반한 간세포암이 가장 좋은 적응증이다. 우전구역에 국한하지 않고 경계를 넘어까지 위치한 대형간암이나 여러 분절에 흩어져 있는 전이성 간암 등은 적응증이 되지 않는다.

3. 수술전 평가 및 절제 디자인

수술전 평가로 간, 신장 기능과 응고기능을 포함한 혈액검사 등에서 간절제수술에 결격요인이 없어야 한다. 역동적 간기능 검사로 혈청 빌리루빈 2 mg/dl 이하이면서 ICG R15이 20% 이하가 바람직하다. 만약 간 기능검사가 정상이면서 ICG R15 이 10% 이하일 경우에는 종양학적 안전성을 위하여 반 간절제수술을 고려하는 것이 좋다. 영상검사로 역동적 복부 CT 혹은 MRI 횡단면(cross-section) 및 관상단면(coronary section)을 함께 검토해 보는 것이 좋다. 간 해부 입체구조와 종양과의 관계를 살펴 보아야 하기 때문이다. 우간 문맥 전 후 분지와 우간 정맥 및 중간정맥의 주행을 살펴보고 종양과의 관계를 면밀히 살펴보아 종양은 문맥 우전분지 영역안에 있으면서 중간정맥과 우간정맥 사이에 위치해야 한다. 우간 전구역을 벗어난 간문맥 내 종양침윤이나 종양전(tumor thrombus)이 있는지를 살펴 보아야 하며 이경우는 ICG R15 기준치로 보아 간기능이 충분할 경우 구역절제보다 간엽절제 혹은 더 광범위한 절제를 하는 것이 바람직하다.

4. 수술방법

1) 환자의 위치잡기

통상적인 복부수술을 위한 앙와위 자세로 하며 필요에 따라 양팔 혹은 한 쪽 팔을 몸 쪽으로 접을 수 있다. 만약 복강경으로 시술한다면 절석술위(lithotomy position)가 편리하다.

2) 절개

외과의사마다 좋아하는 절개형태가 있는데 대부분 우측 늑골하 단측 경사절개가 무난하나 양측 늑골하 절개와 중앙상부 확장절개 일명 Mercedes 절개 혹은 중앙절개 등도 이용된다. 또한 역 ㄴ 자(⌐) 절개를 선호하는 외과의사들도 있다. 늑골하 절개는 수술하기에는 유리하나 복벽으로 분포하는 근피신경이 많이 절단되어 수술 후 중 장기적으로 절개창과 주변 부위의 통증과 불편감을 호소하는 빈도가 높다.

3) 복강내 장기 살피기

최근에는 뛰어난 성능의 CT 및 MRI 등 영상기기의 향상에 힘입어 개복수술의 원칙에서 무엇보다 중요한 복강내 장기 살피기를 생략하는 경우가 많다. 아무리 뛰어난 영상장비라도 암세포의 복강내 미만성 전이를 사전에 찾아내기는 어렵다. 미만성 전이나 타장기에 이상유무를 확인하기 위하여 복강내 장기들을 전반적으로 살펴보고 만져보아 미만성 전이는 없는지, 혹은 다른 질환이 동반되어 있지는 않은지 확인해야 한다.

4) 현수인대(suspensory ligament) 절개와 간 수동(mobilization)

겸상인대(falciform ligament)를 전기소작기로 자르고 관상인대(coronary ligament) 및 우측 삼각 인대(triangular ligament)도 절개하여 횡격막에 매달려있는 간을 움직여 가능한 간을 앞쪽으로 끌어 올리면 수술이 더 편해진다.

5) 해부구조파악과 술 중 초음파검사

수술 전 역동적 CT나 MRI를 검토하여 사전에 종양과 맥관과의 관계를 파악해 두었지만 개복 후에도 종양을 손으로 만져서 위치를 확인한 후 술 중 초음파검사로 다시 확인한다. 초음파검사로 종양의 크기를 재어보고 종양의 위치와 문맥 및 간정맥과의 관계를 다시 한번 확인하여 우 전구역 절제로 충분한 여유를 확보하면서 절제가능한지를 확인한다. 우측간정맥과 중간정맥의 주행을 확인하여 그 주행을 따라 간표면에 전기소작기로 표시를 해 두는 것이 좋다. 우간정맥은 전구역과 후구역의 경계선, 중간정맥은 우전구역과 좌내측구역과의 경계선이기 때문에 우 전구역 절제수술에서 절제선을 정하는 기준이 된다. 우전구역 간정맥이 중간정맥으로 흐르는 큰 혈관이 있을 수도 있기에 미리 알아둠으로서 간 절단 때 당황하는 것을 피할 수 있다. 또한 문맥을 찾아 혈관내 종양전이가 있는지도 확인한다.

6) 문맥지 걸어두기(looping)와 해부학적 절제 경계면 표시

이 조작을 하기전 일반적으로 담낭절제수술을 시행하게 된다. 두 가지 방법으로 시행할 수 있는데 어느 방법이든지 CT 나 MRI 영상이미지를 보면서 간문맥과 간정맥의 분지양상을 미리 세심히 파악해 두어야 한다.

(1) 글리슨지 결찰법

우측 간문맥과, 우측 담관 및 우간동맥을 감싸고 있는 글리슨지를 한꺼번에 결찰하는 것이다. 이때는 글리슨 막을 손상하지 않고 먼저 좌우측 글리슨초를 분리하기 위하여 간문부에서 좌우로 나뉘는 경계부위쯤에 조그만 피넛 디섹터나 작은 흡인기로 글리슨지 사이를 조심스럽게 아래쪽으로 관통하여 우측 글리슨지를 좌측글리슨지로부터 분리한다. 그런 다음 전 후 구역 글리슨지를 마찬가지로 분리하여 우전구역 글리슨지를 일괄 걸어당겨 혈관겸자로 압박하면 우전구역 간표면의 허혈성 변화로 경계를 확인하여 절제선을 그어 둔다(그림 2).

(2) 개별 간문맥지 분립기법과 염색액 주입법

또 한 가지 방법으로 글리슨지를 일괄 박리하지 않고 글리슨초(Glisson sheath)를 박리하여 먼저 우간문맥을 노출시켜 루핑한 다음 2단계로 우측 전구역 문맥지를 걸어 압박하면 간표면 허혈부위를 확인할 수 있다(그림 3). 그러나 간 경변증이 있거나 혈관구조 변형 혹은 교차혈관 공급으로 인하여 경계가 잘 드러나지 않는 경우도 있다. 이 경우에는 걸어둔 우전구역 문맥지내로 indigocarmine 염색액 10cc 정도를 주입하면 표면이 푸르게 염색되어 절제선을 그릴 수 있게 된다.

7) 우전 간문맥지

우전 간문맥지는 우 전구역 안에서 제 8분절과 제 5분절으로 나누어지는데 이 가지는 점차 불분명해지거나 다양한 변이가 있다. 마치 느티나무가지가 일정한 형태로 가지치지 않는 것과 같다. 그러기에 5번분절은 허혈구역 혹은 염색구역 경계가 분명하나 제 8분절은 경계가 불분명한 경우가 많다. 허혈 경계면을 따라가면서 CUSA®와 전기소작기를 이용하여 상부로 절제해 나가다가 간정맥 근부로 가면서 굵은 간정맥이 노출되게 되는 데 이때는 허혈경계면을 따라 가기보다는 정맥이 노출되도록 절제해 나간다. 절제해 나가는 중 양측 간정맥으로 유입되는 중간 굵기의 간정맥가지는 결찰한다. 노출되는 정맥의 작은 창에서 출혈이 자주 있는데 그때마다 5-0 폴리프로필렌 봉합사를 이용하여 봉합결찰한다. 양쪽 절제면을 수술자의 편의에 따라 절제해 나가면서 우전 구역 페디클이 잘 노출되었을 때 혈관용 자동 봉합기로 우전구역지를 절단한다(그림 4). 우전구역지를 절단하고 나면 남은 간조직 절단이 훨씬 쉬워진다.

Tip
1. 글리지를 한꺼번에 분리결찰하는 글리슨지 접근법(일명 Takasaki's 기법)과 문맥지를 분리 루핑한 후 혈관압박하거나 염색액을 주입하여 절제할 간구역경계를 정하는 두 가지 기법이 있다.
2. 글리슨지 접근법이 동맥과 문맥을 한꺼번에 압박하여 절제할 부위의 허혈성 변화를 뚜렷하게 일으켜 절제경계를 정하는데 유리하다.
3. 글리슨지 접근법의 경우 Yankauer Tonsil 흡인기(그림)의 뭉툭한 끝으로 우글리슨지를 박리하여 루핑한 다음 그 가운데를 다시 흡인기 끝으로 박리하여 우전 글리슨지를 걸어 올려 루핑한다. 이때 문맥지를 박리하기 위하여 글리슨막을 절개하지 않고, 글리슨초(Glisson sheath) 바깥쪽, 간실질 경계부위를 조심스럽게 박리해야 문맥지 손상을 피할 수 있다.
4. 복강경수술의 경우에도 흡인기 끝으로 약간의 출혈은 흡인해 가면서 박리한 후 Goldfinger dissector를 이용하여 우전 글리슨지를 걸어 올린다.
5. 변색된 경계부 양쪽간을 절단하면서 간문부 가까이 접근한 후, 우 후구역 글리슨지와 좌측 글리슨지를 가능한 다치지 않도록 간문부에서 먼 글리슨 페디클에 혈관절단봉합용 TA™로 절단해야 남게될 담관손상을 피할 수 있다.

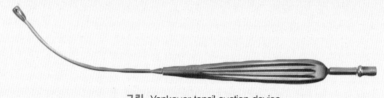

그림. Yankauer tonsil suction device

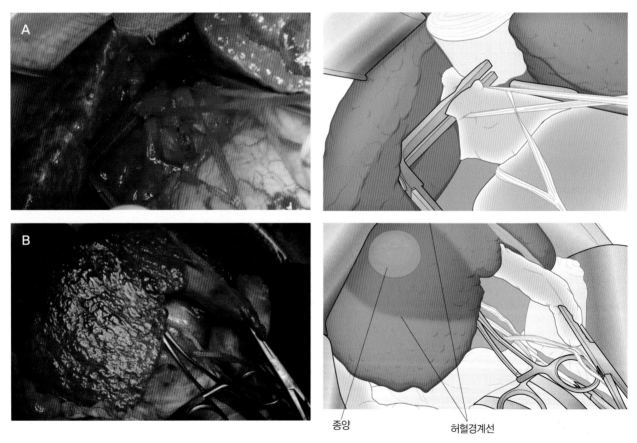

종양   허혈경계선

그림 2. 글리슨지 결찰법. A: 우간문맥 전구역지를 겸자로 압박한 모습. B: 허혈성 변화를 보여주는 우전 구역 표면

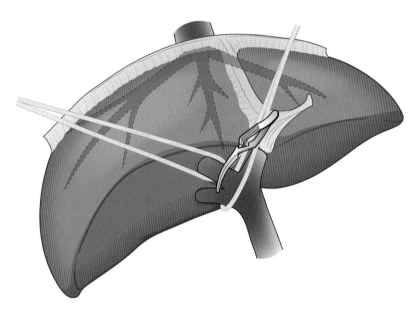

그림 3. 개별 간문맥분립기법. 우구역 글리슨지를 우선 걸어올린 다음 우전구역지를 걸어올란다. 불독겸자로 우전구역지를 압박하면 우전구역 간표면의 허혈성 변화를 보여준다.

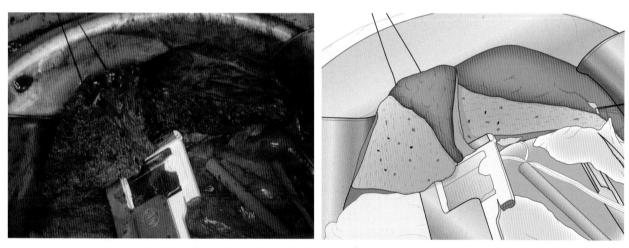

그림 4. 우전구역지를 걸어 올려 허혈성 변화를 가져온 후 앞쪽 간 실질을 어느 정도 절단 했을 때 우 전구역 글리슨 페디클을 혈관절단봉합용 TA™ 로 절단하는 모습.

5. 절제면 처리

계획한 우전구역의 간이 절제되어 나온 후에는 절제면의 출혈, 담즙 누출 등을 확인하여 전기소작 및 5-0 봉합사로 봉합 결찰한다. 충분히 지혈했는데도 불구하고 출혈위험이 있거나 담즙이 적지만 베어 나오는 경우 도포제(Tachosil®, Surgicel® 혹은 Greenplast® 등)를 덮고 뿌려둠으로서 절단면 출혈을 방지할 수 있다. 절제할 동안에는 쉽게 출혈하던 조직도 절제를 마친 후 10여분만 지나면 절제면에서는 더 이상 출혈하지 않는 경우가 대부분이다(그림 5). 이렇게 되면 복강세척 후 우측 횡격막아래와 좌측 간 아래쪽으로 배액관을 거치한 후 절개한 복벽을 봉합하면 수술이 마무리된다.

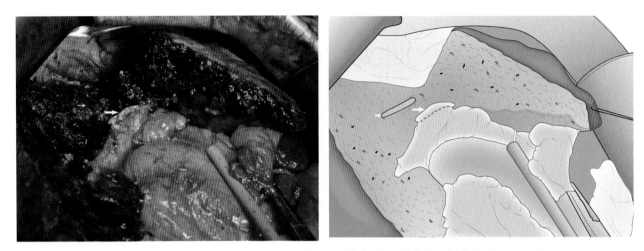

그림 5. 절제후의 단면. 가는 화살표: 우간정맥, 굵은 화살표: 자동봉합장치로 절단한 우전 Glisson 지

6. 수술에 있어서 주의사항 및 문제점

1) 출혈

우 전구역절제는 두개의 절제면이 발생하여 절제면이 하나인 간절제 때보다 넓고 좌우 두개의 간정맥이 노출되기 때문에 그만큼 출혈이 더 많을 수 있다. 보통 간절제수술 때도 마찬가지지만 이 수술의 경우 특히 중심정맥압이 0~3 mmHg 로 유지하는 것이 절대적으로 중요하다.

2) 담관손상 및 담낭누출

중앙 2구역 절제 때도 마찬가지지만 남게 될 우 후구역 담관손상이 일어나기 쉽다. 특히 간문판(hilar plate) 근처를 절제할 때 조심해야 한다. 우전구역 페디클을 자를 때 가능한 간문부에서 멀리 잡아 자르는 것이 좋다. 글리슨지를 일괄 자동봉합기(TA 혹은 GIA)로 자르면 더 편리하고 안전하다.

3) 필요하고도 충분한 간절제 범위

우간정맥과 중간정맥이 노출되도록 절제해 나감으로서 완전한 해부학적 우전구역절제가 이루어질 수 있지만 종양과의 거리를 충분히 유지할 수 있다면 굳이 양쪽 간정맥을 노출시킬 필요는 없다. 종양학적 안전성을 확보하는데 충실한 것이 해부학적 구획절제에 충실한 것보다 환자에게 더 이롭기 때문이다.

4) Hanging 기법의 활용

두개의 절제면, 즉 우후구역 혹은 좌내구역과의 절제면 중 어느 면을 먼저 자르느냐는 문제는 종양의 크기나 노출의 용이도 등에 따라 어느 쪽이든 상황에 따라 선택하면 될 것이다. 다만 먼저 자르게 될 때 hanging 기법을 사용하면 편리하다. 그러나 간문근처에서는 남게 될 우후 구역글리슨지를 걸어 올리는 조직에서 따돌린 후 절제해야 담관손상을 피할 수 있다(그림 5).

7. 결론

우전 구역절제수술은 기능적 간부피가 불충분할 때 이용될 수 있는 제한 간절제방법으로 안전하고도 효율적인 간절제법이다. 불필요한 간절제를 피하며 종양학적 안전성과 해부학적 간절제를 동시에 달성할 수 있는 기법이다. 또한 좌우 양쪽에 종양이 있는 경우 절제율을 높이며 재발암의 경우 반복절제가 가능하다는 장점이 있다.

참고문헌

1. Ahn KS, Kang KJ, Park TJ, Kim YH, LimTJ, Kwon JH. Benefit of systematic segmentectomy of the hepatocellular carcinoma; revisiting the dye injection method for various portal vein branches. Ann Surg 2013;258:1014-21

2. Chouillard E, Cherqui D, Tayar C, et al. Anatomical bi- and trisegmentectomies as alternatives to extensive liver resections. Ann Surg 2003;238:29-34

3. Hwang JW, Park KM, Kim SC, Lee JH, Song KB, Kim YH, Zhou Z, Lee YJ. Surgical impact of an inferior right hepatic vein on right anterior sectionectomy and right posterior sectionectomy. ANZ J Surg 2014;84:59-62

4. Lillemoe KD, Jarnagin WR. Hepatobiliary & Pancreatic Surgery. Philadelphia, Lippincott and Wilkins; 2013

5. Machado MC, Herman P, Meirelles Jr RF, et al. Bisegmentectomy V-VIII as alternative to right hepatectomy: an intrahepatic approach. J Surg Oncol 2005;90:43-45

6. Makuuchi M, Hashikura Y, Kwasaki S, et al. Personal experience of right anterior sectionectomy(segments V and VIII) for hepatic malignancies Surgery 1993;114:52-58

Chapter 9

우후구역 절제술

| 조철균, 고양석 |

우후구역은 Couinaud 분류상 제6 및 제7분엽이 포함된 구역이다. 이 구역은 우후간동맥과 문맥으로부터 혈액을 공급받으며 우후담관을 통해 담즙이 배액되는 곳이다.

1. 적응증

간종양이 우후구역에 존재하면서 우간정맥(right hepatic vein) 침범이 없는 경우나 간내 담석이 있으면서 우후측부위의 간내담관 협착이 동반된 경우

2. 수술 술기

1) 개복

역 T자 절개, 양측늑골하절개, 정중 절개, 우늑골하절개, 역L자형 절개 등을 이용할 수 있다.

2) 담낭 절제

간문부의 혈류 차단을 위한 기초작업으로 담낭판(gallbladder plate)을 확실하게 제거하여야 한다.

3) 유입 혈류 차단을 위한 간문 처리

해부학적 절제를 위해서는 유입 혈관들의 혈류 차단이 선행되어야 한다. 혈류 차단을 위한 간문 처리 방법은 다음의 두 가지 방법이 있다.

(1) 개별 처리(그림 1)

담낭 절제 후에 담낭관의 절제단(stump)을 전방, 좌측으로 견인하면서 간십이지장인대 우측의 장막을 절개하면 후방에서 우간동맥을 만나게 된다. 총담관을 좌측으로 견인하면서 우간동맥을 말초 부위로 박리하여 우전간동맥과 우후간동맥이 분지되는 곳까지 박리한 후 우후간동맥을 분리한다. 이 때 우전 분지와 우후 분지가 모든 경우에서 1개씩이지는 않고 여러 변형이

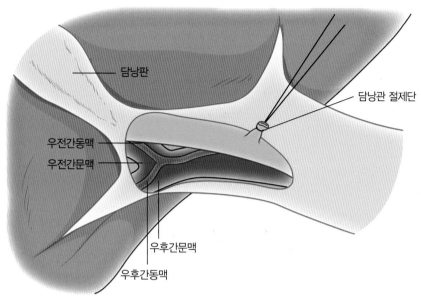

그림 1. 개별 간문 처리

있을 수 있으므로 수술 전에 혈관의 해부학적 상태를 반드시 확인해야 한다.

우간문맥은 우간동맥 후방에 존재하며 대개 우간동맥의 박리 중 우간문맥의 우 외측면이 쉽게 확인된다. 문맥의 외막을 따라 간실질쪽으로 박리하여 문맥의 좌우 분기점을 확인하고 우간문맥을 taping 한 후 박리를 계속 진행하여 우후문맥을 확인하고 분리한다. 이 때 우간문맥에서 미상엽으로 가는 작은 문맥지들이 있으면 찾아서 결찰하는 것이 도움이 된다.

우후간내담관은 간실질의 절제 후 마지막 단계에서 처리하는 경우가 많다.

개별 간문 처리는 일괄 간문 처리에 비해 확실하고 안전하나 약간 복잡하고 시간이 더 많이 걸린다.

(2) 일괄 간문 처리(Glissonian approach)(그림 2)

일괄처리법은 비교적 짧은 시간에 쉽게 처리할 수 있는 방법이다. 그러나, 간실질을 파괴하는 데서 기인하는 출혈의 우려가 있고, 개별처리에 비해 동맥, 문맥이 상당히 말초에서 처리된다는 단점이 있다. 또한 경우에 따라서는 글리슨지를 걸어올리기 어려울 수 있으며 시행이 불가능한 경우도 있다.

간문부의 우 외측에서 약간 등쪽으로 향하는 Rouviere's sulcus가 있고, 여기서 우후구역 글리슨지의 주행을 확인할 수 있다. 우전 글리슨지는 담낭판의 깊은 부위에 위치한다. 담낭판을 절제하고 우 Glisson 초를 노출한 후 우측 미상엽과의 경계를 목표로 right-angled clamp나 suction tip 등 끝이 둔한 기구를 이용하여 hilar plate로부터 떨어뜨려서 한꺼번에 박리한 후 우 글리슨지를 umbilical tape 등으로 견인하면서 우후 글리슨지를 박리하여 결찰하거나 추후의 hanging을 위해서 umbilical tape으로 걸어둔다.

우후문맥의 상지와 하지가 공통간을 형성하지 않을 경우 처리하는 Glisson지의 폭이 넓어지며 우후 Glisson지의 일괄 처리가 어려울 수 있다. 또한 상지와 하지를 각각 따로 처리하더라도 간문에서 Glisson 초를 따라 간실질을 많이 파괴해야 한다.

Hilar plate에서 박리할 때 다소간의 출혈이 있을 경우, Surgicel® 등을 이용하여 압박하면 비교적 쉽게 지혈이 되며 양극 전기소작기를 이용하여 지혈할 수 있다.

Glisson sheath가 비교적 두껍다고 느껴지는 경우는 프링글 기법을 시행하면 도움이 된다.

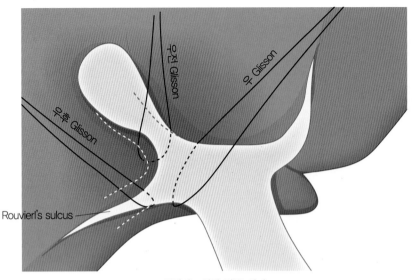

그림 2. 일괄 간문 처리

4) 간 수동

간을 조수가 환자 좌측으로 견인하게 하고, 우측 삼각인대와 관상인대를 박리한다. 박리는 우간정맥(right hepatic vein)이 노출될 때까지 진행한다.

우측 부신은 간을 하대정맥(IVC) 전방으로 충분히 견인하게 되면 비교적 쉽게 노출되면서 박리할 수 있으나, 박리가 잘 되지 않을 경우는 간을 약간 포함하여 절단한다.

단간정맥(short hepatic vein)들은 아래쪽에서 위쪽으로 차례로 결찰하여야 하고, 우간정맥이 충분히 박리할 때까지 진행하여 vessel tape을 걸어두면 추후 우간정맥에서 출혈할 경우에 대비할 수 있다. 우하간정맥은 우하구역에서 대정맥으로 유입되므로 절제분리한다.

5) 간 실질의 절단

유입 혈류 차단 후에 간 표면에 변색 구역의 경계선이 생기게 되면 이를 따라 간절단을 시행한다. 수술중 초음파(intraoperative US)로 확인한 우간정맥을 따라서 절제하는 경우 정확하지 않은 절단면이 되는 경우가 많다. 변색 구역 양쪽으로 stay suture를 걸어두면 좌우측으로 견인하면서 절제할 수 있다. 윗쪽 절단선은 우간정맥 중심 부근으로 설정하여 박리하여 들어가면 하대정맥 유입부까지 우간정맥을 노출시킬 수 있다. 아래쪽은 우후 Glisson지를 포함하여 Rouviere's sulcus 뒤쪽과 미상돌기(caudate process)와의 사이 부분을 절단선으로 정하고 절제한다. 간실질은 CUSA®, Kelly 파쇄방법 등을 이용하여 조심스럽게 박리하여야 하며, 박리도중에 만나는 원통형 구조물 혹은 간문맥지는 차례로 단순 결찰 또는 봉합결찰한다. 절제하면서 우간정맥을 만나게 되면 이를 따라서 외측에서 내측 방향으로 간실질 절제를 계속한다. 원칙적으로 절단면에서 우간정맥이 전장에 걸쳐 노출되어야 한다(그림 3). 때로 우하간정맥이 발달하여 제6분엽에서 간정맥으로 혈액유입을 주로 담당할 수 있으며 이때 우하간정맥은 제6 분절 내부를 주행하므로 이 경우에는 절단면에서 정맥이 노출되지 않는다 일반적으로 우간정맥의 본간은 보존해야 하나 종양이 우간정맥과 가까운 경우 우간정맥을 합병 절제할 수도 있다(그림 4).

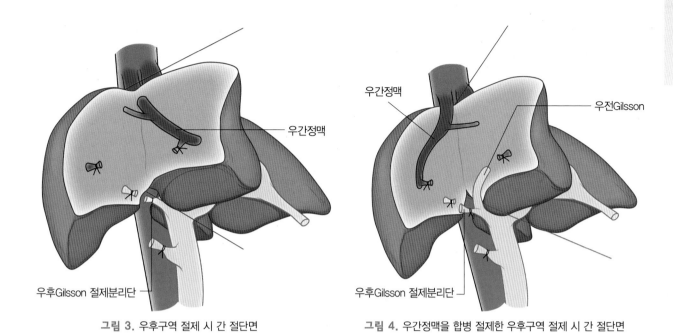

그림 3. 우후구역 절제 시 간 절단면   **그림 4.** 우간정맥을 합병 절제한 우후구역 절제 시 간 절단면

6) 절단면 처리와 배액관 설치

간실질의 절제가 끝나게 되면 절단면에 출혈 및 담즙 누출이 있는가 자세히 살펴야 하고, fibrin glue 등의 지혈용 물질들을 적용하여 술 후 지연 출혈을 방지할 수 있다.

참고문헌

1. 김선회, 서경석. 간담췌외과학 제3판. 의학문화사; 2013
2. Takayama Tadatoshi 저/김기훈, 이승규 역. 간외과 -요점과 맹점-. 바이오메디북; 2014
3. William RJ. Blumgart's Surgery of the liver, biliary tract and pancreas. 5th ed. Elsevier; 2012
4. Lillemoe and William Jarnagan. Hepatobiliary and pancreatic surgery, Philadelphia:Lippincott Wiliams & Wilkins; 2013

Chapter 10

좌내구역(제4분절)절제술

| ✏ ▶ | 나양원 |

1. 수술 개요

겸상인대를 좌측 절제연으로 하는 해부학적 간 절제수술에는 좌내구역 절제수술, 확대 좌내구역 절제수술, 중앙 이구역 절제수술 그리고 우삼구역 절제수술 등이 있다(표 1). 좌내구역 절제수술에 있어서 좌측 절제연은 겸상인대와 umbilical fissure를 잇는 면으로 육안으로 확인 가능한 반면 우측 절제연은 간 표면에서는 식별할 수 없는 Cantlie 선으로 이루어진다. 그러나 좌내구역의 글리슨지를 결찰하면 좌내 구역의 변색이 발생함에 따라 Cantlie 선이 선명하게 보이므로 여타 글리슨지 일괄처리 선행 간절제수술과 개념에 있어서는 차이가 없다고 하겠다(그림 1).

해부학적 간절제수술은 간정맥을 기준으로 하는 경우(표 1)가 일반적이지만 글리슨지를 기준으로 하는 경우도 있다. 본 고와 동영상에서는 좌측 절제연은 좌내구역의 글리슨지로 하고 우측 절제연은 우전구역 글리슨지의 복측분지(ventral branches of right anterior Glisson pedicle)로 하는 절제수술을 기술하고자 한다(그림 2). 이는 간문맥 우전구역 분지의 형태를 5번과 8번 분지로 파악하는 기존의 Couinaud 분류와는 달리 우전구역 문맥지를 복측과 배측 분지로 파악하는 Cho등의 해부학적 개념에 근거를 두고 있다. 본 술식에 대한 명칭은 없어서 중앙구역 절제수술이라고 필자 임의적으로 정하였는 바, 중앙 이구역 절제수술과는 우전구역 글리슨지의 몸통과 그 배측분지(dorsal branches of right anterior Glisson pedicle)를 보존한다는 점에서 전혀 다른 수술이다. 특히 우측 절제연을 파악하는 부분이 까다롭고 본 수술의 핵심이라고 하겠다. 본 술식에서도 좌간정맥과 우간정맥은 보존되고 중간정맥은 절단된다. 본 고에서는 수술기법에 중점을 두었고 종양학적인 부분은 기술을 피하였다.

표 1. 좌내구역 절제수술. 간 절제의 우측연은 Cantlie 선이 된다.

명칭	우측 절제연의 주요 구조물	결찰되는 큰 간정맥
좌내구역 절제수술	중간정맥	없음
확대 좌내구역 절제수술	중간정맥	중간정맥
중앙 이구역 절제수술	우간정맥	중간정맥
우삼구역 절제수술	없음	중간정맥, 우간정맥

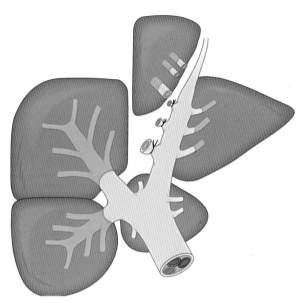

그림 1. 좌내구역 절제수술. 간 절제의 우측연은 Cantlie 선이 된다.

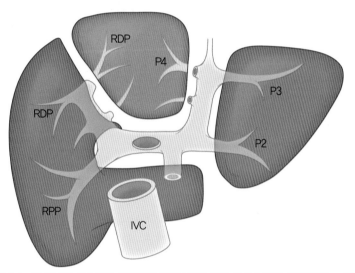

그림 2. 중앙구역 절제수술. 간 절제의 우측연은 우전구역 글리슨지가 되고 복측 분지가 절단된다(modified from reference 1).

2. 수술 수기

1) 환자의 위치, 절개, 복강내 탐색

복부 절개는 충분한 시야를 확보하고 술자의 손이 자유롭게 움직일 수 있어야 한다는 일반적인 개복 수술의 원칙에 따른다. 필자는 검상돌기에서 배꼽 직상부에 이르는 정중 절개에 아래쪽에 우측 횡절개를 가하는 역L자 절개를 선호한다. 좌측 복부 절개를 피함으로써 좌측 복부 통증을 그만큼 감소시키고 따라서 폐합병증을 감소시킬 수 있으리라는 기대 때문이다.

2) 간수동

겸상인대를 복벽에서 분리시키고 원인대는 결찰, 절단하고 Kelly 겸자로 잡아 견인에 이용한다. 겸상인대가 횡격막과 맞닿는 부분에서 간정맥을 노출시켜 둔다. 이 때 중간정맥을 확실히 확인해 둘 필요가 있다. 보통 좌측 관상인대와 삼각인대는 절개하지 않는다. 반면에 우측 관상인대와 삼각인대는 절개하여 우측 간을 파지할 수 있도록 해둔다. 절개창을 통해 우측 간이 충분히 노출되지 않는다면 부신을 박리해 간의 수동성을 확보한다. 좌내구역 혹은 중앙구역 절제수술에 있어서 간과 하대정맥과의 박리는 대부분 필요치 않다.

3) 종양의 국재(location) 확인

간이 충분히 수동된 이후 종양의 국재를 좀 더 쉽게 파악할 수 있게 된다. 종양의 위치가 수술전 영상검사 결과에 부합하는지 파악하고 간 실질 깊숙이 위치한 경우라면 전기소작기로 간표면에 표시를 해 둔다. 작은 종양이 간 실질 깊은 곳에 위치하는 경우에는 촉지만으로는 파악이 어렵고 술중 초음파를 통해 종양의 위치를 파악하게 된다. 이를 대비해 수술 전에 초음파 검사를 시행하여 초음파 영상을 얻어두는 것이 좋다.

4) 담낭절제

해부학적 좌내구역이나 중앙구역 절제수술에 있어서 담낭절제는 필수적이다. 담낭을 적출하고 나면 간문쪽에서 우전구역 글리슨지의 기시부를 노출시킬 수 있게 된다.

5) 간절제

좌내구역 절제수술의 경우 좌내구역 글리슨지를 결찰하면 좌내구역에 변색이 오므로 좌측 절제연부터 절단하는 것이 일반적이다. 필자는 간 실질은 주로 Kelly clamp 파쇄법을 이용해 절제해 나간다. 커다란 글리슨지 혹은 간정맥을 간실질로부터 분리시키는 데는 종종 CUSA®를 이용한다.

(1) 좌측 절제연

외부에서 육안으로 확인 가능한 겸상인대와 umbilical fissure를 잇는 면이 좌측 절제연이 된다. 원인대를 견인하면서 umbilical portion에서 좌내구역으로 이어지는 작은 표재성 글리슨지는 육안으로 쉽게 확인 가능하고 결찰, 절단한다(그림 3). 실제로 커다란 좌내구역 문맥지(문맥 제2차 분지에 해당)는 좌문맥의 umbilical portion의 심층부에서 한 두 개가 나오고 transverse portion 근처에서 한 개가 더 나오는 경우가 대부분인데 이들을 동맥, 담도와 함께 글리슨지로서 일괄 결찰, 절단한다(그림 4). 계속해서 중간정맥 방향으로 간 실질을 절단해 들어가다 보면 좌내구역에서 좌간정맥으로 이어지는 상당한 크기의 간정맥 가지가 나타나고 이는 결찰, 절단한다. 좌측 절제연의 마지막 부분에서 중간정맥을 충분히 노출시켜 두고 가능하다면 중간정맥에 띠를 걸어둔다.

(2) 우전구역 글리슨지의 확인(중앙구역 절제수술의 경우)

겸상인대를 따라 중간정맥에 이르기까지 좌측 절제연 절제가 종료되면 좌내구역의 변색을 확인할 수 있다. 좌내구역 절제수술은 이 변색선 즉 Cantlie 선을 따라 절단하고 중간정맥을 보존하면 된다. 중앙구역 절제수술의 경우 좌내구역 글리슨지를 절단하던 수술 면을 따라 간문부 쪽에서 간문판과 간실질을 박리해 들어가면 커다란 우전구역 글리슨지(문맥 제2차 분지에 해당)를 만나게 된다. 우전구역 글리슨지를 따라 간문에서 간하연 쪽으로(아래쪽에서 위쪽으로) 간 실질을 절단해 들어가면

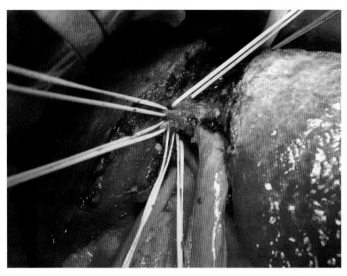

그림 3. 제4분엽 글리슨지를 제대열(umbilical fissure) 부분에서 박리한 모습. 여러 가닥의 제4분엽 글리슨지(노란 띠)가 분지함을 알 수 있다.

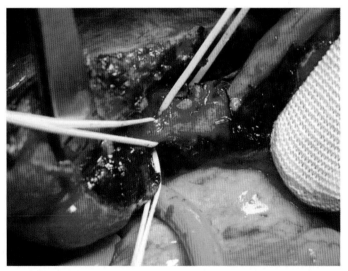

그림 4. 제4분엽 글리슨지를 제대열 부분에서 박리하여 작은 표재성 분지 3개를 결찰한 이후의 모습. 3개의 큰 제4분엽 글리슨지(노란 띠)를 확인할 수 있고 그 중 하나는 간문 근처에서 분지됨을 보여준다(제일 아래 쪽 노란 띠).

우전구역 글리슨지의 기시부가 노출된다(그림 5).

(3) 우측 절제연(중앙구역 절제수술의 경우)

노출된 우전구역 글리슨지의 순방향으로 간 표면을 향해 가상의 절제선을 투영시키면 간 표면(Couinaud's segment 5에 해당하는 부위)에서의 우측 절제연의 시작점이 되는 바, 여기서부터 중간정맥의 우측연에 이르기까지의 연장선을 그으면 우측 절제연이 되고 이를 간 표면에 전기소작기로 표시해 둔다. 이어 간 표면으로부터 우전구역 글리슨지 방향으로 간실질을 절제해

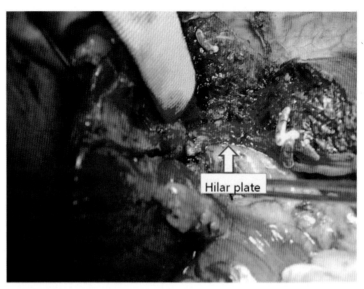

그림 5. 제4분엽 글리슨지를 모두 결찰, 절리한 후 간문판을 따라 오른쪽으로 박리를 진행하는 모습. 간문판과 간실질 사이를 따라 오른 쪽으로 박리해 나가면 처음 만나게 되는 큰 구조물이 우전구역 글리슨지이다.

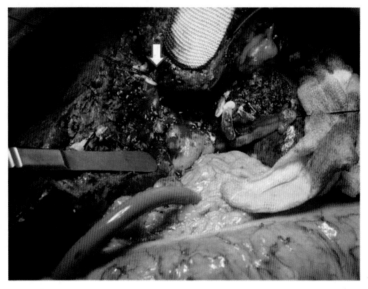

그림 6. 우전구역 글리슨지를 따라 간을 절제해 나가는 모습. 우전구역 글리슨지의 복측분지를 결찰하고 있다(흰색 화살표).

우전구역 글리슨지의 몸통을 완전히 노출시킨 다음 우전구역 글리슨지로부터 복측 혹은 좌측으로 분지되 나오는 글리슨지(문맥 제3차 분지에 해당)들을 차례로 결찰, 절단한다(그림 6). 보통 2~3개의 큰 가지를 결찰하게 되며 이들이 우전구역 글리슨지의 복측분지이다. 계속해서 간실질을 절제해 들어가면 제8분절로부터 중간정맥을 잇는 상당한 크기의 간정맥 가지가 나오므로 결찰, 절단한다. 간실질 절단이 종료되면 중간정맥만이 남게되고 이는 혈관겸자로 잡고 절단한 다음 절제조직은 들어내고 중간정맥 절단면은 연속봉합한다(그림 7).

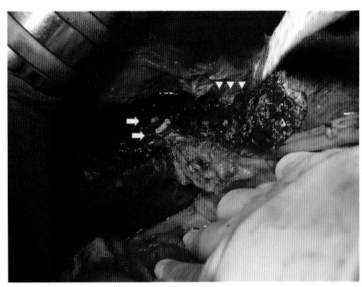

그림 7. 중앙구역 절제수술 종료 후 모습. 우전구역 글리슨지의 복측분지(흰색 화살표)와 중간정맥(흰색 화살촉)이 결찰, 절단되어 있다.

6) 지혈, 배액, 폐복

　일반적인 간 절제수술의 원칙에 따른다. 세심한 지혈은 아무리 강조해도 지나치지 않지만 수술후 문제가 되는 출혈은 상당한 크기의 혈관으로부터의 출혈이라는 점을 잊어서는 안된다. 배액관은 음압 배액관을 사용하고 있는데 횡격막하 공간과 Morrison's pouch에 각각 하나의 배액관을 거치시킨다. 음압 배액관을 간 절단면에 위치시키는 것은 좋지 않다. 또한 너무 깊은 곳에 위치시켜 수술부위와 동떨어지지 않도록 주의한다.

3. 수술의 주의점

1) 출혈

　출혈량은 간 절제수술 후 이환율을 좌우하는 가장 중요한 요소의 하나이다. 출혈을 최소한으로 하기 위하여 프링글 기법을 통한 유입혈류 차단이 효과적이다. 아울러 간 절제수술 시 대량 실혈의 출혈점은 대개 간정맥이므로 중심정맥압을 낮게 유지하면서 수술하는 것이 중요할 것이다. 큰 간정맥에서 분지되는 작은 가지로부터의 출혈은 웬만하면 손가락으로 누르고 있으면 지혈되므로 모든 출혈점을 봉합 지혈할 필요는 없다. 간 절제수술 시에 출혈량을 줄이는 데는 간내 해부학에 대한 지식이 또한 중요한데, 예를 들어 절제연에서 만나게 될 상당한 크기의 간정맥의 위치를 예견할 수 있다면 잘 대처할 수 있을 것이다. 다만 이에는 상당한 경험이 요구된다.

2) 담즙 누출

　간문부 쪽에서의 담즙 누출은 중재 시술을 필요로 하거나 치유되는데 오랜 시간을 요할 수 있으므로 각별히 주의해야 한다. 글리슨지를 간문에서 처리할 때 목(stump)이 너무 짧지 않도록 주의하고 간문판(hilar plate)을 완전히 노출시키는 것 보다는 아주 얇게(1~2 mm 정도) 간실질을 완충지로 두면서 글리슨지를 처리하는 것도 좋은 방법이라고 생각한다.

3) 간 절단 요령

술자와 조수가 양측에서 과도하게 간을 견인하면 혈관은 그만큼 찢어지기 쉽다. 만일 Kelly clamp 파쇄법을 쓴다면 파쇄시에는 견인 강도를 줄이고 파쇄하는게 좋다. 프링글 기법 하에서 간 절제 과정을 너무 섬세하게 진행하다 보면 간의 허혈시간이 길어지고 장 부종이 초래될 수 있으므로 간의 절단 시간을 단축시키기 위해 간의 섬유화 정도에 따른 파쇄법을 익혀두는게 필요하다. 섬유화가 꽤 진행된 간이라면 너무 미세한 파쇄조작은 오히려 작은 혈관이 더 쉽게 찢어져 그만큼 출혈도 많아진다. 오히려 과감하게 성큼성큼 파쇄하는 것이 출혈을 줄일 수 있는 방법일 수 있다. CUSA®를 사용할 경우 섬유화가 없는 경우라면 40정도의 낮은 에너지로 파쇄를 시작하고 섬유화의 진행 정도에 따라 강도를 높여 나가는 편이 좋다.

Acknowledgement

본고와 비디오를 정리하고 편집하는데 도움을 주신 울산대학교병원 박형우, 윤종희 선생님께 감사드립니다.

참고문헌

1. Cho A, Okazumi S, Miyazawa Y, Makino H, Miura F, Ohira G, Yoshinaga Y, Tohma T, Kudo H, Matsubara K, Ryu M, Ochiai T. Proposal for a reclassification of liver based on portal ramifications. Am J Surg 2005;189(2):195-9

Chapter 11

제5·6구역 분절 절제술

| 홍순찬, 정치영 |

1. 개요

S5&6 bisegmentectomy는 정확한 해부학적 간절제를 해야 하는 경우는 드물다고 생각되며 보다 중요한 것은 종양에 대한 충분한 절제연을 확보하고 절제 후 정맥울혈이나 허혈성괴사를 최소화하는 간절제 범위의 선정에 더 주의를 기울일 필요가 있어 보인다. 최근 복강경 간절제 술기 및 기구의 발달로 복강경 5번&6번 양분절 절제술은를 많이 시행하고 있으며, 이 장에서도 복강경으로 기술하고자 한다(그림 1).

Tip
1. 환자자세: 역 Trendelenberg자세에서 앙와위로 다리를 벌리고 scopist나 술자가 그 사이에서는 프렌치자세(French position)를 취한다.
2. 투관침설치: 배꼽아래에 10 mm 카메라용 투관침을 설치한다.
3. 담낭을 먼저 절제한다.
4. 우간유동화: 술자는 환자의 좌측과 간신, 삼각인대를 박리하고 관상인대를 박리하여 우측 부신과 하대정맥을 확인해 둔다.

2. 방법

담낭절제를 먼저 시행한 다음 술자는 환자의 우측에서 간십이지장인대를 견인해가면서 4번분절 아래와 간문맥 후 복막을 절개한다. 우측 Glissonian approach 시행하여 우간글리슨지를 일시 결찰하여 허혈선을 따라 4번분절과 5번분절의 경계면을 확인한다. 혹은, 복강경초음파로 4번분절과의 경계선인 주간정맥을 확인하여 그 우측 경계선을 전기소작기로 표시해둔다. 5, 6번분절과 7, 8번분절 사이의 상하 경계는 개복의 경우 P8의 대조염색기법(counterstaining identification)과 P6의 천자염색을 시행하여 확인할 수도 있으나 복강경하에서는 여의치 않아 간문맥의 좌우 분지 수평면의 가상선을 기준으로 하지만, 종양의 위치를 고려하여 절제연을 정하는 것이 합리적이다. 복강경용 초음파로 종양을 확인한 다음 절제연을 확보한 후 전기소작기로 절제연을 표시해 둔다. 반대편 견인(counter traction)을 위해 stay suture를 시행 할 수 도 있다. Pringle maneuver를 위해 간십이지장인대에 제대 끈을 걸어둔다. Pringle maneuver시에 복강경용 장겸자를 이용할 수 있으나 저자의 경우 endo-bulldog을 선호하는 편이다. 그 이유는 clamping을 위한 투관침을 아낄 수 있기 때문이다. 이 때 환자의 좌측에서 간십이지장 인대를 결찰하는 것이 효과적이며 안전하다. 간절제는 먼저 4번분절과의 경계에서 시작한다. 이 때 술자는 환자의 다리사이에 선다. Harmonic scalpel로 표면에서 1 cm 정도 간절제를 4번과 5번분절과의 경계에서 시행한 후 복강경 CUSA®로 간절제를 시행한다. 이때 적절한 양측견인이 되지 않으면 CUSA®의 진행이 어려워지며 환자의 체위를 좌측으로 기울여 중력을 이용하면서, stay suture를 이용하여 양측견인을 시행한다. 간절제중 간내 혈관은 비록 작더라도 세심히 결찰하는 것이 깨끗한 시야와 적절한 절제면을 유지하는데 유리하다. 이 때 중간정맥을 만나게 되며 복강경 CUSA®의 흡입기능 만으로 박리 후 결찰한다. 간경화가 있는 경우 복강경 CUSA®의 진행이 잘 되지 않아 이 경우 Ligasure®를 이용한 clush clamping technique으로 간절제를 시행할 수 있으며 Ligasure® 사용시 발판스위치를 이용하여 jaw를 완전히 닫지 않고 열고 닫으면서 ligasure®를 activation시키면 굵은 혈관 및 담도를 결찰하거나, jaw를 완전히 닫고 지혈을 시도할 수 있다. 출혈이 다소 많아 질 수 있으나 CUSA®로 진행이 어려운 경우 시도해 볼 수 있는 유용한 술기로 생각된다. 4번분절과 5번분절 사이의 수직절제가 끝나면 술자는 환자의 좌측으로 이행하여 수평면 절제를 시행한다. 이 때 6번분절을 단독으로 drainage하는 굵은 중간정맥 분지가 있을 경우 결찰 및 절제한다. 수평간절제가 진행되면 U-tape을 절제된 간실질의 홈에 걸어 견인과 hanging을 시행하면서(sling suspension technique) 6번분절의 외측 후방 나일론 끈을 절제된 구역이 눈 앞에 가까이 오도록 한다. 간절제가 완료 된 후 간절제면에 출혈 및 담즙누출여부를 확인한 후 fibrin glue를 도포한 후 절제된 간을 비닐 백에 넣고 배꼽 절개창을 연장하여 꺼낸다.

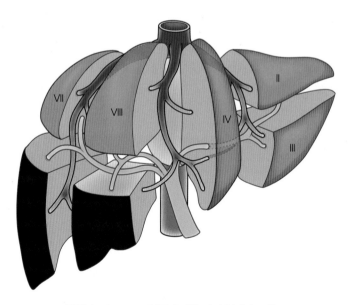

그림 1. Couinaud 분류에 의한 간의 분절의 모형도

Chapter 12

제7·8구역 분절 절제술

| ✏️ 🎬 왕희정 |

1. 개요

제7분절과 제8분절의 해부학적 특징을 살펴보면, 이 두 분절은 우측 간의 상부에 위치하고 있고, 간 표면에 그들의 경계를 그려줄 만한 구조가 아무것도 없다. 또한 각 분절의 글리슨지들이 근부 간실질 내에 깊이 묻혀있어 선 결찰 후 간실질절제가 쉽지 않은 경우가 많다. 제7분절은 제6분절과 더불어 우간의 후외측면을 형성하면서 척추의 우측에 이르고, 내측 경계는 하대정맥이다. 간실질내 해부는 간의 우열구(right fissure) 즉, 우간정맥의 우후측에 위치한다. 제6분절과의 경계는 대개 간문부의 관상면(coronary plane)이지만 수술 중에 7번분절의 글리슨지를 결찰하여 변색되는 부분으로 찾거나 술중 초음파로 제6번분절과 제7번분절의 분지부를 찾을 수도 있다. 그리고, 제8분절은 좌측 경계가 주열구(main fissure)이고, 우측 경계는 우열구이다. 후연(posterior border)은 대략 우 관상인대의 상엽(superior leaf)이고, 전연(anterior border)은 대략 간문부의 관상면이다. 간실질내 해부는 제8분절은 우간정맥과 중간정맥의 전상부에 위치하여 후하부 경계에 하대정맥은 보이지 않는다. 후면 경계의 상부에서는 우간정맥과 좌간정맥이 유입되는 부위에서 하대정맥이 약간 노출될 수 있다(그림 1).

2. 적응증과 금기증

우측 간의 상부에 위치한 종양의 절제를 하는데 있어 구역절제를 견디기 어려운 간기능 예비력을 가진 환자에서 선별적으로 이용할 수 있는 수술이다. 종양이 해당 간분절에 국한되어 있어야하고, 간분절 글리슨지의 심한 sliding of origin 형태의 해부학적 변이를 동반하고 있지 않아야 성공적으로 수행할 수 있다. 또한 간문맥이나 간정맥 내에 육안적 종양전을 동반한 경우 등은 금기증이다.

3. 수술전 평가 및 절제 디자인

심각한 전신질환이 없는 간암환자로서 종양이 해당 분절 내에 국한되어 있고, 복수 등이 없는 대상성 간경화 환자로서 혈청 빌리루빈이 1.0mg/dl이하 이고, ICG R15치가 20~29%인 환자들이 이 수술의 대상이 된다. 복부 CT 혹은 MRI 등을 통하여 간의 해부학적 구조와 종양 간의 위치관계를 면밀히 검토하고 수술 전에 접근법에 대한 연구를 한다.

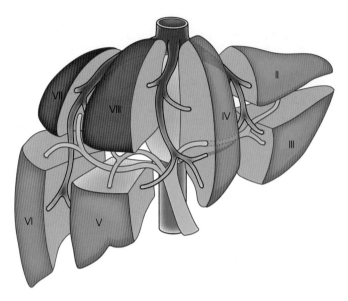

그림 1. Couinaud 분류에 의한 간의 분절의 모형도. 제7분절과 제8분절의 해부와 간문맥 및 간정맥의 해부를 보여주고 있다.

4. 수술 방법

1) 제7분절과 제8분절의 절제 시 개복 및 간의 수동

필자는 대부분의 경우 우측 늑골하 절개후 정중절개를 가하는 우측 하키스틱 절개를 사용하여 개복한다. 겸상인대와 우측 관상인대를 하대정맥 전면이 완전히 노출되도록 절제한다. 담낭을 절제하고 필요한 경우 프링글기법을 적용하기 위하여 간문부에 넬라톤 튜브를 감아둔다.

2) 제7분절과 제8분절의 해부학적 절제 수기

(1) 제8분절 절제술

간문부접근법을 이용할 경우에 제8분절의 글리슨지의 근부의 노출을 위해서 간실질을 다소 깊이 박리해 들어가야 한다. 이때, 종종 적지않은 출혈이 발생하고 지혈에 어려움을 겪을 수 있으며 그럼에도 불구하고 해부학적 절제를 성공하는 율이 높지 않다. 따라서, Takasaki교수는 우간 글리슨지를 일시 결찰하여 표면변색을 시켜 경계인 주열구의 상배부를 절제하여 제8분절의 글리슨지의 근부를 찾아 결찰하여 제8분절의 우측 경계와 앞쪽 경계의 표면변색을 유도하려고 하였고, Makuuchi선생은 술중 초음파 유도 하에 8번분절의 문맥지를 천자하여 indicyanine green을 주입하여 표면변색을 유도하여 경계를 따라 간실질을 절제한 후에 8번분절의 글리슨지의 근부를 찾아 결찰절제하였다. 그러나, 이 두 가지 수기 모두 필자가 시도해보았으나 보편적으로 사용하기에 다소 어려움이 있고, 성공율도 높지 않았다. 반면에 필자는 주열구를 통한 접근법을 사용하여 직시 하에 8번분절의 글리슨지를 결찰절제할 수 있었고, 성공율도 80%이상 유지할 수 있었기에 이 방법을 소개하고자 한다(그림 2).

우선 간문부에서 글리슨지를 간문판(hilar plate)에서 분리하고, 우간의 글리슨지을 넬라톤 튜브로 감고 일시적 압박결찰하므로 우간의 표면이 변색되면서 주열구를 찾는다. CUSA® 혹은 켈리클램프로 간실질을 절단하면서 복측 간의 우열구를 열어 간문판에 이르게 되면 전구역의 글리슨의 복상면을 노출시키면서 간실질절제를 우측 방향으로 바꾸어 약 2 cm 전후 지속하면 5분절과 8분절의 글리슨지들의 분지부를 직시 하에 확인할 수 있다. 혈관겸자로 8분절 글리슨지를 일시적으로 결찰하면 8분절부위의 간표면이 변색된다. 이 변색된 간표면을 전기소작기로 지져 표시해 둔다. 주열구의 간실질을 계속 절단하여 중간

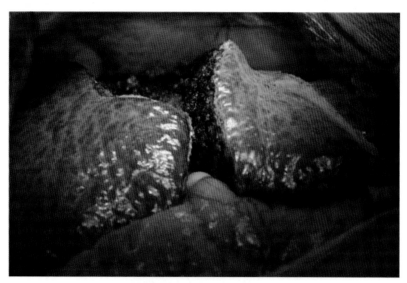

그림 2. 제8분절을 주열구를 통하여 절제한 후의 수술 시야

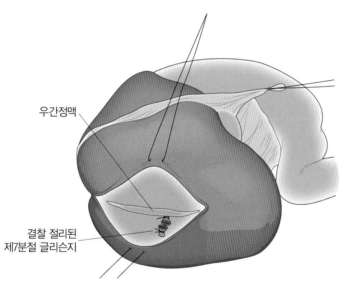

우간정맥

결찰 절리된
제7분절 글리슨지

그림 3. 우열구의 변색부를 찾은 후 Takasaki선생의 방법으로 우열구의 상배부를 절단하여 제7분절의 글리슨지의 근부를 찾아 결찰하여 제7분절의 앞쪽 경계의 표면변색을 유도한 장면을 보여 준다(참고문헌 3).

정맥이 노출되거나 중간정맥의 복측면의 깊이까지 절단한 후에 주열구에 직각으로 표면 변색 부위 중에 제8분절의 전연을 우간정맥이 보일때까지 절제해 들어간다. 그 후 제8분절의 우측 연도 함께 간실질 절제를 하여 우간정맥의 앞면을 노출시키면서 대정맥으로 유입되는 부위까지 우간정맥과 평행인 간 절단면을 만들어 나간다. 제8분질 절제가 끝나면 절단면은 아르곤 빔 소작기나 바이폴라 소작기로 지혈시키고 Tachosil®을 붙이거나 fibrin glue를 뿌려 마무리한다.

(2) 제7분절 절제술

해부학적 절제의 정의에 따라 다르겠지만, 엄밀하게 말하여 제7분절 절제술이 해부학적 절제가 가능한 경우가 가장 적다고 할 수 있다. 필자는 대개 두 가지의 접근법을 사용하고 있다. 간문부의 글리슨을 간실질로부터 박리하여 우후구역 글리슨지를

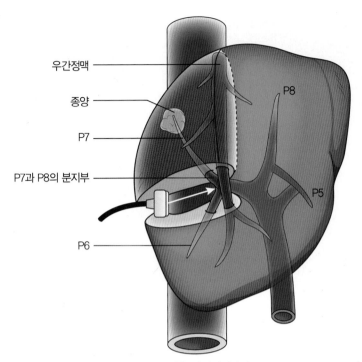

우간정맥

종양

P7

P7과 P8의 분지부

P6

P8

P5

그림 4. 우후구역 글리슨지를 일시결찰하여 우후구역의 표면을 변색시키거나 Counter staining으로 전구역을 변색시켜서 표면변색된 경계선인 우열구를 표시하고, 그 1/2이 되는 부위에서 초음파를 대고 제6번분절지와 제7분절지가 분지하는 부위를 찾아 간표면 변색의 경계선에 수직으로 가상선을 만들고 이 가상선의 우측에서 간실질의 절제를 시작하여 제7분절 글리슨 분절지를 결찰절제하고 우간정맥을 만날 때까지 진행한 후에 간실질의 절제 방향을 직각으로 바꾸어 우간정맥의 우측면을 노출시키면서 간상부 하대정맥에 이르게 하는 방법이다.

분리한 후 일시 결찰하여 표면변색의 경계면으로 우열구(right fissure)를 찾는다. 이때부터 첫번째 방법은 Takasaki 선생의 방법으로 우열구의 상배부를 절제하여 제7분절 글리슨지의 근부를 찾아 결찰하여 제7분절의 앞쪽 경계의 표면변색을 유도하고(그림 3) 그 경계로 간실질절단을 시작하여 우간정맥의 우측면을 노출시키면서 제7분절 절제를 마무리하는 방법이다. 두번째 방법은 첫번째 방법으로 제7분절 글리슨지의 근부를 찾는데 어려움이 있는 경우나 다소 간경화가 심한 경우에 주로 시행하고 있는 방법으로 표면변색된 경계선인 우열구의 1/2이 되는 부위에서 초음파를 대고 제6분절지와 제7분절지가 분지하는 부위를 찾아 간표면 변색의 경계선에 수직으로 가상선을 만들고 이 가상선의 우측에서 간실질의 절제를 시작하여 제7분절 글리슨 분절지를 결찰절단하고 우간정맥을 만날 때까지 진행한 후에 간실질의 절제 방향을 직각으로 바꾸어 우간정맥의 우측면을 노출시키면서 간상부 하대정맥에 이르게 하는 방법이다(그림 4). 후자의 경우는 엄밀하게 말하자면 해부학적 절제라고 하기 어렵다는 지적을 받을 수 있다. 제7분절 절제가 끝나면 절단면은 아르곤 빔 소작기나 바이폴라 소작기로 지혈시키고 Tachosil® 을 붙이거나 fibrin glue를 뿌려 마무리 한다.

참고문헌

1. Launois B, Jamieson GG. Modern operative techniques in liver surgery. 1st ed. Singapore: Churchill Livingstone 1993

2. Makuuchi M, Hasegawa H, Yamazaki S. Ultrasonically guided subsegmentectomy. Surg Gynecol Obstet 1985;161:346–350

3. Takasaki K. Slissonean pedicle transaction method for hepatic resection. 1st ed. Japan: Springer 2007

4. Fong Y, Dong JH. Hepatobiliary cancer. 1st ed. Connecticut: Peiple's Medical Publishing House 2014

Chapter 13

복강경 좌간절제술

| ✎ ▦ 김기훈 |

1. 정의

좌간 절제술이란 Couinaud분류에 따라 중간정맥을 포함하지 않고 간의 2, 3, 4번분절을 절제하는 것을 말하며, 중간 정맥을 포함하여 절제하는 것은 확대 좌간절제술이라고 한다.

2. 적응증

간의 종양이 4번 구역에 있거나 2, 3번, 즉 좌외측 구역에 있을지라도 충분한 절제연을 확보하지 못할 경우에 시행하며, 사전 검사를 통해 간기능이 절제할 만한 상태인지를 확인해야 하고 이는 개복 수술과 동일하다.

증상이 있는 간내 담석이 좌간에 있을 때에도 가능하며 간내 담도의 악성종양을 의심하게 하는 좌간 담도의 협착이 있을 때도 시행할 수 있다.

3. 수술 전 검사

일반적인 혈액 검사는 개복 간절제 수술 때와 동일하다. 다만, 영상검사를 할 때에 간의 동맥, 문맥, 정맥과 담도의 변이를 잘 알 수 있게 재조합 해주는 3차원 CT나 MRI를 촬영하는 것이 좋다. 왜냐하면, 간의 혈관들은 변이가 많아서 수술 전에 미리 예상을 하고 수술 계획을 해야 하며, 특히, 우후구역 담도가 좌간 담도로 유입되는 경우가 약 30%정도에서 관찰되므로 수술 중 좌간 담도 절제시 어느 정도의 높이에서 절제를 할 것인가는 대단히 중요하다(그림 1). 만일 담도 변이가 있을 때에 이를 미리 알지 못하고 좌간 담도 절제를 한다면 우후구역 담도의 손상으로 치명적인 합병증이 발생 할 수도 있다.

4. 환자의 자세

환자는 전신마취 하에 앙아위에서 두 다리를 벌린 프렌치 자세를 취한다. 이때 수술자는 환자의 두 다리 사이에 서며 환자의 좌측 상부에 제 일조수가 서고 하부에 카메라를 잡은 제 이 조수가 선다. 간혹 수술자가 환자의 우측에 서는 경우도 있지만 경험상 환자의 두 다리 사이에 서는 것이 복강경 간절제 시에 가장 좋다.

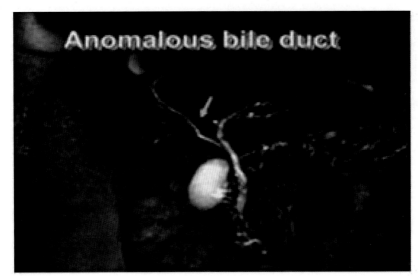

그림 1. 우후구역 담도가 좌간 담도로 유입

5. 투관침의 위치

투관침은 모두 5개를 사용한다. 4개의 투관침을 사용하기도 하나, 1.5 cm의 피부 절개를 하나 더넣는 것이 외견상 큰 무리가 없을 뿐만 아니라 간절제 시에도 편하다. 기복강을 만들고 카메라 통로를 위한 투관침은 주로 제대부 중앙 바로위 혹은 환자를 기준으로 약간 좌측 상방에 위치한다. 수술자가 주로 사용하는 투관침은 두 개인데 간절제를 위한 기구들이 드나드는 주요 활동 투관침은 카메라 직시 하에 우측 중간쇄골선을 따라 우측 늑골연이 만나는 지점에 11 mm를 삽입한다. 다른 하나는 우측 전액와선을 따라 늑골연 직하방에 11 mm를 삽입한다. 이 투관침에는 간절제시 주로 atraumatic grasper를 넣어 간을 당기기도 하고 좌간정맥절제 시 각도에 따라 자동문합기를 넣을 수도 있다.

제일 조수가 사용하는 투관침도 두 개이며 검상돌기 직하방에 11 mm 투관침을 넣는데 여기는 주로 흡인과 관류하는 기구가 드나들며 다른 하나는 좌측 중간쇄골선을 따라 좌측 늑골연이 만나는 지점에 5 mm 투관침을 넣고 간절제시 제 일조수가 atraumatic grasper로 간을 좌측으로 당기는 통로로 이용한다(그림 2).

6. 복압

일반적으로 복압은 12 mmHg 이하로 유지한다. 출혈시 복압을 올리면 지혈을 하는데 도움이 된다는 보고가 있으나 일시적으로 올리는 것은 몰라도 장시간 동안 복압을 올리는 것은 공기 색전증에 노출 될 위험이 있으므로 각별히 주의해야 한다.

7. 지혈

복강경 간절제시에 복압과 카메라의 확대된 시야는 간절제시 발생하는 출혈을 조절하는데 도움을 준다. 일반적인 개복 간절제보다 출혈량이 적은 것은 위의 두 가지 이유 때문이다. 조심스럽게 간절제를 시행하되 출혈이 생기면 간으로 가는 유입 혈류를 일시적으로 차단하고(프링글 기법; 15분 차단, 5분 재관류), 복압을 18 mmHg 정도까지 일시적으로 올린다. 그러나 복압을 올릴 때는 환자의 생체 신호의 변화에 집중해야 하며 마취과 의사와 계속 의견을 교환해야 한다. 그럼에도 불구하고 출혈 부위를 찾을 수 없다면 지혈 제재와 복강경 투관침 안으로 들어갈 정도의 거즈를 넣어 출혈부위를 몇 분간 기구를 이용하여 누

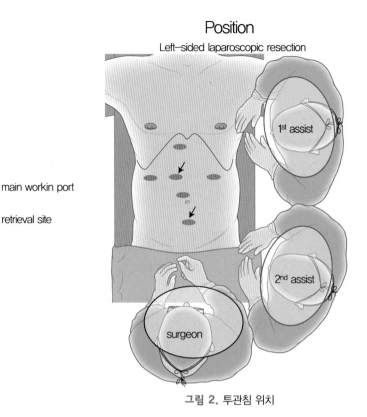

그림 2. 투관침 위치

른다. 이렇게 하면 대부분 지혈이 되며 누른 상태에서 출혈 부위의 배부와 복부의 간실질을 조심스럽게 박리해나가면 결국 출혈 부위를 발견하고 지혈 할 수 있다. 그러나 이렇게 해도 출혈량이 조절되지 않는다면 과감히 개복으로 전환해야 한다. 개복 수술로의 전환은 결코 문제될 만한 것이 아니며 환자의 안전을 위하여 필요하다.

8. 수술 술기

1) 담낭 절제

좌엽 절제의 경우 담낭의 문제가 있지 않다면 담낭 절제를 무조건하지는 않는다. 간 절제시 수술자가 왼손으로 atraumatic grasper를 이용하여 담낭을 잡고 바깥쪽으로 당기면서 수술하면 편리하다.

2) 원형인대 절제

카메라가 진입하는데 큰 방해가 되지 않는다면 좌 간문부를 박리한 후 절제하는 것이 좋다. 기복강이 되면 원형인대가 간의 좌엽을 들어 주는 역할을 하므로 좌 간문부를 박리하는데 편리하다.

3) 좌간문부 박리

좌간문부를 박리하는 데는 두 가지 방법이 있다. 글리슨지 일괄처리법과 좌간동맥과 좌간문맥을 개별 박리하는 법이다. 둘 다 유용한 방법이긴 하나, 좌엽 절제 시에는 개별 박리법이 추천된다. 왜냐하면 간의 약 30%에서 우후구역 담도가 좌간 담도로 유입되는 담도 기형이 있기 때문에 글리슨 분지 일괄처리를 하다가 우후구역 담도가 손상 될 수 있기 때문이며, 간혹 좌간문부 인접한 아란티우스관(Arantius duct) 뒤의 실질을 박리하다가 미상엽으로 가는 작은 담도의 손상을 줄 수도 있기 때문이다. 만약 이 방법을 사용한다면 수술 전 영상검사를 통해 담도 변이가 없는 지 꼭 확인해야한다. 글리슨지 일괄처리는 간문부를 확인한 후 좌측 글리슨 주위의 간실실을 박리하여 Golden finger를 조심스럽게 넣어 cotton tape으로 감아둔다. 이후 박리된 좌측 글리슨 분지를 복강경용 불독으로 잡아두면 좌간절제를 위한 허혈성 경계가 보인다. 개별 박리법은 제 일조수가 좌엽을 들어주면 수술자는 dissector를 이용하여 좌간 동맥을 확인한 후 Hem-O-lok® clip으로 남는 쪽에 두 개를 클립핑하고 나가는 쪽은 harmonic scalpel로 처리 한다(그림 3). 좌간 문맥은 박리 후 분리하기도 하나 주변에 작은 간 문맥 분지가 많아 박리 시 출혈의 위험이 있는 경우에 knot pusher(5 mm knot guide®; MGB Endoscopy Corporation, Seoul, Korea)를 이용하여 문맥을 결찰하고(그림 4), 간 실질 박리 후에 Endo-GIA®로 좌간 담도와 함께 일괄 처리해도 된다.

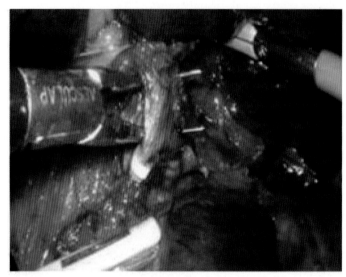

그림 3. 좌 간동맥 결찰(Hem-O-lok clip)

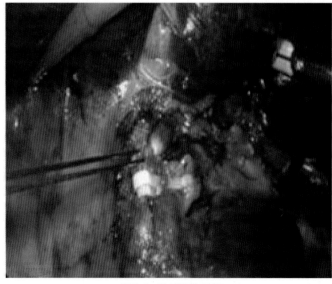

그림 4. 좌 간문맥 결찰

4) 간의 유동

간의 양성 질환 수술에는 간 유동을 먼저 하여도 상관없지만 악성 종양의 경우에는 혈류를 먼저 차단하여 종양의 불필요한 접촉을 피하는 것이 좋다. Harmonic scalpel®을 이용하여 원형인대와 겸상인대를 박리하고 좌 간정맥의 배부를 노출시킨 후 좌 관상인대를 비장근처까지 박리하면 된다.

5) 간실질 절제

간 표면은 허혈성 경계를 따라 Harmonic scalpel®을 이용하여 박리하고 간의 심부는 복강경용 긴 tip을 장착한 CUSA®를 가지고 박리한다. CUSA®는 좌우는 넓게, 위아래는 얕게 움직이며 박리해야 혈관이나 글리슨 손상을 줄이며 안전하게 간실질을 박리 할 수 있다. 간실질을 박리 할 때는 중간정맥의 좌측을 노출시키면서 따라가면 해부학적 좌엽 절제가 가능하며 이는 개복 좌엽절제를 할 때도 마찬가지이다. 간혹 중간정맥의 작은 분지가 손상을 받아 출혈이 생길 수도 있으나 대부분 거즈 형태의 지혈 제재로 누르고 잠시 기다리면 멈추며, 이때 손상된 부분을 클립으로 막으면 된다.

6) 좌간문부 절제

간실질 박리 후 노출된 좌 간문부는 자동봉합기로 처리하며 간혹 좌 간문부가 크지 않을 경우에 knot pusher를 이용하여 결찰하고 클립을 하여도 된다. 만일 수술 전 담도 검사상 우후구역 담도가 좌간 담도로 유입되는 경우에는 담도 손상을 막기 위해서 최대한 자동봉합기를 올려서 처리한다(그림 5).

7) 좌 간정맥 절제

좌 간문부를 절제한 후 좌엽을 환자의 좌측으로 벌리면서 남은 간실질을 박리하면 좌 간정맥이 노출되며 Endo-GIA로 절제한다(그림 6).

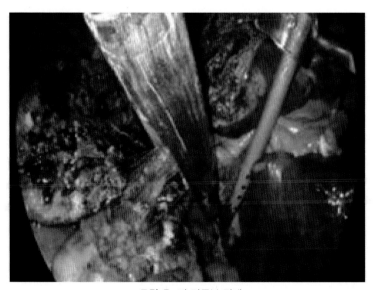

그림 5. 좌 간문부 절제

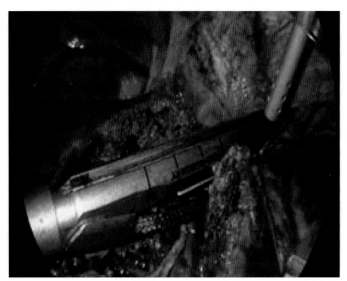

그림 6. 좌 간정맥 절제

8) 적출물 배출

절제된 좌간은 자동봉합기에 넣어서 약 8 cm의 절개 선을 그은 치골 상부의 상처를 통해 적출한다(그림 2)

9) 절제면 처리 및 배액관 삽입

간혹 자동 봉합기로 처리한 끝에서 출혈이 있는 경우가 있으니 출혈부위는 추가로 클립핑을 하는 것이 좋다.

9. 요약

복강경 좌간절제술은 개복 간좌엽 절제술과 같은 수술 적응증을 가지고 시행될 수 있으며, 수술 술기 및 복강경 기구의 발달로 향후 간좌외측구역 절제와 마찬가지로 복강경으로 간절제를 하는 것이 기본 수술 방법이 될 것으로 예상된다.

참고 문헌

1. Kim KH, Jung DH, Park KM, Lee YJ, Kim DY, Kim KM, Lee SG. Comparison of open and laparoscopic live donor left lateral sectionectomy. Br J Surg 2011 Sep;98(9):1302-8

2. Namgoong JM, Kim KH, Park GC, Jung DH, Song GW, Ha TY, Moon DB, Ahn CS, Hwang S, Lee SG. Comparison of laparoscopic versus open left hemihepatectomy for left-sided hepatolithiasis. Int J Med Sci 2014 Jan 2;11(2):127-33

3. Belli G, Gayet B, Han HS, Wakabayashi G, Kim KH, Cannon R, Kaneko H, Gamblin T, Koffron A, Dagher I, Buell JF; International consensus group for laparoscopic liver surgery. Laparoscopic left hemihepatectomy a consideration for acceptance as standard of care. Surg Endosc 2013 Aug;27(8): 2721-6

Chapter 14

복강경 좌외측구역 절제술

| 🖼 ▶️ 최인석 |

1. 적응증

겸상인대의 좌측에 위치하는 악성종양(간세포암, 전이성 간암, 간내담간암)

양성 종양(낭선종, 혈관종, 낭성종양),

간내결석(주좌간내담관에 협착이 없는 간내결석이 좌외측엽에 국한된 경우)

2. 환자의 자세 및 술자의 위치

앙아위(supine) 상태에서 머리를 높게 하는(reverse Trendelenburg) 자세로 수술한다.

술자의 선호도나, 환자의 체구에 따라 양측 다리를 벌리는 프렌치 자세를 선택할 수 있다.

술자는 환자의 우측에서 위치하며 보조의와 카메라 조수는 좌측에 위치한다. 술자의 선호도에 따라 양측 다리 사이에 위치하여 수술할 수 있다(그림 1).

3. 투관침의 위치

첫번째 투관침(A)은 배꼽하부에 1 cm 크기의 절개창을 만든 후에 Hasson method로 11~12 mm의 투관침을 삽입하여 기복강을 만들고 카메라를 삽입한다.

두번째 투관침(B)은 환자의 우상복부에 정중선에서 오른쪽 부위에 12 mm 투관침을 삽입하고 술자의 주 사용 포트로 이용한다.

세번째 투관침(C)는 환자의 우상복부에 쇄골정중선의 늑골연 2~3 cm 하방에 5 mm 투관침을 삽입하고 술자의 왼손이 이용한다.

네번째 투관침(D)은 환자의 좌상복부 쇄골정중선의 늑골연 5~7 cm 하방에 5 mm 투관침을 삽입하고 보조술자가 이용한다.

> **Tip** 보조자의 술기 정도나 수술의 진행상태에 따라 필요 시에는 5 mm 투관침을 좌상복부에 추가하여 이용할 수 있다.

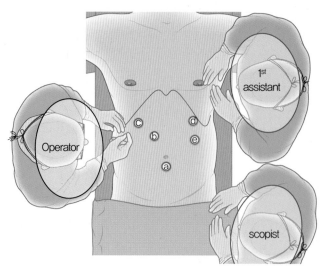

그림 1. 술자 및 투관침 위치

4. 수술 술기

1) 간의 유동화(mobilization)

겸상인대(falciform ligament)를 초음파 절삭기를 이용하여 간실질에 근접하여 위쪽으로 박리하여 횡격막에 접근하여 하대 정맥과 좌측 간정맥이 만나는 부위까지 박리한다

간의 좌외측엽을 아래로 견인하면서 좌측 관상인대(coronary ligament)를 박리하고 이때 횡격막에 손상을 주지 않도록 간실질에 접하여 박리하고 좌측 삼각인대(triangular ligament)가 노출되면 클립이나 Hem-o-lok®으로 결찰하여 절제한다.

좌측 삼각인대의 절제 후에 좌외측엽을 들어올리면 간위인대(hepatogastric ligament)가 노출되고 좌간정맥의 노출을 쉽게 하려면 박리를 하는 경우도 있으며 술자에 따라 박리를 시행하지 않을 수도 있다.

간원인대(ligamentum teres)는 여러 술자의 취향에 따라 절단한 후 견인에 사용하기도 하고 본 저자의 경우에는 절단을 하지않고 견인에 사용한다(그림 2).

2) 간 견인(traction)

복강경 간절제를 위해서는 간의 견인은 필수 사항이고 저자의 경우에는 2-0 prolen 직침을 이용하여 먼저 우측 상복부 외측 복면에서 직침을 삽입하고 간원인대에 묶은 뒤에 다시 같은 위치로 직침을 체외로 빼내어 우측 견인에 이용하고 좌측 견인은 2-0 prolen 직침과 rubber band를 이용하여 좌외측엽의 간실질에 stay suture한 후에 좌외측 복벽으로 빼내어 시행한다.

초보자인 경우 술자의 왼손으로 간원인대를 우측으로 견인 할 수 있으며 liver retractor(snake retractor 또는 fan retractor)를 이용하여 좌측 견인을 하면 간의 절단면을 쉽게 노출할 수 있다(그림 3).

3) 글리슨지 일괄처리법(Glissonian approach)에 의한 간절제

간의 좌외측엽을 좌-우측으로 견인하면 겸상인대의 좌측편에 있는 간실실이 살 노출된다. 먼저 질단 계획신을 겸상인대의 좌측편에 전기 소작기를 이용하여 표시한 다음 초음파 절삭기나 vessel sealing 기구를 이용하여 간실질을 간표면부터 1~2

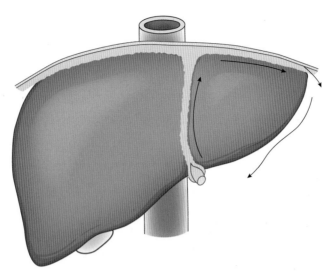

그림 2. 간유동화

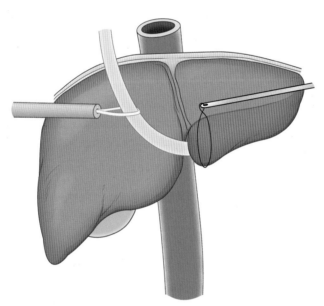

그림 3. 간 견인 방법

cm 정로를 절단한다. 더 깊은 간실질의 박리나 혈관 노출을 위해서 CUSA®를 이용하여 간실질을 절단한다.

간실질을 박리하여 Glisson지를 노출한 다음 내시경 문합기가 들어갈 정도의 공간을 확보하고 내시경 자동 문합기 60mm(blue 혹은 gold cartridge)를 사용하여 글리슨지를 일괄 처리한다(그림 4).

내시경 자동 문합기를 이용하여 글리슨지를 절단한 후에 남아 있는 간실질을 초음파 절삭기, vessel sealing 기구 나 CUSA®를 이용하여 박리하여 좌측 간정맥을 노출시키고 내시경 자동 문합기 60 mm(white cartridge)를 사용하여 간정맥을 절제한다(그림 5).

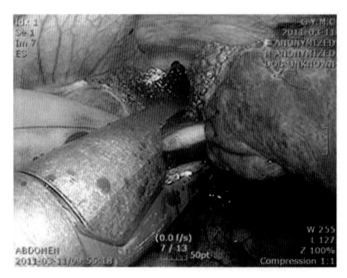

그림 4. 내시경 자동문합기로 글리슨지를 일괄처리로 절제

Tip
1. 술자의 선호도나 글리슨지의 두께에 따라 적절한 두께의 내시경 자동 문합기를 사용해야 하며 필요에 따라 여러 개의 cartridge가 사용되기도 한다.
2. 내시경 자동 문합기는 가능한 겸상인대와 수평 방향으로 간실질 안으로 집어넣어 절단한다
3. 2, 3 구역 개별 글리슨 일괄처리법 ; 제부(umbilical portion)의 좌측을 따라 3번 구역 글리슨지라고 짐작되는 부위 주위의 연부조직을 제거한 후 글리슨지와 간실질 사이를 suction tip으로 조심스럽게 박리해 나간다. Suction tip과 right angle 형태의 기구로 분지부 위, 아래를 지속적으로 박리하여 분지부의 위, 아래가 관통되면 박리된 3번 구역 Glisson지의 근위부와 원위부를 Hem-o-lok®으로 결찰하고 절단한다. 3번 구역 글리슨지를 절단한 후 간실질을 조금 박리하면 2구역 글리슨지가 노출되고 같은 방법으로 절단하게 된다. 이후 간실질을 박리하여 간정맥을 노출시킨다.
4. 개별처리법(individual approach)에 의한 간절제는 실질적으로 간 제부(umbilical portion)는 해부학적 구조가 어려워서 간문맥과 간동맥을 개별 처리하여 절단하기가 쉽지 않아서 최근에는 많이 사용하지 않는다.

4) Drain 삽입 및 수술표본의 적출

간 절제면에는 fibrin glue를 도포한 후 주위에 배액관을 위치한다

절제된 외측구역은 비닐백에 담은 후 배꼽부위 12 mm 투관침 부위를 연장한 절개창 이나 Pfannenstiel 절재창를 통해 제거한다(그림 6).

Tip
간내 담석증 환자에서 외측 구역으로 가는 글리슨지들이 염증에 의해서 두꺼워져 있어 글리슨지를 박리하기 어려운 경우나 간내담석이 제부 근위부의 간내담관에 있는 경우에는 잔류석 확인이 필요하므로 절단면에 있는 간내담관을 노출하여야 한다. 먼저 간 문맥과 간동맥을 개별로 박리하여 절단 후에 외측구역 담관지가 일부 노출되면 담관지의 위쪽 간실질을 CUSA®와 초음파 절삭기를 이용하여 박리한 뒤에 담관지를 가능한 많이 노출시킨 뒤에 초음파 절삭기를 이용하여 담관을 절단한다. 담관을 절단하여 간내결석을 제거 후 열린 담관은 봉합결찰한다.

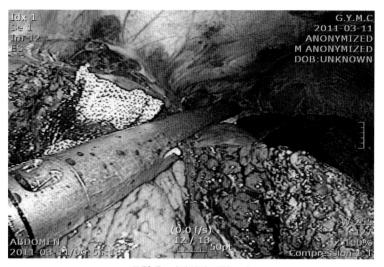

그림 5. 좌간정맥 결찰 모습

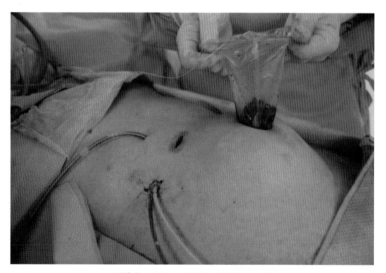

그림 6. 배꼽 투관침을 이용한 간 제거

참고문헌

1. 대한 복강경간수술연구회. 복강경간절제 Atlas. 군자출판사 2013
2. 김영훈. 간외과의 요점과 맹점. 군자출판사 2003

Chapter 15

복강경 우간절제술

| ▨ 🎞 한호성 |

1. 서론

최근에 복강경 간수술에 대한 경험의 축적과 효과적인 기구의 발명으로 인해 복강경 수술이 발전하고 있다. 복강경 좌외구역 절제술은 표준술식으로 널리 시행되고 있으나 복강경 우간 절제술은 간의 유동화와 주요혈관의 처리, 간실질 절단시의 출혈의 대처 등이 쉽지 않아 경험이 많은 센터에서 시행하는 것이 추천되고 있다.

2. 적응증

간낭종, 담도 낭선종, 간내 결석 등의 양성 질환 뿐 아니라 전이성 간종양, 간세포암, 간내담관암 등의 악성질환에서 적응증을 확대하고 있다. 특히 최근 여러 연구를 통해 간세포암에서도 개복과 복강경 간절제술의 장기 생존율 및 재발율이 다르지 않음을 발표하고 있다. 절제 후 잔존 간용량이 충분하며, 잔존 간기능 역시 적정한지 수술 전에 확인해야 한다.

3. 환자자세

전신마취 후에 환자를 French position으로 수술대에 고정한다. 흉곽 아래부터 suprapubic area까지 drape 하도록 한다. 융포 등을 말아서 필요시 환자의 오른쪽을 올려서 좌측와위(left lateral decubitus position) 또는 좌반측와위(left semi-lateral position) 자세로 준비하고 술자는 환자의 오른편 또는 다리 사이에 서고, 카메라 보조자와 보조의는 환자의 왼편에 선다.

4. 절개

배꼽아래에 12 mm 투관침을 넣어 카메라 port로 사용하고, 우측 늑골연을 따라 담낭 위쪽으로 12 mm, 전방액와선과 만나는 곳에 12 mm 투관침을 삽입하여 수술자의 working port로 사용한다. 심와부에는 12 mm port와 좌측 늑골연에 5 mm port를 삽입하여 보조의가 사용하도록 하고 좌상복부에는 5 mm 투관침을 넣어 프링글 기법을 위한 기구를 사용하도록 한다. 필요에 따라 늑골간 투관침을 사용하여 좀 더 좋은 수술 시야를 확보할 수 있다. 카메라는 flexible scope을 이용하는 것이 수술 부위를 잘 보여줄 수 있다(그림 1).

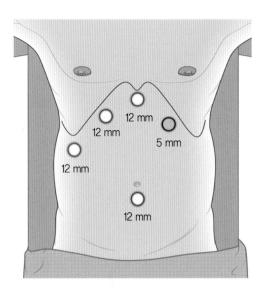

그림 1. 투관침의 위치. 배꼽아래에 12mm 투관침을 넣어 카메라 port로 사용하고, 우측 늑골연을 따라 12mm trocar를 삽입하여 수술자의 working port로 사용하고, 심와부의 12mm port와 좌측 늑골연에 5mm port는 보조의가 사용하도록 한다.

5. 수술 과정

1) 간의 유동화

    담낭절제술을 시행하고 나서, fan retractor를 이용하여 간을 위로 들고 아래쪽 우측 삼각인대부터 박리하여 우측 부신까지 박리한다(그림 2). 간원인대, 겸상인대, 관상인대를 ultrasonic shears를 이용하여 절개하여 하대정맥을 확인하고 우간정맥과 좌, 중간정맥의 유입부가 노출되도록 한다. 다시 fan retractor를 이용하여 간을 거상하고 하대정맥 근처까지 박리를 계속하여 노출되는 단간정맥을 조심스럽게 박리하여 결찰하도록 한다. 하대정맥의 위쪽을 조심스럽게 박리하여 우간정맥의 유입부를 확인한다.

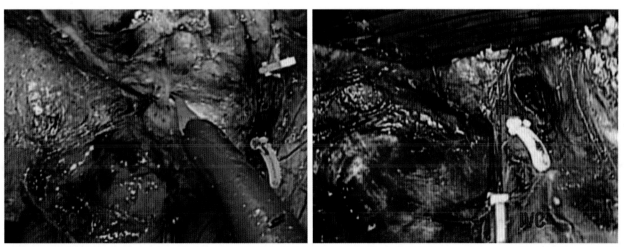

그림 2. 간의 유동화. Fan retractor를 이용하여 간을 거상하여 삼각인대부터 박리한다. 우측 부신과 short hepatic vein을 박리하면 우간정맥을 노출하여 확인할 수 있다.

2) 유입혈류의 차단

간으로 유입되는 혈류를 차단하기 위해 Glissonian approach를 이용하였다. 복강경에서는 기구의 각도가 제한되어 있기 때문에 간문부 박리가 쉽지 않다. 하지만 간동맥, 간문맥 및 담관을 따로 개별 박리하는 것보다는 glissonian dissection 하는 것이 출혈이 적고 쉽게 시행할 수 있어서 필자는 Glissonian approach를 이용하는 것을 선호한다. 간문부를 glissonian dissection하여 직각겸자로 확인하고 우측 글리슨지를 임시로 결찰하면 우측간의 허혈로 인해 좌우측간의 구분이 가능하고 전기소작기등을 이용하여 표시하면 간실질박리에 도움을 줄 수 있다. 박리한 우측 글리슨지는 복강경용 자동문합기로 절제한다(그림 3). 남은 글리슨지는 충분히 박리한 후 알맞은 크기의 클립으로 결찰하도록 한다. 간실질 절단시에 일어날 수 있는 출혈을 방지하기 위해 간십이지장 인대에 나일론 테이프를 걸어 프링글 기법을 시행할 수 있게 준비를 해둔다.

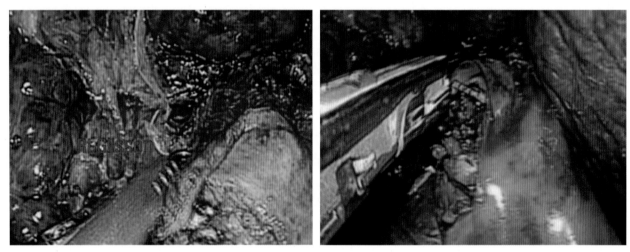

그림 3. 우측 글리슨지의 박리 및 자동봉합기를 이용한 절단. 간의 유동화를 마치고 우측 글리슨 지를 박리하여 일시적으로 압박하면 허혈부위를 확인할 수 있다. 자동봉합기를 이용하여 우측 글리슨 지를 절제하여 유입혈류를 차단한다.

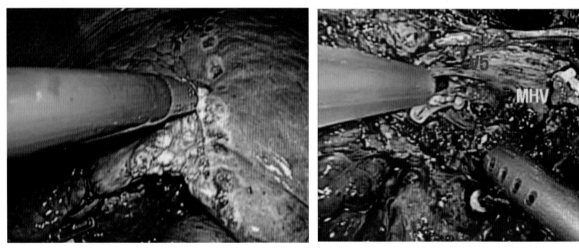

그림 4. Ultrasonic shears를 이용한 표면부 간실질의 박리와 CUSA®를 이용한 심부 간실질의 박리 표면부는 ultrasonic shears를 이용하여, 심부는 CUSA®를 이용하여 간실질을 박리한다.

Section 1

3) 간실질의 박리

간실질 박리에서 중요한 점은 종양으로부터 안전한 거리를 확보하는 것과 남은 간의 혈액공급을 담당하는 혈관의 적절한 보존에 있다. 이런 면에서 해부학적인 간실질 절제가 가능한 Glissnoian approach가 이점을 가진다. 표시해놓은 간표면의 절제선 양쪽으로 Vicryl 등으로 stay suture를 하여 보조의가 당기면서 실질을 박리하면 절제면을 효과적으로 확인할 수 있다. 간 표면에서 2 cm 깊이까지는 주요 혈관이나 담관등의 구조물이 없기 때문에 ultrasonic shears를 이용하여 박리가 가능하다. 하지만 심부 간실질 박리는 CUSA®를 이용하여 조심스럽게 박리하며 도중에 보이는 작은 혈관 분지는 Ligasure®등을 이용하여 절제한다(그림 4). 하지만 중간 크기 이상의 혈관 또는 담관을 만났을 때에는 양쪽에 클립으로 결찰하고 절제한다. 중간정맥으로 유입되는 5, 8번 간정맥 분지를 확인하고 조심스럽게 박리한 다음 결찰 및 절제하고, 중간정맥을 좌측에 놓고 간실질 박리를 계속해나간다. 우간정맥 주위를 박리한 후 복강경용 자동문합기(white 또는 tan color cartridge)로 절제한다(그림 5).

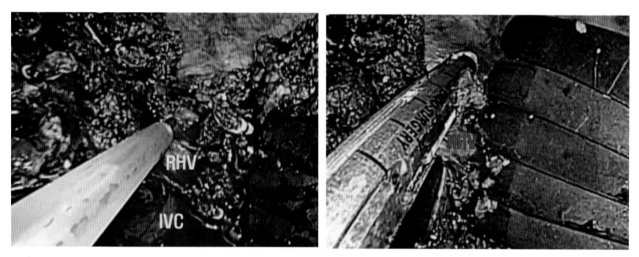

그림 5. 우간정맥의 노출 및 자동봉합기를 이용한 우간정맥 절제. 간실질의 박리가 끝날 무렵에는 우간정맥을 볼 수 있으며 박리된 우간정맥은 자동봉합기를 이용하여 절제한다.

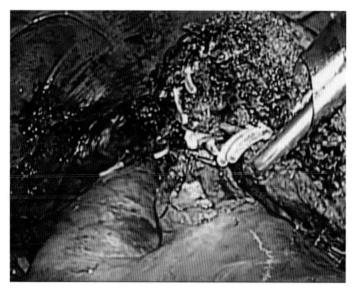

그림 6. 우간절제술을 끝낸 모습. 절제술을 끝마치고 절제면의 출혈이나 담즙 누출이 없는지 확인한다.

4) 마무리

우측 간절제가 끝난 이후에는 절제면에서 출혈이나 담즙의 누출이 없는지 확인한다. 필요시 절단면에 fibrin glue나 fibric sealant등을 적용하도록 한다(그림 6). 절제된 우측 간은 치골상부에서 Pfannelstiel incision을 이용하여 절개하고 꺼내도록 한다. 절제면에 배액관을 설치하고 12 mm port는 Carter-Thomason needle을 이용하여 봉합하도록 한다.

참고문헌

1. Buell JF, Cherqui D, Geller DA et al. The international position on laparoscopic liver surgery: The Louisville Statement, 2008. Ann Surg 2009;250:825–830

2. Di Fabio F, Samim M, Di Gioia P et al. Laparoscopic Major Hepatectomies: Clinical Outcomes and Classification. World J Surg 2014

3. Yin Z, Fan X, Ye H et al. Short–and long–term outcomes after laparoscopic and open hepatectomy for hepatocellular carcinoma: a global systematic review and meta–analysis. Ann Surg Oncol 2013;20:1203–1215

4. Lee W, Han HS, Yoon YS et al. Role of intercostal trocars on laparoscopic liver resection for tumors in segments 7 and 8. J Hepatobiliary Pancreat Sci 2014;21:E65–68

5. Han HS, Yoon YS, Cho JY, Ahn KS. Laparoscopic right hemihepatectomy for hepatocellular carcinoma. Ann Surg Oncol 2010;17:2090–2091

6. Han HS, Cho JY, Yoon YS. Techniques for performing laparoscopic liver resection in various hepatic locations. J Hepatobiliary Pancreat Surg 2009; 16:427–432

간이식

뇌사자 간이식

Chapter 1

뇌사 공여자 간적출

| 🖼 ▶️ 유희철 |

1. 개요

뇌사자 장기 적출 시 가장 중요한 개념은 장기를 구득 할 때까지 적절한 혈류와 환기를 유지하여 각각의 장기들이 최적의 상태로 구득하고 이식되어 재관류 후 각 장기가 기능을 할 수 있도록 하는 것이다. 이를 위해 관류 전 각 장기의 최소한의 조작(less warm dissection), 적합한 관류유지(good perfusion), 그리고 빠른 냉각(rapid cooling) 등이 이루어질 수 있도록 술기를 단순화하고 체계화하여 수술이 안정적으로 진행되도록 하여야 한다.

2. 뇌사 간 공여 적응 및 금기

뇌사자에서 장기기증의 최적 조건을 갖춘 경우는 흔하지 않다. 뇌사자 장기공여의 최적의 조건은 연령이 10~50세, 간기능과 생화학적 지표 및 전해질 지표 정상범위, 사고일로부터 뇌사로 판정되기까지 기간이 5일 이내, 과거 다른 질병으로 치료받은 적이 없는 경우 등이다. 공여-수여자간 전달에 의하여 수여자가 사망 또는 중증의 병에 이르게 하는 경우는 장기공여를 할 수 없다.

3. 수술 전 점검사항

장기적출 시작 전 수술의는 기증자의 의무기록을 검토하여 혈액형, 혈액검사결과, 감염성 혈청학적 지표 들을 확인하여 이식후 수여자에게 영향을 줄 수 있는 사항들을 점검하여야 한다.

4. 수술 술기

1) 절개

피부절개는 검상돌기(xiphoid process)에서 치골상부까지 수직정중절개를 가하고 배꼽 상부에서 양측으로 수평절개를 추가하고(그림 1A) 개복한다. 절개로 생긴 4개의 피편을 밖으로 젖혀 타올클립으로 고정하여 복강 내 장기가 충분히 노출되도록 한다(그림 1B, C). 개흉술이 필요한 경우 절개를 흉골상절흔(suprasternal notch)까지 연장하고, 흉골을 전기톱(sternal saw)으로 분리한 후 Finochietto sternal retractor를 사용하여 개흉하고, 심막을 열어 심장을 노출 시킨다(그림 1C).

2) 간 노출을 위한 박리 및 인대 분리

개복 시에 간의 충분한 노출을 위하여 간원인대(ligamentum teres)를 결찰 하여 분리하고(그림 2A, B), 겸상인대(falciform ligament)를 간정맥과 간상부하대정맥(suprahepatic inferior vena cava, IVC)의 합류지점까지 노출되게 박리한다(그림 2B). 간 좌측의 관상인대(coronary ligament)와 삼각인대(triangular ligament)를 분리하여 간의 좌외측구역(left lateral section)을 박리한다(그림 2A, C).

3) 간동맥의 해부학적 변이 파악

부가(accessory) 또는 대치(replace)된 간동맥의 손상을 피하기 위하여, 좌측은 간위인대 부위(그림 3A), 우측은 원슬로우

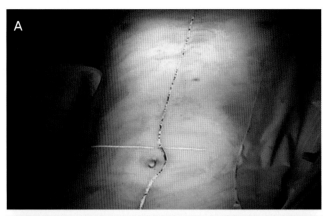

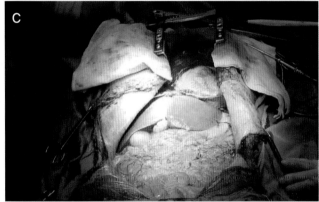

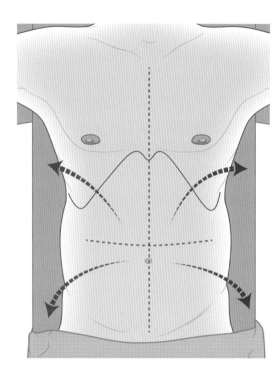

그림 1. A: 개흉 및 개복을 위한 피부절개, B: 복부 수직정중절개 및 수평질개를 통한 4개의 피편을 밖으로 섲히는 모식도, C: towel clip 을 이용한 복부 및 Finochietto retractor를 이용한 흉부 고정.

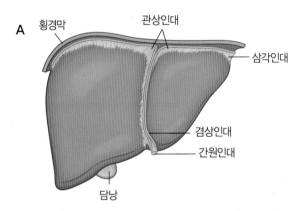

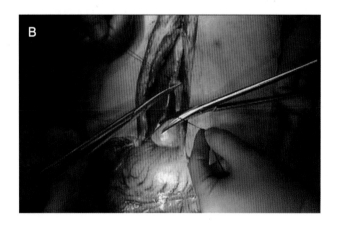

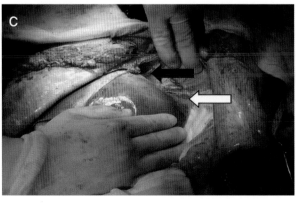

그림 2. A: 간주변 인대, B: 간원인대 및 겸상인 분리, C: 간 좌외측엽 박리를 위한 좌측 관상인대(black arrow) 및 삼각인대(white arrow) 노출.

공(foramen of Winslow) 부위(그림 3B)를 관찰 및 촉지 한다. 대부분의 부가 또는 대치 간동맥은 좌간동맥은 좌위동맥에서 기원하여 소낭(lesser sac) 부위로 주행하고, 우간동맥은 상장간맥동맥(superior mesenteric artery, SMA)에서 기원하여 총담관(common bile duct, CBD)의 후면부로 주행한다.

4) 장관 유동화 및 관류액 주입을 위한 후복막 혈관 노출

관류액 주입을 위한 삽관과 분리를 위한 대혈관 노출을 위해 상행대장의 복막굴절부위를 노출시킨 후 Toldt 백선(white line)을 따라 절개하여 후복막으로 진입한다(그림 4A).

우측결장의 유동화는 간결장인대를 절개 박리하여 안쪽으로 젖히고, 십이지장을 Kocherize하여 간하부 하대정맥과 좌신정맥(left renal vein, RV) 및 상장간막동맥(superior mesenteric artery, SMA)과 하장간막정맥(inferior mesenteric vein, IMV)이 노출될 때까지 박리한다(그림 4B).

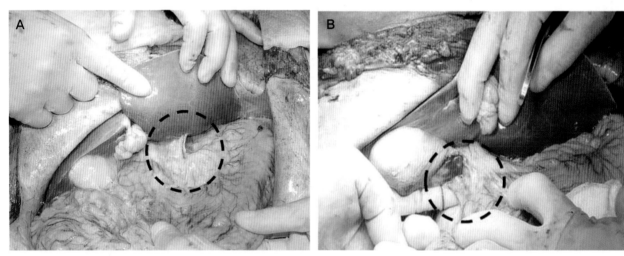

그림 3. 간동맥의 해부학적 변이 파악. A, 좌간동맥 변이여부 확인을 위한 간위인대 부위 관찰 및 촉지, B, 우간동맥 변이여부 확인을 위한 원슬로우 공(foramen of Winslow) 부위 관찰 및 촉지.

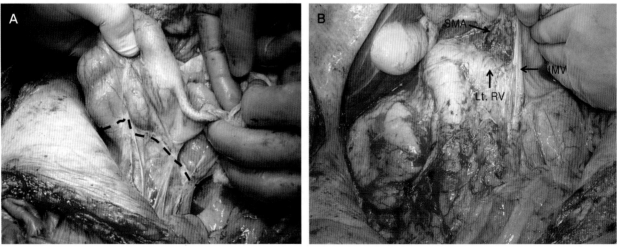

그림 4. 장관 유동화 및 후복막 혈관 노출. A: 상행대장의 Toldt 백선(white line)을 따라 절개, B: 결장인대 절개 박리 및 십이지장 Kocherize에 의한 간하부 하대정맥과 좌신정맥(Lt. RV) 및 상장간막동맥(SMA)과 하장간막정맥(IMA) 노출.

5) 혈관 삽관 준비 및 삽관 시 고려할 사항

문맥 관류시 삽관을 시행하는 경우를 위해 장간막 뿌리(root of mesentery) 부위까지 박리하여 Treitz 인대 하방 좌측부위로 주행하는 하장간막정맥(inferior mesenteric vein, IMV)을 노출 시켜 3-0 black silk를 상하부에 걸어둔다(그림 5). 문맥 관류를 하는 경우 문맥으로의 삽관을 위하여 하장간막정맥이나 췌장을 사용하지 않는 경우는 상장간막정맥(superior mesenteric vein, SMV)을 박리하여 삽관하기도 하며, 문맥삽관이 어려울 경우나 수술의 간소화와 박리의 최소화를 위하여 동맥만을 통해 관류액을 주입하기도 한다.

동맥관류는 주로 신장하부 대동맥에 삽관하여 시행한다. 박리된 장관을 타올로 싸서 상부로 젖히고 좌우장골동맥으로 분지되는 직상부의 대동맥을 노출시켜 상하로 umbilical tape을 걸어 둔다(그림 5). 대동맥 노출 시 동맥후벽과 후면부로 분지되는 척추동맥이 손상되지 않게 기구(주로 right angle 사용)로 대동맥 후면부를 박리하지 않고 통과만 시킨다(동영상 참조). 또한 대동맥 주위로 유착이 심하거나 길이가 짧아 삽관 시 조절하기 어려운 경우에는 하장간막동맥을 결찰 분리한다.

6) 겸자압박을 위한 대동맥 노출 및 대동맥 겸자

대동맥 겸자압박(cross clamp)은 상황에 따라 복강대동맥이나 흉부대동맥을 이용한다. 복강대동맥을 이용하는 경우는 복강동맥(celiac axis) 상방을 겸자압박하는데, 분리하여 놓은 좌간외측구역을 우측으로 젖히고 식도를 좌측으로 견인하여 횡격막다리(diaphragmatic crura)를 박리하여 노출시켜(그림 6A, B) umbilical tape을 걸어 놓는다.

흉부대동맥을 이용하는 경우는 좌측흉강으로 진입하여 좌측폐를 흉간외로 빼내 젖혀 식도 외측에 위치하는 하행대동맥을 겸자압박한다(그림 6C). 심장을 동시에 구득할 경우 심장관류액 주입을 위한 삽관을 시행하고 상행대동맥을 겸자압박한다.

7) 관류 전 준비 및 담도 세척

관류액(Histidine-Triptophan-Ketoglutalate, HTK용액)과 삽관튜브(대동맥 18-22 Fr, 문맥 10-12 Fr 카테타 이용)를 연결하고 잘게 부순 얼음 등을 준비한 후, 헤파린(heparin) 300 IU/kg를 정맥내로 투여 하고 전신순환이 되도록 3분 정도 기다린다. 이 때 담즙에 의한 담관점막의 자가 용해를 감소시킬 목적으로 담낭을 부분 절개하여 실온의 생리식염수로 깨끗해질 때까지 세척한다(그림 7).

8) 동맥 삽관 시 고려할 사항

동맥삽관은 복부대동맥의 원위부에 걸어놓은 나일론테이프를 이용하여 양측 총장골동맥 분지부의 직상부에서 대동맥을 결찰하고 그 상부를 손가락으로 잡고 1/3가량 절개 한 후 동맥내강을 확인 한 후 동맥내막의 손상 없이 튜브의 끝이 신동맥 하방에 위치하도록 2~3 cm 삽입하고 결찰 고정한다(그림 8A, B). 문맥 관류를 시행하는 경우 하장간막정맥(IMA) 또는 췌장을 구득하지 않는 경우는 SMV에 삽관을 시행한다(8B).

9) 관류 및 배액

대동맥(흉부대동맥 또는 복강동맥 상부)을 겸자한 후 즉각 냉각된 HTK용액을 주입하여 관류를 시작하고, 배액을 위하여 주로 간상부 하대정맥과 우측심방 사이 또는 신장하부 하대정맥에 부분절개를 가한다(그림 9A, B). 동시에 준비된 얼음을 구득할 장기 주위에 신속히 넣어 급속 냉각시킨다(그림 9C). 관류액 bag을 pneumatic cuff로 감아 150 mmHg 압력을 가하여 주입하고(그림 9D), 배액물이 혈성도가 소실되어 깨끗해질 때까지 관류를 지속한다. 관류액 양은 대동맥만 관류시는 5 L, 문맥관류를 하게 하는 경우는 대동맥은 30~60 ml/kg 문맥은 1~2 L 정도 주입한다.

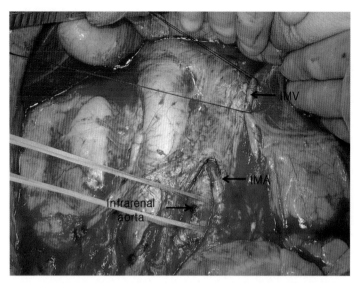

그림 5. 문맥 삽관을 위한 하장간막정맥(IMV) 노출 및 3-0 black silk 거치와 동맥 삽관을 위한 좌우장골동맥 분지 직상부의 대동맥 노출 및 umbilical tape 거치.

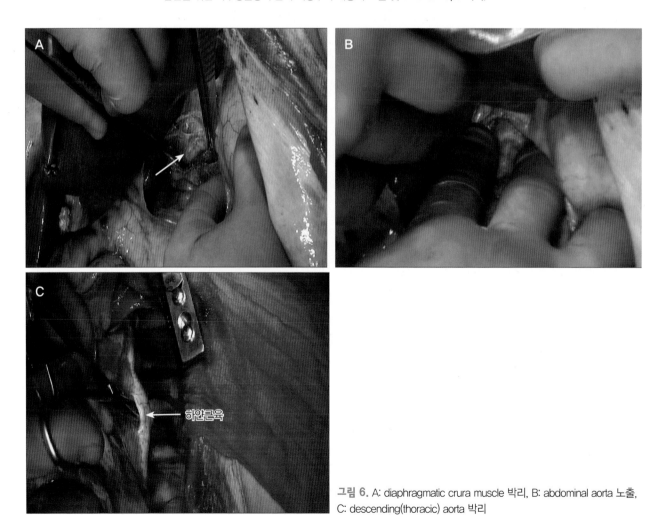

그림 6. A: diaphragmatic crura muscle 박리, B: abdominal aorta 노출, C: descending(thoracic) aorta 박리

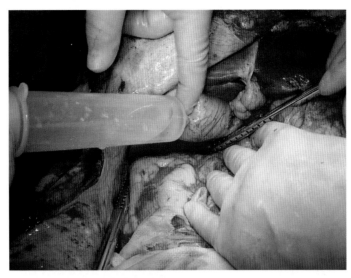

그림 7. 관류 전 담낭을 부분 절개하여 생리식염수로 담도 세척.

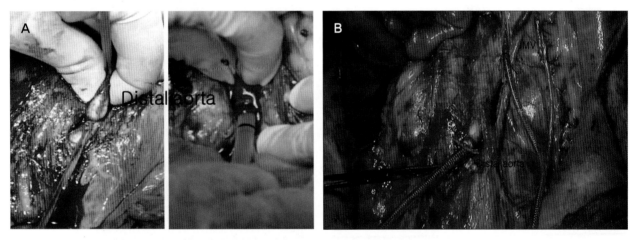

그림 8. 동맥 및 문맥 삽관. A: distal aorta 결찰 및 삽관 과정, B: distal aorta와 IMA를 통한 동맥 및 문맥 삽관 후 결찰 고정.

10) 장기 구득 순서 및 견인 tip

장기의 구득 순서는 심장, 폐, 간, 췌장, 소장, 신장 순으로 구득한다. 간구득 시 박리하는 순서는 총담관, 위십이지장동맥 (gastroduodenal artery, GDA), 간문맥, 비장동맥, 상장간막동맥, 간하부하대정맥(infrahepatic IVC), 간 주변 인대 순으로 한다.

관류가 끝나갈 즈음 배액을 위해 부분 질개한 간상부하대정맥과 우심방 사이를 완전히 절개 분리한다(그림 10A). 겸자 부위 가 흉부대동맥인 경우 겸자 하부를 절제 분리하고 횡격막부위의 복부대동맥까지 박리한다(그림 10B). 간의 좌외구역을 위로 젖히고 위의 대만부를 양손으로 잡아 당겨 부가 또는 대치된 좌간동맥이 손상되지 않도록 간위인대를 소만부를 따라 위식도 결합부위까지 박리 절제한다(그림 10C). 겸자부위가 복강동맥 상부인 경우 복부동맥을 절개 분리 한다. 박리 노출된 복강동맥 은 간구득 마지막 단계에서 en-bloc 형태로 절제한다.

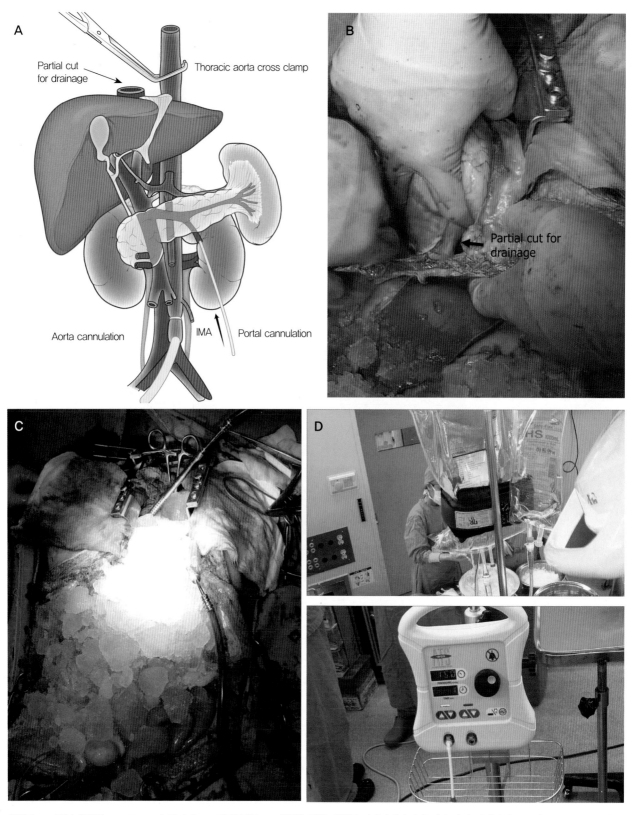

그림 9. A: 흉부대동맥(thoracic aorta) 겸자 후 HTK용액 관류, B: 배액을 위한 간상부 하대정맥과 우측심방 사이 하대정맥 부분절개, C: 구득할 장기의 얼음을 이용한 급속 냉각, D: 관류액 bag을 pneumatic cuff로 감아 150 mmHg 압력을 가한다.

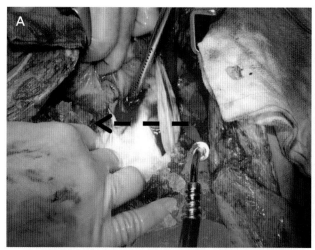
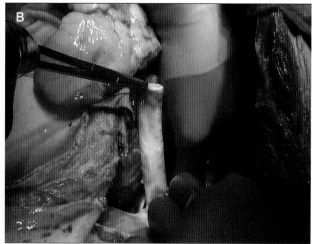
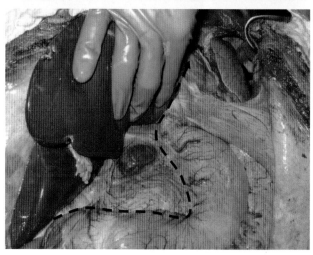

그림 10. A. 간상부하대정맥과 우심방 사이 절개 분리, B: 겸자하부 흉부대동맥 절제 분리 및 복부대동맥까지 박리, C: 간위인대를 소만부를 따라 위식도결합 부위까지 박리 절제.

11) 총담관 및 위십이지장동맥 박리 및 절제

십이지장 제1부와 위전정부위를 아래로 잡아당겨(그림 11A) 십이지장 상연에서 총담관을 확인하여 박리 절제 한다(그림 11B). 총담관 박리시 양측으로 주행하는 혈관이 손상되지 않게 주의한다. 총담관 좌측으로 박리하여 위십이지장동맥(GDA)을 확인하여 절제한다(그림 11C).

12) 문맥 박리 및 절제

췌장을 구득하지 않는 경우 췌두부와 체부사이를 절개하여 비장정맥과 상장간막정맥이 만나 이루는 간문맥을 박리하여 노출 한 후(그림 12A), 상장간막정맥 및 비장정맥 원위부에서 절단하여 문맥을 분리한다(그림 12B).

13) 총간동맥 및 비장동맥 박리 및 절제

췌장두부의 상부연 좌측에 있는 림프절(lymph node 8번)을 박리한 후 총간동맥(common hepatic artery, CHA)를 확인하고(그림 13A), 췌장 상부연을 따라 복강동맥 부위에서 비장쪽으로 박리하여 비장동맥(SA)을 확인한 후 절단한다(그림 13B). 췌장을 구득할 경우에 문맥은 췌장두부의 상연에서 절단하고, 비장동맥도 기시부에서 절단 후 각각을 prolene 6-0를 이용하

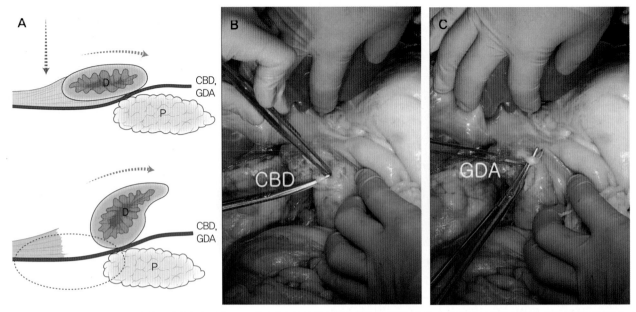

그림 11. A: 십이지장 제1부를 아래로 잡아당긴 모식도, B: 십이지장 상연에서 총담관(CBD) 박리 절제, C: 총담관 좌측의 위십이지장동맥(GDA) 박리 절제.

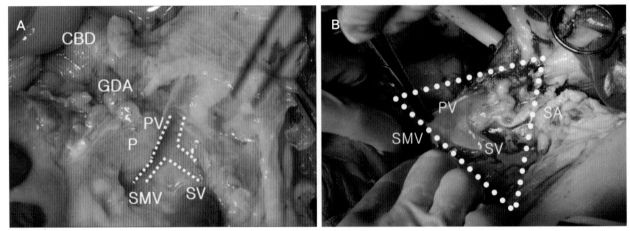

그림 12. A: 췌두부와 체부사이를 절개하여 문맥(portal vein, PV), 비장정맥(splenic vein, SV)과 상장간막정정맥(SMV) 박리. B: SMV 및 SV 원위부에서 절단하여 문맥을 분리.

여 표시하고, 췌장으로 분지하는 문맥과 동맥이 손상되지 않도록 주의한다.

14) 복강동맥(celiac axis) 부위 박리 및 절제

췌장하부로 이동하여 상장간막동맥 기시부의 대동맥을 박리한다. 췌장을 사용하지 않는 경우는 정중앙을 기시부에서 2~3 cm 정도 하부로 박리 절단하는데, 부가 또는 대치된 우간동맥이 이 사이의 우측에서 기시하므로 손상되지 않도록 주의하여야 한다. 췌장을 구득하지 않는 경우에는 상장간막동맥을 분할 절개하여(그림 14A) 대동맥 내에서 우신동맥 및 신장의 부가동맥의 존재여부를 확인한 후 그 상부쪽으로 대동맥을 절단 분리한다(그림 14B). 췌장을 사용할 경우에는 상장간막동맥을 기시부에서 절제하여 표시하고 혈관손상이 없도록 더 이상의 박리는 하지 않는다. 복강동맥 주위의 두터운 신경조직을 박리 분리한다.

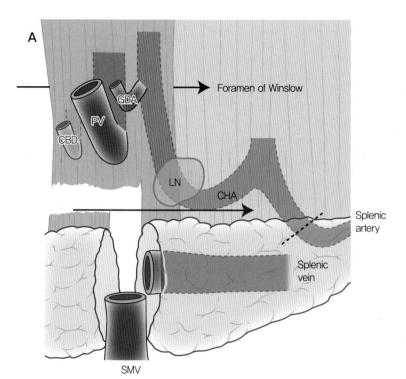

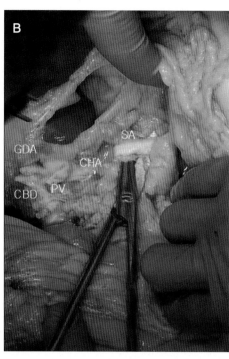

그림 13. A: 총담관, 문맥, 총간동맥(common hepatic artery, CHA) 절제 부위 모식도, B: 췌장 상부연을 따라 박리하여 비장동맥(SA)을 확인한 후 절단.

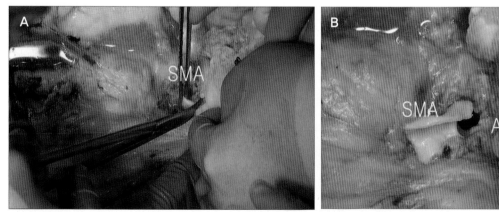

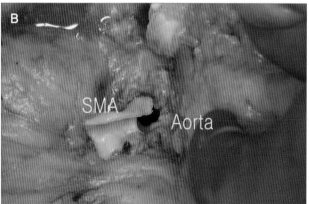

그림 14. A: 복강동맥 하부의 SMA 절제, B: SMA 분할 절개를 통한 우신동맥 및 신장 부가동맥 여부 확인.

15) 하대정맥 박리 및 절제

간하부 하내정맥을 좌신성맥 유입부의 상부에서 부분절개하여 IVC 내강에서 양측 신정맥의 내강을 확인 한 후(그림 15A), 손상되지 않도록 적당한 간격을 두고 절단한다(그림 15B). 우측신장을 아래로 당겨 보호하면서 간신인대를 절제하여 간 하부를 분리한다(그림 15C).

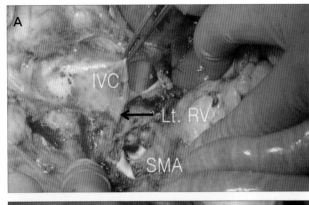

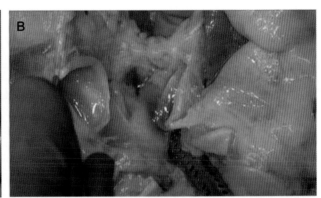

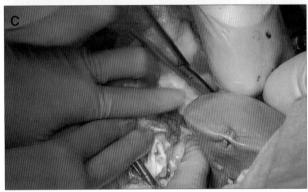

그림 15. A: 좌신정맥(Lt. RV) 유입부의 상부에서 간하부 하대정맥(inferior vena cava, IVC)을 부분절개, B: 간하부 IVC 완전 절제, C: 간하부 분리를 위한 간신인대 절제.

16) 간 최종 적출 전 고려할 사항

간상부 IVC에 손가락을 넣어 손상되지 않게 보호하고, 간이 손상되지 않게 간 주위의 횡격막을 절제 분리한다(그림 16A). 간문부 주위의 총담관, 문맥, 위십이지장동맥, 비장동맥을 확인하여 모두 간 쪽으로 젖히고 상장간막동맥 및 복강동맥이 포함되게 분리된 대동맥을 확인하여 젖히고 그 하부로 박리 절제하여 간을 구득한다(그림 16B).

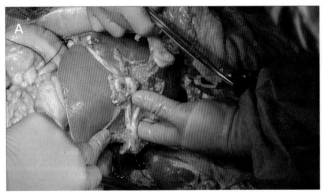

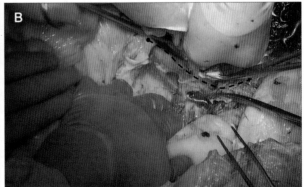

그림 16. A: IVC에 손가락을 넣어 손상되지 않게 보호하며 간 주위의 횡격막을 절제 분리, B: 간문부 주위 구조물을 손으로 젖혀 보호한 후 하방으로 박리 절제하여 간을 구득.

17) 각 장기별 절제 부위는 그림 17과 같다.

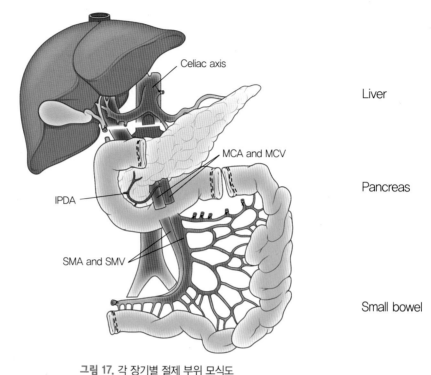

Celiac axis

Liver

MCA and MCV

Pancreas

IPDA

SMA and SMV

Small bowel

그림 17. 각 장기별 절제 부위 모식도

참고문헌

1. Abu-Elmagd K, Fung J, Bueno J, Martin D, Madariaga JR, Mazariegos G, Bond G, Molmenti E, Corry RJ, Starzl TE, Reyes J. Logistics and technique for procurement of intestinal, pancreatic, and hepatic grafts from the same donor. Ann Surg 2000;232:680-87

2. Casavilla A, Selby R, Abu-Elmagd K, Tzakis A, Todo S, Reyes J, Fung J, Starzl TE. Logistics and technique for combined hepatic-intestinal retrieval. Ann Surg 1992;216:605-09

3. Imagawa DK, Olthoff KM, Yersiz H, Shackleton CR, Colquhoun SD, Shaked A, Busuttil RW. Rapid en bloc technique for pancreas-liver procurement. Improved early liver function. Transplantation 1996;61:1605-609

4. Marroquim CE, Kuo PC. Adult cadaveric liver transplantation. In: Kuo PC, Davis RD. ed Comprehensive Atlas of Transplantation. Philadelphia: Lippincott W&W 2005:99-114

5. Renz JR, Yersiz H. The donor operation. In: Busttil RW, Klintmalm GM. eds. Transplantation of Liver. Philadelphia: WB Saunders; 2005:545-59

6. Starzl TE, Hakala TR, Shaw BW Jr, Hardesty RL, Rosenthal TJ, Griffith BP, Iwatsuki S, Bahnson HT. A flexible procedure form multiple cadaveric organ procurement. Surg Gynecol Obstet 1984;158:223-230

7. Starzl TE, Miller C, Broznick B, Makowka L. An improved technique for multiple organ harvesting. Surg Gynecol Obstet 1987;165:343-48

8. Sturdevant ML, Humar A. Multiorgan procurement from the deceased donor. In: Humar A, Matas AJ, Payne WD. eds, Atlas of Organ Transplantation. London: Springer-Verlag; 2006:1-14

9. Yu HC, Cho BH. How to do I make an organ procurement in deceased donor? Korean Soc Transplant 2006;20:14-24

10. Van Buren CT, Barakat O. Organ donation and retrieval. Surg Clin North Am 1994;74:1055-81

11. Vikraman D, Marroquim CE. Surgical techniques: Liver procurement and transplantation. In: Blazer III DG, Kuo PC, Pappas T, Clary BM. eds. Contemporary Surgical Management of Liver, Biliary Tract, and Pancreatic Disease. Danvers: World Scientific Publishing Co. Pte. Ltd.; 2014:237-44

Chapter 2

뇌사자 간이식에서 수혜자 간절제술
(체외순환 장치 미사용)

| ✎ ▶ 최진섭 |

체외 순환장치(venovenous bypass)를 사용하는 수혜자 간절제술은 하지 및 장으로부터 유입되는 혈류를 상지로부터 유입되는 중심정맥관에 우회함으로써 혈역학적 안정성을 확보하고, 문맥계의 저류를 막아 출혈의 위험을 줄이고 신정맥의 압력이 올라가는 것을 막는 장점이 있지만, 공기색전증, 혈전색전증, 저체온 및 혈관 손상 등의 잠재적인 위험성을 가지고 있다. 따라서, 체외순환장치를 사용하지 않는 수혜자 간절제술이 대안으로 활발히 시행되고 있는데, 본문에서는 하대정맥을 보존하며 체외 순환장치를 사용하지 않는 수혜자 간절제술에 대하여 기술하고자 한다.

체외 순환장치를 사용하지 않는 수혜자 간절제술은 간수동, 하대정맥으로부터의 박리, 간문부 구조물 처리 및 간정맥 절단 후 간제거의 순으로 이루어 지게 된다.

1. 간수동

검상돌기(xiphoid process)부터 정중 절개를 시행한 후 양측 늑골하방으로 절개창을 확대한 후 간원인대를 박리하여 결찰, 분리한다. 이때 간경변이 심하여 간원인대 내의 제정맥(umbilical vein)이 재개통 되는 경우가 흔하므로 이중 결찰을 이용하여 출혈에 주의하도록 한다. 이후 전 복벽으로부터 겸상인대를 전기 소작기를 이용하여 분리한 후 관상인대까지 박리하여 하대정맥 가까이에서 겸상인대가 좌우의 관상인대로 이행하는 부위에 이른 후 횡격막으로부터 좌우측의 관상인대를 박리하고, 중간정맥과 우간정맥 사이의 결합조직을 박리하여 우간정맥의 위치를 확인하다.

간 좌엽의 수동을 위하여 좌측 관상인대 및 좌측 삼각인대를 박리한다. 이때에 삼각인대의 좌측 끝부분에는 혈관과 담관이 주행하고 있으므로 반드시 결찰 절제하는 것이 좋다.

간 우엽의 수동을 위하여 간신간막을 박리한 후 우측 관상인대 및 우측 삼각인대를 박리하여 간을 횡격막으로부터 박리하여 무장막구역(bare area)으로 진행한다. 우간을 수동할 때에 우측 부신이 우측 간에 고착되어 있는 경우가 흔한데, 우측 부신정맥은 좌측과 달리 하대 정맥으로 직접 유입되므로 박리 중 손상이 되면 대량 출혈의 위험이 있어 각별한 주의가 필요하다.

Tip　1. 간경변이 심한 환자의 경우 간 주변 인대 내의 정맥 울혈이 심하므로 출혈에 주의하여 인대를 박리한다.

2. 좌간 수동 시 간 좌엽 하방에 외과용 테잎을 삽입하게 되면 좌측 관상인대 절제 시 위의 손상을 막을 수 있다.

3. 우측 부신이 우측 간에 고착되어 있는 경우 간신간막 및 우측 관상인대 및 삼각인대를 조심스럽게 박리하여 우측 부신의 하방으로 tunneling을 한 후 양측을 단단 결찰 후 부신을 절단하도록 한다. 이때 하대정맥 측에 위치한 부신의 경우 결찰 부위가 풀리거나 재출혈할 위험이 높으므로, 저자의 경우 prolene 4-0, 26mm needle을 이용하여 부신을 연속 봉합하여 출혈을 예방한다. 이때에 우측 신정맥이 같이 결찰되지 않도록 주의하여야 한다(그림 1).

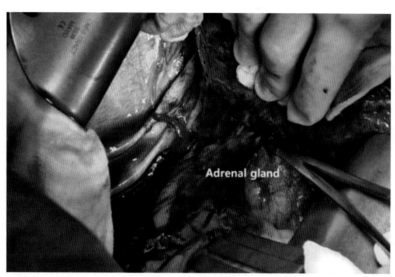

그림 1. 우측 부신이 우측 간에 고착되어 있는 경우 간신간막 및 우측 관상인대 및 삼각인대를 조심스럽게 박리하여 우측 부신의 하방으로 tunneling을 한 후 양측을 단단 결찰 후 부신을 절단하도록 한다.

2. 하대정맥으로부터의 박리

　좌우 간을 주변 인대로부터 박리한 후 하대정맥으로부터 미상엽을 수동한다. 우선 우측 간을 환자의 좌측으로 탈전하여 간의 미부에서 하대정맥으로부터 단간정맥을 노출시켜 결찰 처리하여 우측 미상엽을 수동한다. 이때에 우간정맥 합류부에 위치하고 있는 하대정맥인대는 폭이 넓을 경우 하대정맥측은 prolene 5-0로 연속봉합하여 처리하고 간측은 이중 결찰하는 것이 안전하다(그림 2). 미상엽 박리 중 5mm 이상의 우하간정맥 및 단간정맥은 혈관겸자를 가한 후 사이를 절제하고 절단면을 각각 prolene으로 연속봉합하는 것이 안전하다.

　우측 간을 최대한 수동한 후 간좌엽을 우측으로 탈전시킨 후 소망을 좌미상엽 전면에서 상하로 결찰 절제 한다. 좌간정맥 좌측에서 정맥인대(arantius 관)을 박리하여 결찰 처리한다.

Tip

1. 단간정맥을 겸자로 박리할 때에 시야가 확보되지 않은 상태에서 박리를 시도하면 하대정맥 측벽에 손상을 주어 대량 출혈을 할 수 있으므로 주의하도록 한다.

2. 하대 정맥 인대 및 우하간정맥(right inferior hepatic vein) 등을 혈관 겸자처리 후 연속 봉합을 할 때 그 길이가 짧으면 겸자로부터 구조물이 빠져나가 대량 출혈을 유발할 수 있으므로 주의하도록 하고, 겸자처리 후 구조물의 끝부분에 미리 prolene 봉합사를 걸어 놓으면 이러한 문제를 예방할 수 있다.

3. 단간정맥을 순차적으로 결찰 처리하여 하대정맥의 좌측면까지 이르더라도 최대한 단간정맥을 결찰처리하여 좌측 미상엽을 박리하는 것이 유리하다. 이때에 미상엽 두부 1/3에 위치한 제일 굵은 단간정맥은 prolene 5-0으로 봉합하는 것이 안전하다(그림 3).

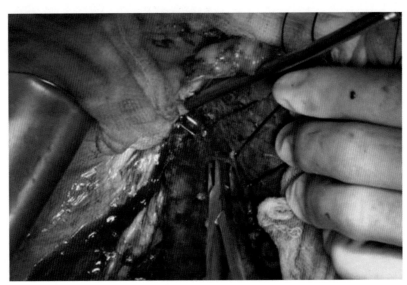

그림 2. 우간정맥 합류부에 위치하고 있는 하대정맥인대는 폭이 넓을 경우 하대정맥측은 prolene 5-0 로 연속봉합하여 처리하고 간측은 이중 결찰하는 것이 안전하다. 이때 확인을 하지 않고 하대정맥인대를 혈관겸자 처리할 경우 하대정맥의 측벽을 손상시킬 수 있으므로 주의한다.

3. 간문부 처리 및 간제거

간십이지장인대 우측에서 담낭동맥과 담낭관을 박리한 후 결찰 절제하고 총담관 우측 후방으로 담관과 나란히 간측으로 올라갈 수 있는 상장간막동맥에서 유래하는 간동맥 분지 유무를 촉지하여 확인하도록 한다. 간십이지장 인대를 박리하면서 고유 간동맥, 총담관, 문맥을 박리한 후 각각을 혈관 겸자 처리한다.

간문부 구조물과 간정맥 유입부에서 하대정맥 측벽을 각각 혈관 겸자 처리한 후 간측에 가깝게 간문부 구조물을 절단 한 후 간정맥을 절단하여 수혜자 간을 제거하도록 한다.

Tip 하대 정맥의 측벽을 혈관 겸자 처리한 후 간정맥을 절제하는 piggyback 술식은 하대정맥의 혈류를 막지 않아 체외순환을 하지 않더라도 혈역학적으로 안전하며, 신혈류를 개선시키고 체외 순환과 관련된 합병증을 피할 수 있는 장점이 있다.

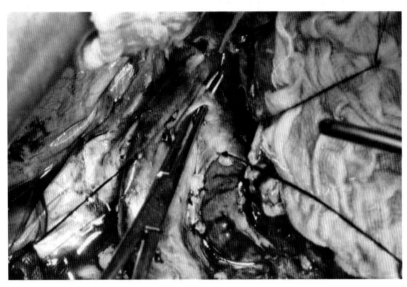

그림 3. 미상엽 두부 1/3에 위치한 제일 굵은 단간정맥은 prolene 5-0로 봉합하는 것이 안전하다.

참고문헌

1. 김선회, 서경석 등. 간담췌외과학 제3판. 의학문화사. 2013
2. Takayama Tadatoshi. 간외과 요점과 맹점 제2판. 바이오메디북. 2014
3. Brunicardi F, Andersen DK, Billiar TR, et al. Schwartz's Principles of Surgery, 9e. McGraw-Hill. 2010
4. William Jarnagin. Blumgart's Surgery of the Liver, Biliary tract and Pancreas, 5e. Saunders. 2012

Chapter 3

뇌사자 간이식에서 수혜자 간절제술
(체외순환 장치 사용)

| ◢ 송기원 |

1. 수혜자 간의 수동

1) 환자의 자세와 개복

환자의 자세는 앙와위 자세를 취하고 오른쪽 팔은 90도 정도 벌리며 왼쪽 팔은 몸에 붙여 고정시킨다. 수술 중에 혈류 우회술을 위해서 왼쪽 무릎 아래에 두꺼운 방포를 받히고 대퇴부를 내회전시켜 왼쪽 서혜부를 노출시킨다. 역 T자 형태로 개복을 하며 개복시 복벽에 부행 혈관이 많아 출혈이 발생할 수 있으므로 세심하게 부행 혈관을 분리 결찰하여 출혈을 예방한다. 충분한 수술 시야 확보를 위해 검상돌기를 절제하고 세심하게 지혈한다. 수술 전 복수를 배액하지 않았던 경우 개복 시 다량의 복수가 절개창을 통해 흘러나와 수술창을 오염시키고 수술 시야를 어지럽힐 수 있기 때문에 완전히 개복하기 전에 흡인기를 절개창을 통해 복강 내로 넣어 복수를 모두 배액 하도록 한다.

개복 후 간원삭을 복벽에서 분리, 결찰한 뒤 겸상인대를 절제하여 간의 전면을 복벽과 분리시킨다. 이후 견인기를 설치 한 뒤 양측 복벽을 충분히 견인한다.

2) 간 주위 박리와 유동화

겸상인대와 관상인대를 전기 소작기로 절제하면서 위쪽으로 진행하여 세 개의 간정맥이 하대정맥으로 유입되는 부위까지 노출시킨다.

다음으로 우측으로 이동하여 우측 관상인대와 삼각인대를 절제하여 우측 간을 횡경막과 분리시킨 후 우측 간을 위쪽으로 들어 올려 우측 간과 후복막 조직을 분리시킨다. 간을 좌측으로 견인하면서 하대 정맥 쪽으로 박리를 진행하면 우측 부신이 나타나게 되고 부신의 분리가 쉽지 않은 경우 부신을 결찰하고 간 쪽에서 전기소작기로 절제한다. 부신은 간이식 수술 후 빈번한 출혈부위로 분리 후 세심한 지혈을 시행해야한다. 부신을 분리하여 하대정맥이 완전히 노출되면 하대정맥과 후복막 조직을 분리시켜 왼쪽과 관통하도록 한다. 생체간이식과는 달리 하대정맥을 간과 함께 절제하고 간 상하부의 하대정맥을 각각 단단(end-to-end) 문합하는 술식에서는 간과 하대정맥을 분리시킬 필요가 없으나 혈관 문합을 위한 하대정맥의 충분한 길이 확보를 위해 미상엽 후부의 단간정맥을 분리 결찰 하도록 한다. 단간정맥의 분리 결찰 후 혈관 문합을 위한 하대정맥의 충분한 길이가 확보되면 아래쪽 하대정맥을 혈관걸이로 걸어둔다.

우측의 박리가 끝나면 좌측으로 이동하여 좌측 관상인대와 삼각인대를 절제하여 좌측 간을 분리시킨다. 여기에노 부행 혈관들이 많아 박리시 세심한 주의가 필요하다. 삼각인대 절제를 시행할 때는 출혈예방을 위하여 반드시 결찰 절제하도록 한다. 좌측 간을 우측으로 견인하면서 위 간 인대를 분리하여 간정맥까지 도달한다. 이후 좌측의 후복막과 하대 정맥을 분리하여 우측과 관통하고 하대정맥을 후복막과 완전히 분리시킨다.

3) 간 문부의 박리

좌우측간의 박리가 끝난 뒤 간문부의 박리를 시행한다. 우선 담낭 절제술을 시행하게 되는데 담낭 주위에도 부행 혈관이 발달하여 있어 담낭관과 담낭동맥의 박리시 주의를 요한다. 담낭을 담낭와에서 분리시 담낭와에서 심한 출혈이 있을 수 있어 담낭관과 담낭동맥을 결찰 절제 후 담낭을 분리하지 않고 간 쪽에 붙여 두는 경우도 있다. 담낭 절제 후 간문부 박리는 보통 좌측에서 우측으로 진행한다. 좌측 간 십이지장 인대를 박리하여 먼저 좌간동맥을 노출시켜 혈관 걸이로 걸어 둔다. 생체간이식과는 달리 뇌사자 간이식에서 간 동맥의 문합은 대부분 좌간동맥과 우간동맥의 분지부 혹은 고유간동맥과 간십이지장 동맥의 분지부에서 시행하기 때문에 좌우 간동맥을 길게 박리할 필요는 없다. 좌간동맥을 박리 후 우측으로 박리를 더 진행하여 좌간 문맥을 노출 시켜 혈관 걸이로 걸어 둔다. 이후 간 십이지장 인대의 우측을 박리하여 우간동맥을 노출시켜 혈관 걸이로 걸어 둔다. 우간동맥 뒤쪽으로 박리를 진행하여 우측 간 문맥과 주 문맥을 노출시켜 혈관 걸이로 걸어둔다. 이후 총담관을 박리하여 가능한 상부에서 절제한 뒤 담관 주위에서 발생하는 출혈을 세심하게 지혈하도록 한다. 총담관을 자르면 총담관을 뒤쪽으로 우간동맥의 주행을 확인 할 수 있으며 우간동맥이 좌간동맥과 만나서 총간 동맥이 되는 부위까지 박리하여 총간 동맥을 혈관 걸이로 걸어 둔 뒤 총간 동맥 아래로 위 십이지장 동맥이 분지하는 부위까지 충분히 박리해둔다.

2. 체외순환장치의 설치

1) 설치 방법

간 주위의 박리와 간 문부의 박리가 모두 끝나 간 절제의 준비가 되면 간 적출 후 이식간의 문합수술 동안 혈류 우회를 위한 체외순환장치를 설치한다.

먼저 좌측 서혜부의 대퇴동맥을 촉지한뒤 대퇴동맥으로부터 내측으로 약 3 cm 근처에서 수직으로 피부 절개를 한다(그림 1). 피하 조직을 박리하여 얇은 근막이 나오면 이를 절개 후 조직을 박리하면 대복재정맥(great saphenous vein) 이 나오게 된

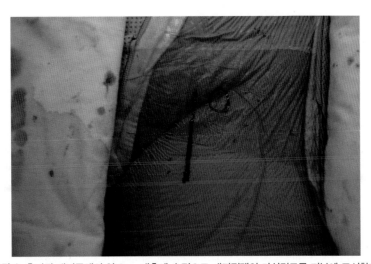

그림 1. 촉지된 대퇴동맥의 약 3cm 내측에 수직으로 대퇴정맥의 가상경로를 피부에 표시한다.

다. 이를 혈관 걸이로 걸어 둔다(그림 2).

대복재정맥을 따라 위쪽으로 박리를 하면 여러 분지가 나오게 되는데 이를 모두 결찰하고 절단하여야 한다. 이 과정에서 혈관 주변의 미세한 림프관은 결찰 하여서 림프낭종(lymphocele) 등이 발생하지 않도록 한다. 위쪽으로 더 박리하게 되면 대퇴정맥과 만나는 복재−대퇴정맥경계(saphenofemoral junction)가 보이게 된다. 이 경계 부위보다 더 위쪽으로 박리를 진행하여 대퇴정맥을 노출시키고 대퇴정맥을 주변 조직과 분리시켜 혈관 걸이로 걸고 혈관 압박대(vascular tourniquet) 를 걸어 둔다(그림 3).

복재−대퇴정맥경계 아래쪽의 대퇴정맥 주위를 박리한 후 대퇴정맥을 혈관 걸이로 걸어 둔다. 이때 대퇴정맥 뒤쪽에서 대퇴정맥으로 유입되는 작은 분지혈관이 있을 수 있는데 이 혈관이 손상을 받으면 출혈이 많고 지혈이 굉장히 어렵기 때문에 세심

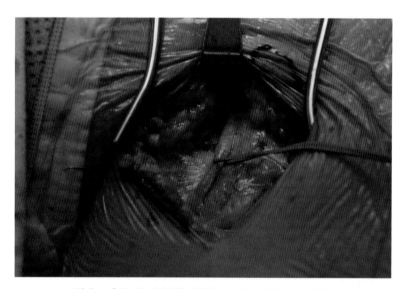

그림 2. 노출된 대복재정맥을 혈관걸이로 걸어 외측으로 견인한다.

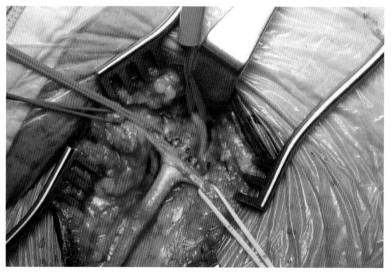

그림 3. 대복재정맥과 대퇴정맥 연결부위의 근위 부 대퇴정맥에 혈관 압박대를 설치한다.

한 주의를 요한다. 이 혈관들은 혈관 걸이로 걸고 튜브 삽입시 팽팽하게 당겨 혈류를 차단한다.

혈관들의 분리가 끝나면 혈관 클램프로 복재-대퇴정맥경계 직하방에서 대퇴정맥을 클램프하고 대복재정맥에 걸어두었던 혈관 걸이를 팽팽하게 당겨 대퇴정맥으로 유입되는 모든 혈류를 차단한다(그림 4).

다음으로 복재-대퇴정맥경계에서부터 위쪽으로 약 2 cm 가량 절개를 한 뒤(그림 5) 대퇴정맥의 굵기에 따라 24 Fr 에서 28 Fr 사이의 흉관을 삽입한다. 이때 삽입되는 쪽의 반대쪽 끝은 튜브 클램프로 차단한 상태로 삽입한다. 삽입된 튜브의 끝은 하대정맥 하방의 좌측 엉덩 정맥에 위치하도록 한 뒤 미리 걸어두었던 혈관 압박대를 조여 튜브를 고정시킨다(그림 6). 보통 성인의 경우 튜브의 삽입 길이는 13~15 cm 정도가 적당하다.

튜브로 헤파린 용액을 플러싱하여 튜브에 남아있는 공기방울들을 모두 제거한 뒤 다시 튜브클램프로 잠근다. 펌프 라인을 펌프에 연결하고 유입관은 경정맥의 카테터와 연결한다. 대퇴정맥에 삽입된 튜브는 펌프 라인의 유출관과 연결한 뒤 튜브 클램

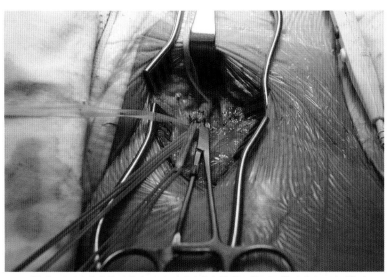

그림 4. 대퇴정맥에 흉관삽입 직전 대퇴정맥의 원위부 혈류를 혈관감자로 차단한다.

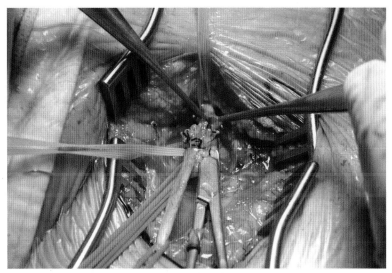

그림 5. 대복재정맥을 일정 길이로 종절개하여 흉관삽입로를 확보한다.

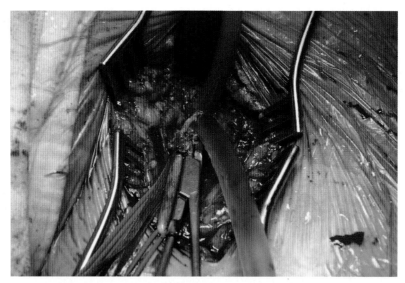

그림 6. 흉관삽입 후 근위부 혈관압박대 로 흉관을 적정 위치에서 고정한다.

프를 풀고 펌프를 작동시킨다. 이때 펌프를 통한 혈류량은 3000에서 3500 RPM정도의 펌프속도에서 0.8~1.0 L/min의 혈류량을 유지하도록 한다.

간 문맥을 통한 혈류의 우회는 간 절제 시행 후 주 문맥으로 RMI 카테터를 삽입하여 펌프 라인과 연결한다. 문신 단락 (porto-systemic collateral)이 발달한 경우에는 간 문맥을 통한 혈류의 우회를 시행하지 않을 수 있다.

2) 제거 방법

이식간의 재관류 후에 체외 순환장치를 제거하게 된다. 먼저 흉관의 끝에서 튜브 클램프를 양쪽으로 잡고 그 사이를 잘라 펌프의 유출관과 분리 시킨 후 펌프의 작동을 중지 시킨다. 경정맥 카테터에 연결되었던 유입관 또한 제거 한다. 튜브 삽입시 조였던 혈관 압박대를 풀어 대퇴정맥에 삽입되었던 튜브를 제거 하고 대퇴정맥의 혈액을 일부 흘러 나오게 한 뒤 혈관걸이를 들어 올려 혈액의 역류를 막는다. 대퇴정맥을 잡고 있던 혈관 클램프와 대복재정맥을 팽팽하게 당기고 있던 혈관걸이를 제거하여 저류되었던 혈액을 분출시키고 허벅지를 손으로 압박하여 대퇴정맥을 클램프 하는 동안 발생한 혈전을 모두 제거하도록 한다. 혈액의 분출과 혈전제거를 마치면 대퇴정맥 절개 부위를 혈관 클램프로 잡고 봉합한다.

3) 체외순환장치의 장점과 단점

(1) 장점

하대정맥을 간과 함께 절제 후 무간기(anhepatic phase)동안 체외순환장치를 이용하면 혈역학적으로 안정을 유지할 수 있고 충분한 시간을 가지고 혈관문합을 시행 할 수 있다. 또한 무간기 동안 안정적으로 혈역학 상태를 유지하고 충분한 신장 혈류를 유지함으로써 수술 후 투석율을 줄인다고 보고되고 있다. 그리고 내장 혈관계의 울혈을 방지하여 장의 부종을 예방할 수 있다.

(2) 단점

체외순환장치의 합병율은 10~30% 까지 보고 되어 있으며 수술 중 의도치 않은 탈관, 펌프내 혈전 형성과 폐색전증, 공기

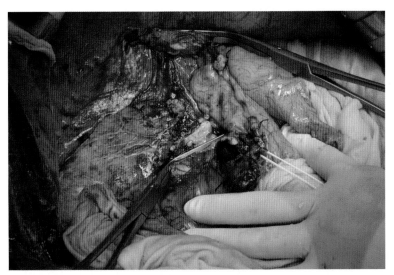

그림 7. 후간정맥을 동반하여 전간절제를 실시한 후 모습

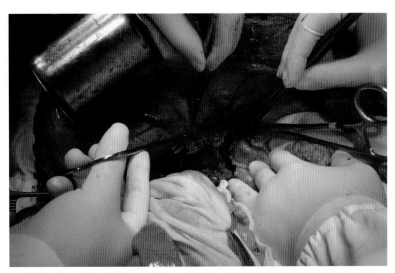

그림 8. 간 상부 하대정맥으로 유입되는 간정맥 사이의 격막을 제거하여 내경을 넓힌다.

색전증 등의 합병증이 있다. 또한 튜브 삽입을 위해 박리한 대복재정맥과 대퇴정맥 주위로 림프낭종, 혈종, 감염, 신경손상 등의 합병증이 발생할 수 있으며 체외순환장치를 만드면서 수술 시간이 길어지는 단점이 있다.

3. 전간절제

체외순환장치의 설치를 마친 후 전간절제를 시행한다. 먼저 양쪽 간동맥을 결찰하여 분리하고, 주문맥을 혈관 클램프로 잡고 좌우간문맥 분지 부 상방에서 절제한 뒤 간 상하부의 하대정맥을 혈관 클램프로 잡고 절제 후 간을 적출한다(그림 7).

간 상부 하대정맥 절제 후 각각의 간정맥이 유입되는 부위 사이를 절제하여 하대정맥의 내경을 넓게 만든다(그림 8).

참고문헌

1. 대한외과학회. 외과수술아틀라스. 대한민국. 군자출판사 2014

2. Ringe B, Bornscheuer A, Blumhardt G, Bechstein WO, Wonigeit K, Pichlmayr R. Experience with veno-venous bypass in human liver transplantation. Transplnat Proc 1987;19:2416

3. Shaw BW. Some further notes on venous bypass for orthotopic transplantation of the liver. Transplant Proc 1987;19:13

4. Ozaki CF, Langnas AN, Bynon JS. A percutaneous method for venovenous bypass in liver transplantation. Transplantation 1994;57:472

5. Paulsen AW, Klintmalm GB. Direct measurement of hepatic blood flow in native and transplanted organs, with accompanying systemic hemodynamics. Hepatology 1992;16:100

6. Shaw BW, Martin DJ, Marquez JM et al. Advantages of venous bypass during orthotopic transplantation of the liver. Semin Liver Dis 1985;5:344

7. Shaw BW, Martin DJ, Marquez JM, Kang YG, Bugbee AC, Iwatsuki S, et al. Venous bypass in clinical liver transplantation. Ann Surg 1984;200:524

8. Khouri GF, Mann M, Porot MJ. Air embolism associated with veno-venous bypass during orthotpic liver transplantation. Anesthesiology 2005;67:848

9. Navalgund AA, Kang Y, Sarner JB, Jahr JS, Gieraerts R. Massive pulmonary thromboembolism during liver transplantation. Anesth Analg 1988;67:400

10. Starzl TE, Iwatsuki S, Van Thiel DH. Evolution of liver transplantation. Hepatology 1982;2:614

11. Starzl TE, Iwatsuki S, Esquivel CO et al. Refinements in the surgical technique of liver transplantation. Semin Liver Dis 1985;5349

12. Bismuth H, Castaing D, Sherlock DJ. Liver transplantation by 'face-a-face' venacavaplasty. Surgery 1992;111:151

13. Grande L, Rimola A, Cugat E et al. Effect of venovenous bypass on perioperative renal function in liver transplantation: results of a randomized, controlled trial. Hepatology 1996;23:1418

Chapter 4

뇌사자 전간이식

| ☑ 유영경 |

    뇌사자 전간이식에서는 타 지역에서 장기를 구득해 오는 경우가 많으므로 장기의 허혈시간이 길어지는 것에 대한 주의를 요한다. 일부의 Budd-Chiari 증후군을 제외하고는 수혜자의 하대정맥을 보존하는 piggy back technique 으로 시행하는 것이 이식수술 중 환자의 혈역동학적인 안정을 유지하는데 도움이 된다.

    문합의 순서는 하대정맥과 간 문맥의 문합 후 재관류, 간동맥의 문합, 그리고 담도의 문합순으로 진행한다. 무간기가 길어질수록 지혈이 잘 안 된다는 점을 항상 염두에 두어야 한다.

    Piggy back technique을 이용한 간이식 수술에서는 기본적으로 체외 순환장치를 이용할 필요가 없다. 그러나 수혜자의 하대정맥을 완전히 제거하는 술식을 시행하였을 때는 체외순환장치를 유지하다가 간 문맥의 문합 후 재관류의 직전에 환자의 혈역학 상태를 점검하면서 조심스럽게 체외순환장치로의 순환을 서서히 종료한다.

1. 하대정맥의 문합

    수혜자의 하대정맥을 완전히 제거한 경우는 먼저 간상부의 하대정맥을 수혜자의 하대정맥과 단단문합(end to end anastomosis)을 하며 대개 4-0 또는 5-0 Prolene®을 이용하여 연속봉합의 방법으로 문합하며 적절한 growth factor를 주어서 문합부가 좁아지지 않도록 한다. 이후 간 하부의 하대정맥도 같은 요령으로 단단문합한다.

    수혜자의 하대정맥을 보존하며 이식하는(piggy back technique) 경우는 수혜자의 간정맥 말단부위(hepatic vein stump)를 하나로 만들어 이식간의 하대정맥과 단측문합하는 방법과 이식간의 하대정맥과 수혜자의 하대정맥 간에 측측문합(side to side anastomosis)을 하는 방법이 있다(그림 1). 이론적으로는 단단문합하는 방법이 해부학적인 문합방법으로 보이지만 간상부 하대정맥의 문합공간이 협소하여 기술적으로 어렵고 이식간의 크기 등에 따라 정맥유출부가 좁아질 개연성이 있어서 최근에는 하대정맥간의 측측문합이 좀 더 선호되는 경향이 있다. 전간이식에서 하대정맥을 측측문합할 때에는 이식간의 좌엽을 견인하고 하대정맥의 좌측에서 접근하여 문합하게 된다. 따라서 이식간의 전체 크기가 크거나 이식간의 우엽이 수혜자의 우상복부 복강 내의 공간보다 클 경우는 기술적으로 문합에 어려울 수 있다. 그러나 측측문합은 문합부를 넓게 할 수 있으므로 문합부가 좁아질 우려는 적을 것으로 기대할 수 있다.

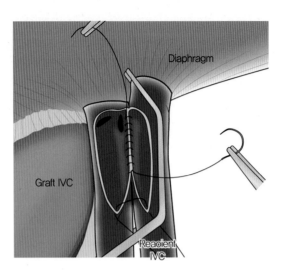

그림 1. 뇌사자의 전간이식에서 이식간의 하대정맥과 수혜자의 하대정맥간의 측측문합(side to side anastomosis).

2. 간 문맥의 문합

간 문맥의 문합시 가장 고려해야할 사항은 문합부의 축을 정확히 맞추어 주는 것과 문맥의 전체 길이가 너무 길어져서 문합 후 문맥이 redundant 해져서 주행이 꺾임으로 인한 문맥유입부의 장애가 생기지 않도록 하는 것이다. 문합의 축이 돌아가거나 문맥의 길어서 꺾이게 되면 이식 후 간 문맥 조기 폐색의 직접적인 원인이 될 수 있다. 간 문맥의 문합은 보통 6-0 Prolene®을 이용하여 연속봉합하며 충분한 growth factor를 줌으로써 문합부가 좁아지는 것을 막는다.

3. 재관류

하대정맥문합과 간 문맥 문합 후 바로 이식간으로의 혈류를 개통하는 재관류를 시행하여 허혈시간을 최소화하는 것이 좋다. 재관류 직후 수혜자는 극심한 혈역동학적인 변동을 경험할 수 있다. 허혈기에 사용되었던 이식보존액, 냉수와 허혈기 기간에 이식간에 축적된 대사산물과 울혈되었던 간 문맥의 혈류들이 한꺼번에 이식간과 전신순환으로 유입되므로 혈압강하, 부정맥, 또는 심정지까지 발생할 수 있다. 따라서 재관류는 마취과와 긴밀히 협조하여 각종 약제를 즉시 투여할 수 있도록 대비한 후 시행해야 하며 재관류 시 스테로이드나 면역글로불린 등의 약제를 투여한다. 재관류 직후 주요 혈관의 결손부위에서의 출혈은 즉각 결찰하는 등 지혈에 신경을 써야 한다.

4. 간 동맥의 문합

재관류를 시행 한 다음에도 수혜자들의 출혈경향이 즉시 회복되지는 않으며 간 동맥으로부터의 혈류공급까지 이루어지고 나서 이식간의 기능이 돌아오기 시작하면서 수혜자에서의 출혈경향이 서서히 진정이 되므로 재관류 후 간 동맥문합 이전에 완벽한 지혈을 위하여 시간을 보내는 것은 별로 권장되지 않는다. 따라서 위에 언급한 바와 같이 주요 혈관의 결손 부위에 의한 출혈을 신속히 결찰하고 간 동맥문합을 시행한 후 기타의 출혈부위를 지혈 하는 것이 효율적이다. 이식간의 간 동맥은 수혜자의 문합할 간 동맥의 직경에 맞추어서 다듬게 되는데 보통 수혜자의 총간 동맥과 위십이지장 동맥의 분지부위를 넓게 열어서 문합히는 것이 선호되나(그림 2) 이 부위의 동맥의 상태가 좋지 않을 경우는 수혜사의 신상동맥하부 대농맥에서 직접 분합해 올 수도 있다. 이를 위하여 간장 구득 시에 충분한 길이의 장골동맥을 확보해서 interposition graft로 이용하며 공여자의 동맥이 죽상경화 등의 변화로 사용하기 여의치 않을 때는 PTFE (polytetrafluoroethylene)나 Dacron graft를 쓰기도 한다.

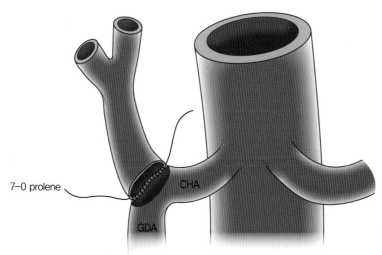

7-0 prolene

CHA

GDA

CHA : Common hepatic artery
GDA : Gastroduodenal artery

그림 2. 수혜자의 총간동맥과 위십이지장 동맥이 만나는 부위를 적절한 넓이로 열어서 이식간의 총간동맥과 6-0 monofilamant nylon 으로 연속봉합의 방법으로 문합하는 장면

이 경우 대동맥과의 문합부위가 너무 예각이 되지 않도록 하며 동맥의 주행은 transmesocolon, retrogastric으로 위치하여 최단거리가 되도록 한다.

5. 담도의 문합

담도의 문합은 이식간의 담도와 수혜자의 담도를 단단문합하는 방법이 선호된다. 담도-담도간의 단단문합이 술기적으로 쉽고, 추후 담도 협착 등의 합병증에 대한 내시경시술이 용이하며 담도-장문합에 비하여 상행 감염의 우려가 적기 때문이다. 담도의 문합에는 Prolene®이 봉합사로 주로 이용된다. 담도의 직경이 작은 경우에는 담도문합의 협착위험을 줄이기 위하여 연속봉합대신 단속봉합(interrupted suture)을 하기도 하지만 단속봉합이 반드시 협착을 방지하지는 않는다고 알려져 있다. 과거에는 전간이식의 담도문합에서 T-tube를 사용하기도 하였지만 최근에는 스텐트없이 문합하는 방법이 선호된다.

6. 마무리

수혜자의 응고상태는 수술 종료 시까지 정상화되지 않는 경우가 많으므로 복벽을 봉합하기 전에 충분한 지혈을 해야 한다. 특히 간의 구득과정 및 이식과정에서 이식간의 표면에 상처가 났을 경우는 철저히 지혈하고 각종 지혈물질을 사용하여 수술 후 간 피막혈종의 형성이나 피막혈종의 파열을 예방해야 한다. 배액관은 좌우측 횡격막하와 Morrison pouch 또는 필요한 부위에 위치하도록 삽입하는데 새로 창상을 뚫어 밖으로 유치하는 것은 배액관 창상부위의 출혈 위험이 있으므로 주 창상으로 배액 하도록 한다. 복벽의 봉합은 통상의 복부수술과 동일하며 특히 피하층이나 복막과 근막사이의 dead space가 생기지 않도록 꼼꼼히 봉합한다.

참고문헌

1. Busuttil RW, Klintmalm GK, Transplantation of the liver, 2nd edithion, Philadelphia: Elsevier Saunders 2005
2. Starzl TE, Shapiro R, Simmons RL, Atlas of organ transplantation, New York: Gower medical publishing 1992

간이식

생체 간이식

Chapter 1

공여자 우엽 또는 확대 우엽절제술

| ◢ ▶️ 조재원 |

생체 간이식 공여자 수술은 일반 간절제술과 달리 이식편 및 잔존간으로 가는 혈류의 흐름을 보존하고 수혜자 수술에서 문합이 용이하도록 충분한 길이를 유지하면서 절제되어야 한다. 물론 수술에서 가장 중요한 것은 기증자의 안전이며, 기증자의 안전을 해치는 수술이 되어서는 안 된다.

1. 공여자의 선택

공여자는 정신과적인 부분을 포함하여 의학적으로 건강하여야 하고 자발적인 기증의사를 가지고 있어야 한다. 의사결정이 가능한 나이이어야 하며, 연령을 정하는 기준은 센터마다 다를 수 있다. 지방간의 정도가 심한 경우도 안되며, 해부학적 구조가 공여자의 안전을 해치는 경우는 기증 부적합하다. 종양 및 심각한 심혈관계 질환을 가지고 있지 않고, 수혜자와의 순수한 관계가 입증되며, ABO혈액형이 적합한 경우가 좋으나 부적합인 경우는 전 처치 후 시행할 수 있지만, 이에 대한 장기성적에 대한 고찰이 필요하다.

2. 이식편의 선택

논란의 여지가 있긴 하지만, 기증자의 안전을 보장하기 위한 최소한의 남는 간 용적은 전체 간 용적의 30~35% 이상이어야 하고, 남는 간은 울혈이나 허혈의 문제가 없어야 한다. 남는 간에 울혈 문제가 생기지 않게 하기 위해서 중간정맥을 함께 절제하는 확대 우간절제술을 선택하는 경우는 4번구역의 혈류가 유출되는 또 다른 간정맥이 존재하는 경우로 제한하여야 한다. 통상적인 우간 절제로 시행되는 이식편은 해부학적 구조에 따라 앞구역의 혈류 유출로가 차단되어 기능하는 실질의 용적이 줄어 들 수 있다. 이런 경우에는 중간정맥 배액 구역을 동결 보존혈관이나 인조혈관 등을 이용하여 재건하는 변형 우간을 이용하는 간이식 방법을 선택할 수 있다.

3. 절개창

일반적인 간절제술과 마찬가지로 앙와위 자세로 하며 필요에 따라 양팔 혹은 한 쪽 팔을 몸 쪽으로 접을 수 있다. 우간이나 확대우간절제술 시에 전통적으로 사용되는 반대로 된 T자 모양의 절개 양측 늑골하절개에서 정중절개로의 확장, 우측 늑골하절개에서 정중절개로의 확장, J형 절개 또는 반대로 된 L형 절개가 주로 사용된다. 최근 생체간이식에서 젊은 기증자가 많아 점차 절개창이 작아자는 경향이 있어 상복부 정중절개나 우측 늑골하절개를 하는 경우도 있다.

절개창의 선택은 수술자의 경험과 선택 등에 따라 달라질 수 있지만, 중요한 것은 기증자의 안전과 이식편에 손상이 가지 않는 적절한 수술 시야가 확보되어야 한다는 점이다. 또한 이식편을 몸밖으로 꺼낼 수 있는 충분한 크기의 절개창이어야 한다. 절개창을 확보한 후 적절한 견인기를 이용하여 시야를 확보한다. 견인기는 수술자의 취향이나 센터의 환경에 따라 다르게 선택 될 수 있지만, 간의 위치가 늑골 아래에 존재하므로 늑골을 충분히 환자의 머리 쪽으로 견인하여 시야를 확보할 수 있는 견인 기를 사용하는 것이 중요하다.

4. 간조직 검사 및 간 유동화

개복 후 간원인대를 절제하고, 견인기를 설치한 후 간의 전체적인 좌우비율과 간의 상태를 육안으로 확인 한 후, 동결절편 검사를 시행한다. 상방으로 이동하여 겸상인대를 간으로부터 분리하면서 간상부의 하대정맥을 확인하고 우간정맥과 중간정맥 사이의 골짜기를 박리한다. 우간과 횡경막 사이에 있는 관상인대, 삼각인대 등을 박리한다. 위쪽으로는 대정맥의 우간정맥 기 시부 아래에서 시작되는 대정맥인대를 결찰하여 우간정맥을 분리하고, 아래쪽으로는 미상엽의 대정맥 가운데 골이 있는 곳까 지 박리한다. 염증이 없었던 기증자의 간은 보통 주변 장기와의 유착이 없지만, 가끔 우측 부신과 간실질이 유착되어 있는 경 우는 이를 박리할 때 부신쪽을 결찰하여 수술 중 혹은 수술 후 출혈을 예방하는 것이 좋다. 대정맥과 우간을 유동화 하면서 만나는 작은 오른쪽 아래 간정맥은 결찰하고 분리하여도 특별한 문제가 없지만, 5 mm 이상의 오른쪽 아래 간정맥은 결찰하 지 않고 간 적출 직전에 결찰하는 것이 좋다. 혈류의 유입에 중요한 역할을 하는 경우 이식할 때 이 정맥을 수혜자의 대정맥에 문합하여 배액시키는 것이 필요할 수 있기 때문이다. 간실질 절제전에 미리 이 혈관을 결찰하면, 해당 부위의 간에 울혈이 발 생하여 이식편에 손상을 줄 수 있다. 우간정맥의 바로 아래에 존재하는 하대정맥인대는 하대정맥을 둘러 싸고 있고, 박리 중 잘 못된 길로 박리가 될 경우 출혈의 위험이 있으므로 조심하여야 하고, 길이가 긴 경우 반드시 봉합결찰을 하여야 한다. 간유 동화가 모두 되어 우간 정맥이 노출된 경우 우간 정맥과 중간 정맥 사이로 현수테이브를 위치시킨다(그림 1). 이는 현수기법 (hanging maneuver)을 위한 것으로 간 절제시 정확한 절제를 유도하고, 깊은 부위에서의 출혈을 줄일 수 있다.

간 조직 동결절편 검사 결과 지방간이 존재하는 경우는 지방간의 종류(macorvesicular fatty change), 정도(30%이상), 잔

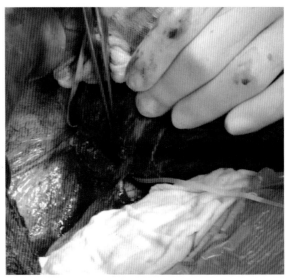

그림 1. 우간의 유동화와 큰 우하간동맥을 보존하고 현수테이프를 위치시킨 모습

존간의 크기, 수혜자의 상태 등을 종합적으로 고려하여 이식 수술 여부를 결정한다.

5. 담낭 절제 및 간문부의 박리

담관 및 간문부의 해부학적 구조를 CT, MRCP 등의 사전 검사를 통해 파악한 상태에서 담낭 절제 및 간문부의 박리를 시행하여야 한다. 담낭을 절제할 때도 주의하여야 하는데, 담낭 주변으로 주행하는 부담관이 존재하는 해부학적 변이를 갖는 경우가 있을 수 있기 때문이다. 담관의 주행을 확인하고, 절개하는 자리를 선택하기 위해 수술중 담도조영술을 시행할 수 있다.

담관을 박리할 때 총담관, 온담관, 우담관의 주행을 확인하며 박리한다. 이때 담관 주변의 조직을 최대한 보존하면서 박리하여 담관의 혈류가 잘 유지되도록 한다.

우간동맥을 박리할 때 중간동맥이나 좌간 동맥이 나타날 때까지 충분한 길이로 박리 하여야 하고, 우간동맥의 간내주행 시작 부위까지 박리하여 우담관 절개시 우간동맥이 손상되지 않도록 한다. 해부학적 변이에 따라 총담관의 우측에 우간동맥이 존재하는 경우도 있고, 담관의 앞으로 주행하는 경우도 있으므로 수술 전에 이에 대한 충분한 정보를 알고 수술을 하는 것이 중요하다. 문맥의 박리도 수술전 검사를 참조하여 해부학적 구조를 파악한 상태에서 진행하며, 우문맥을 충분히 유동화하여야 하고, 필요하면 미상엽으로 주행하는 작은 분지를 결찰 하여 문맥의 길이를 충분히 얻을 수 있다(그림 2).

6. 수술 중 초음파

간문부의 박리가 끝나면, 우간동맥과 우문맥의 혈류를 혈관 클램프를 이용하여 일시적으로 차단한 상태에서 우간과 좌간의 경계를 확인한다. 이 경계를 전기 소작기로 표시한 후, 초음파를 이용하여 중간정맥과 절개면의 관계를 파악할 수 있다. 우간절제술을 시행하는 경우는 절제면이 중간정맥의 우측에 위치하게 되고, 앞구역을 배액하는 중간정맥의 분지를 초음파로 확인 할 수 있다. 확대우간절제술을 선택하는 경우는 절제면이 중간정맥의 우측에 존재하도록 하여야 하고, 4번 구역을 배액하는 또 다른 간정맥이 존재하는 것을 확인하여야 한다. 문부쪽의 절제선은 일반적인 우간절제술보다 약간 좌측으로 위치시켜, 우담관이 너무 많이 박리되는 것을 막아야 한다(그림 3).

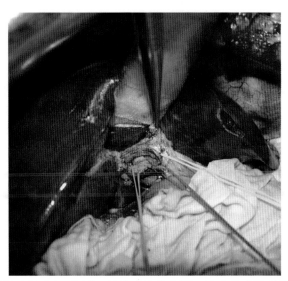

그림 2. 담낭절제 후 문부의 우간동맥(빨간색 고무줄), 우문맥(파란색 고무줄), 총담관(노란색 고무줄)을 박리한 모습

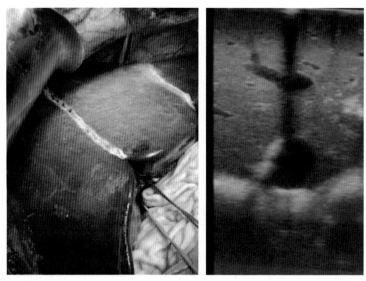

그림 3. 혈관겸자로 좌우간의 경계를 확인하고 전기 소작기로 경계를 표시한 후 초음파를 이용하여 절제면과 중간정맥 분지의 위치를 확인한다.

7. 간실질의 절제

간실질을 절제하기 전에 거즈를 오른쪽 간 뒤에 넣어 절제선이 중앙에 위치하도록 한다. 특히 정중 절개창 등 작은 절개창을 이용하는 경우, 환자를 기울여 수술하는 것 보다 거즈를 넣어 간을 좌측으로 이동시켜 수술하는 것이 좋다. 절제선을 두고 양쪽으로 간을 당길 수 있는 견인 실을 두 쌍에서 세 쌍 정도 걸어둔다(그림 4). 이를 통해 간을 충분히 들어 주게 되면 절제가 쉬울 뿐 아니라 간절제면을 심장보다 높은 위치로 만들어 주게 되어 출혈을 예방할 수 있다. 절제 중 예기치 못한 출혈 등에 대비해 프링글 기법을 시행할 수 있는 준비를 하고, 실질의 절제를 시작한다. 실질의 절제는 초음파 박리기 등을 이용하여 시행한다. 이때 절제면은 양극전기 소작기(bipolar coagulator)를 이용하면 미세 출혈을 막고, 수술시야가 더욱 잘 확보되어 수

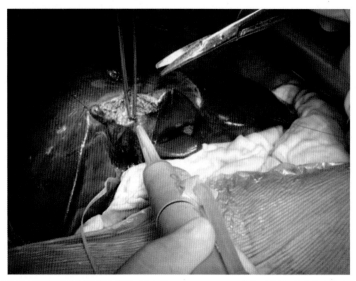

그림 4. 초음파 박리기(CUSA®)를 이용한 절제와 양극 소작기(bipolar coagulator)를 이용하여 절제면에서의 출혈부위를 소작한다.

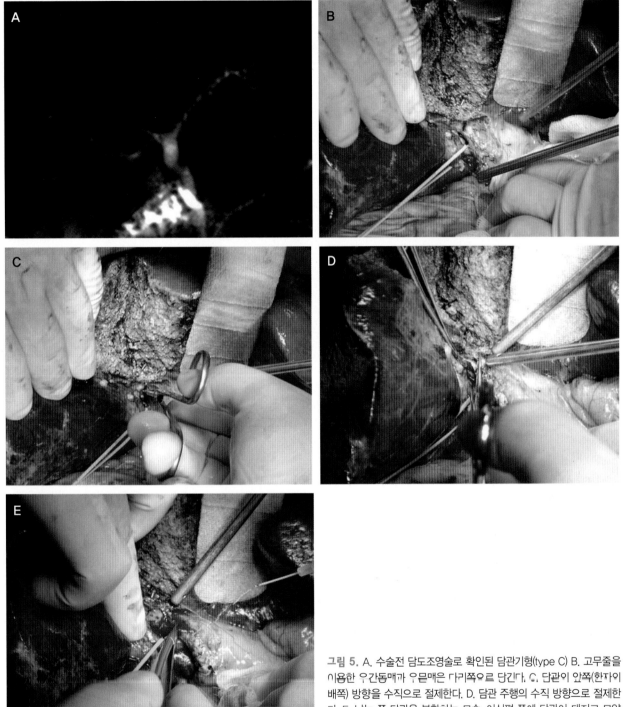

그림 5. A. 수술전 담도조영술로 확인된 담관기형(type C) B. 고무줄을 이용한 우간동맥가 우문맥은 다리쪽으로 당긴다. C. 담관이 안쪽(한자이 배쪽) 방향을 수직으로 절제한다. D. 담관 주행의 수직 방향으로 절제한다. E. 남는 쪽 담관을 봉합하는 모습, 이식편 쪽에 담관이 돼지코 모양으로 보인다.

술이 더욱 편안해 질 수 있다. 중간정맥을 포함하지 않는 우간 절제술의 경우 앞쪽구역에서 유입되는 5 mm 이상의 중간정맥의 분지가 나타나면, 제거가 가능한 클립 등을 이용하여 절제하고 추후 벤치에서 이를 복원한다. 실질을 절제할 때 중간정맥을 포함한 확대 우간절제술의 경우는 이식편 부위에서, 일반적인 우간 절제술의 경우는 잔존간 부위에서 박동하는 중간정맥을 확인할 수 있고, 이 혈관이 절제면의 길잡이가 될 수 있다.

8. 담관의 절제

간실질의 박리가 충분히 진행되어 담관 부위가 노출되게 되면 담관을 절제한다. 수술중 담관조영술을 시행하여 도움을 받을 수도 있다. 절제 전 고무줄을 이용하여 우간동맥과 우문맥을 아래쪽으로 견인하여, 담관 절제 중 사용되는 날카로운 기구에 의한 예기치 못한 손상을 막도록 한다. 우담관의 시작 부위를 확인하고 가상의 절제선을 정한 후, 환자의 우담관에 수직 방향에서 담관의 절제를 시작한다. 우담관의 우측에서 절제를 시작할 경우 미리 분지된 앞, 뒤 담관이 각각 따로 절제 될 수 있으므로, 절제 시작부위로 부적합하다. 수직 방향에서 절제를 시작하여, 좌담관의 안전, 앞, 뒤 담관의 방향을 확인하며 절제를 진행한다. 담관의 절제는 우담관의 주행방향에 수직인 방향으로 절제하여 하는데, 이는 담관 주변의 혈류를 최대한 보존하기 위함이다. 이때 발생하는 미세 출혈은 전기 소작기를 이용하는 것보다 봉합결찰을 이용하는 것이 좋으며, 이 또한 담관 주변 혈류를 보존하기 위함이다.

9. 현수기법

담관의 절제가 끝나면, 미상엽을 절제하고 미리 거치해둔 현수 테이프를 우간동맥과 문맥의 위쪽으로 꺼내어 당기면서 남은 심부의 간실질을 절제한다. 이는 출혈을 줄여줄 뿐 아니라 정확한 절제면을 유도하여 간절제를 도와주는 아주 좋은 방법이다.

10. 이식편의 적출

간실질의 절제가 마무리 되면, 관류를 할 수 있는 준비가 된 상태에서 이식편의 적출을 진행한다. 혈관 결찰 전 헤파린을 정맥 주입한다. 센터에 따라 이식편 관류시 헤파린을 주입하는 경우도 있다. 우선 남겨진 우하간정맥이 존재한다면, 이를 절제한다. 이때 혈관 겸자로 대정맥을 충분히 물어서 충분한 길이의 정맥을 얻을 수 있도록 한다. 우간동맥, 우문맥, 우간정맥의 순서로 혈관을 결찰하고 이식편을 관류 팀에게 넘긴 상태에서 겸자에 물린 혈관들을 봉합결찰한다.

참고문헌

1. Akamatsu N, Sugawara Y, Kaneko J, et al. Effects of middle hepatic vein reconstruction on right liver graft reconstruction. Transplantation 2003;76:832–837
2. 김선회 서경석 외. 간담췌외과학 제3판 2013;595–602
3. JB Park, J.W Joh, et al. The intermittent inflow control with Pringle maneuver during donor hepatectomy in adult living donor liver transplantation with right hemiliver grafts: A prospective, randomized controlled study. Liver transplantation 2012;18:129–137

Chapter 2

공여자 좌간절제술

| ◢ ▶ 서경석 |

1. 절개 및 노출

좌간 절제 시 과거에는 메르세데스-벤츠 절개를 이용하였으나 최근에는 inverted L형 절개가 많이 이용된다. 젊은 기증자의 경우에는 흉터를 줄이기 위해서 상복부 정중앙 절개나 가로 절개만으로 좌간을 절제하기도 한다. 좌간이 크거나, 환자의 복부가 깊은 경우에는 안전한 기증자 쇄산 셜셰눌을 위힌 수술시야 획보를 위해서 충분한 절개창이 픽요하다.

2. 간의 유동화(Mobilization)

간낫인대를 간에서 분리하며 하대정맥 쪽으로 박리를 지속하여 중간정맥 및 좌간정맥을 노출시킨다. 이때, 우간정맥 및 중간정맥 사이의 공간을 박리하여 하대정맥을 노출시킨다. 왼쪽 관상인대를 전기 소작기로 박리해 가면서 좌간을 횡경막에서 분리를 해 나간다. 좌간 끝부분의 좌삼각인대는 횡격막 쪽과 간 쪽을 각각 결찰하여 수술 후 출혈 가능성을 낮추도록 한다.

다음으로 간 좌외분절을 Malleable을 이용하여 환자의 오른쪽으로 제끼고 위장을 환자의 5시 방향으로 견인하면서 작은 복막 주머니(lesser sac)을 노출시킨 후 구멍을 낸다. 좌위동맥에서 좌간동맥이 나오는 경우 혈관이 다치지 않도록 주의한다. 좌외분절을 오른쪽으로 젖히면서 간위인대를 박리하여 미상엽과 좌외분절 사이에 위치한 정맥관인대를 노출시켜 좌간정맥 가까이에서 결찰한다. 좌간 정맥 주변조직을 깨끗이 박리하여 현수테이프가 좌간정맥과 하대정맥 사이로 통과할 수 있도록 준비한다.

> **Tip** 좌간 가동화전에 거즈를 좌간에 아래에서 횡격막 쪽으로 넣어두면 위장이나 비장이 전기 소작기 끝에 다칠 위험을 줄일 수 있을 뿐만 아니라, 간을 횡경막에서 쉽게 떨어뜨릴 수 있다. 제1일 조수가 Malleable를 사용하여 위장을 횐지의 왼쪽 등쪽으로 눌려주면 왼쪽 삼각인대 결찰 시 시야확보가 용이하다.

3. 현수테이프 걸기

직각 클램프 (right angle clamp)를 우간정맥과 중간정맥 사이로 넣고 미상엽과 좌외분절 사이(좌간정맥과 하대정맥 사이)로 클램프 끝을 통과시켜 현수테이프 통로를 만든다(그림 1A). 한쪽 방향으로 충분한 공간이 만들어지지 않으면 직각 클램프

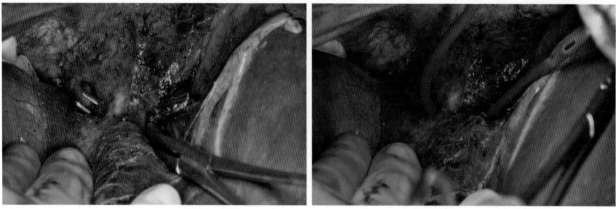

그림 1. 현수 테이프 걸기. 직각 클램프를 이용하여 우간정맥과 중간정맥 사이 공간을 통과하여 좌간정맥과 하대정맥 사이로 현수테이프를 거는 장면

를 반대쪽 방향으로 통과시켜 충분한 공간을 만든다. 통로가 만들어지면 현수테이프를 직각 클램프 끝에 물고 우간정맥과 중간정맥 사이를 통과하여 중간정맥 및 좌간정맥 아래를 지나도록 한다(그림 1B). 이때 현수테이프는 하대정맥 위를 지나야 하며 간정맥이나 하대정맥의 손상으로 대량 출혈의 위험이 있으므로 직각 클램프를 주의깊게 천천히 조작한다.

> **Tip**   간정맥이나 하대정맥에서 출혈이 있으면 Surgicel이나 거즈 등으로 지혈하고 나중에 다시 시도한다.

4. 담낭절제술(Cholecystectomy)

일반적인 담낭절제술과 큰 차이는 없으나, 담낭관을 충분히 길게 남겨서 탐색자(probe)를 이용하여 담관의 주행을 확인하거나 담도로 조영제를 주입하여 수술 중 담관조영상(intraoperative cholangiogram) 촬영하는데 활용한다.

5. 간문부 박리(Hilar dissection) 및 간절제 선 표시

수술전에 촬영한 CT로 간동맥, 문맥, 담도 주행의 변이를 미리 확인 후에 수술을 진행한다. 좌간동맥 주변 조직을 박리하여 고유간동맥에서 좌간동맥이 분리되는 지점을 확인한다. 간동맥이 손상되지 않도록 조직을 조심스럽게 박리하고 전기소작기의 과도한 사용으로 인한 동맥의 열손상을 주의한다. 중간 간동맥의 주변 조직도 박리하여 노출시킨다. 좌간동맥 주변의 작은 복막주머니(lesser sac)를 깨끗이 박리한 다음, 미상엽으로 들어가는 노출된 문맥 분지들을 결찰한다. 좌간동맥 및 중간 간동맥 뒤쪽의 주변 조직까지 박리가 되면 좌간문맥이 쉽게 노출된다.

우간의 선홍색의 표면색깔과 다르게, 좌간은 유입 혈류의 차단으로 검붉게 변화가 생기므로 이 경계구역이 좌간과 우간을 나누는 기준이 된다. 이를 전기 소작기 등으로 경계선을 간표면에 표시하여 좌간 절제의 기준선으로 이용한다. 이 경계선은 우간담관과 좌간담관 사이로 들어가게 된다. 이후 혈관고리나 혈관클램프를 풀어주어서 간유입 혈류가 간절제 동안 유지되도록 한다.

6. 간실질 절제

초음파 기계를 사용하여 간표면의 절개예상선을 따라서 중간간정맥의 상대적인 위치를 확인한다. CUSA®(Cavitron Ultrasonic Surgical Aspirator)를 사용하여, 좌우간의 경계면을 따라서 간실질을 절제한다. 간 정중면(midplane of the liver)를 잘 따라가면 글리슨 분지를 만나지 않고 손쉽게 간실질을 절제해 나갈 수 있으며, 절제면에서 만나는 중간정맥의 분지들은 결찰을 한다. 간실질을 간문부 근처에서 절제를 해나가면 간문판(hilar plate)이 노출된다.

7. 좌담관 절개

담낭절제시에 길게 남겨 놓은 담낭관을 통하여 탐색자(probe)를 넣고 우담관과 좌담관의 경계 지점을 개략적으로 확인 후에 좌담관 일부를 절개하여 담즙의 배출을 확인한다(그림 2). 절개창을 통하여 탐색자를 놓고 좌담관의 분지와 우담관의 위치를 재확인 후에 좌담관을 완전 절개한다. 담관절개 단면은 비흡수사로 연속 봉합하면서 담관의 변형과 담즙 누출이 되지 않도록 한다. 남아있는 간문판에서 문맥의 분지들을 분리 결찰을 하고 간문판을 조금씩 절개하면서 결찰 한다.

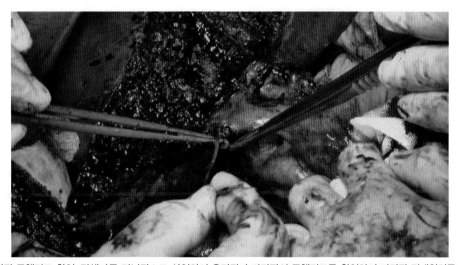

그림 2. 좌담관 주행경로 확인. 탐색자를 담낭관으로 삽입하여 우담관과 좌담관의 주행경로를 확인하여 좌담관 절개위치를 정하는 장면

> **Tip** 1. 담관의 봉합부위를 위 아래로 견인하면서 봉합하면 담관의 변형을 방지할 수 있다.
> 2. 교통동맥(communicating artery) 등 혈관이 분포되어 있어서 출혈을 막으려면 결찰이 풀리지 않도록 주의한다.

8. 잔존 간실질 절제

걸어놨던 현수테이프의 아래쪽 끝을 좌간동맥과 좌간문맥 뒤쪽으로 꺼내어 현수 기법(hanging maneuver)을 사용하면서 간실질을 절제해 나간다(그림 3). 미상엽 부위에서는 간절제면을 가로 지르는 글리슨 분지들이 많이 있으므로 이를 꼭 결찰하고 절제한다. 하대정맥 및 중간정맥과 좌간정맥의 기시부 주변의 조직을 충분히 박리하여 혈관구조가 보이도록 한다.

> **Tip** 남아 있는 간실질은 복강내 깊숙이 위치하고 있어 현수 기법을 사용하면 출혈을 줄이면서 간실질 절개면을 하대정맥까지 곧게 유지 할 수 있다.[3]

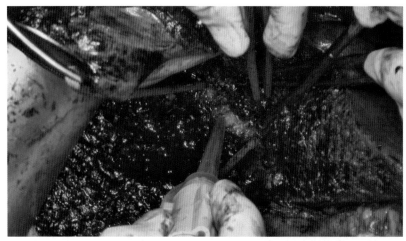

그림 3. 간실질 절제. 담관절제후 현수테이프를 문맥 뒤쪽으로 꺼낸 후 현수기법을 이용하여 간실질을 절제하는 모습

9. 혈관절개 및 간적출

좌간동맥의 기시부에서 고유간동맥 쪽을 결찰하고 좌간동맥을 절개한 후 역류성 혈류를 확인한다. 중간동맥이 우간동맥에서 기시 할 경우 중간동맥을 기시부 근처에서 절개한다. 좌간정맥 기시부에서 하대정맥에 최대한 붙여서 자동 혈관 봉합기(vascular stapler)나 혈관 클램프를 사용하여 간정맥의 하대정맥쪽을 결찰하고 중간정맥이 좁아지지 않는지 확인 후 좌간정맥을 절개한다. 이식편 쪽의 간동맥, 간문맥, 간정맥은 공여자의 혈관 구조를 손상하지 않는 선에서 최대한 길게 남기도록 한다.

Tip 1. 좌간문맥이 좁아지지 않도록 일자형 혈관 클램프를 수직으로 세워서 잡고 문맥을 절개한다.
2. 좌간에 손상되거나 미끄러지지 않도록 거즈로 간표면을 잡고 기증자의 복강 내에서 꺼낸다.

10. 벤치 수술(Bench operation)

좌간 이식편을 4℃ 정도의 온도로 냉각되어 있는 조직 보존액으로 간문맥을 통하여 관류한다. 보존액의 일부를 주사기에 담아 좌간동맥과 좌간담도를 씻어낸다. 혈관 구조와 담도 구조를 확인하고 이식편 문합에 최적화되도록 이식편을 다듬는다.

참고문헌

1. Suh KS, Lee HJ, Kim SH, Kim SB, Lee KU : Hanging maneuver in left hepatectomy. Hepato-Gastroenterlolgy 2004;51:1464-1466
2. Suh KS: Technical variations in living donor liver transplantation. Current Opinion in Organ Transplantation 2004;9:90-98
3. Yi NJ, Suh KS; Technical evolution in living donor liver transplantatio. J Korean Soc Transplant 2006;20:149-159

Chapter 3

생체간이식에서 이식전 절제간 다듬기

| 🖊 권준혁, 최규성, 🎬 권준혁 |

해부학적 기형이 없는 이식편에서 다듬기는 혈류의 재건에 초점을 맞추어 이루어 진다. 하지만, 문맥이나 담관의 기형으로 2개 이상의 문맥과 담관이 나온 경우 이들을 하나로 만드는 성형술을 시행할 수 있다. 이 장에서는 이식편의 혈류를 재건하는 방법을 소개하고 해부학적 기형이 있는 문맥과 담관의 재건술에 대해 설명하겠다.

1. 간정맥의 재건

간정맥 재건의 목표는 적절한 혈류의 유출로를 확보하여 이식편의 울혈을 방지하는 것이다. 따라서 이식편의 간정맥을 수혜자의 대정맥에 문합할 수 있도록 만드는 것이 중요하다.

1) 변형우간 이식편의 앞쪽 구역 혈류 유출로 확보

변형우간의 이식편인 경우 중간정맥으로 배액하는 앞쪽 구역의 유출로를 재건한다(그림 1). 이때 어떤 종류의, 혈관으로 재건하느냐에 따라 약간의 차이가 날 수 있다. 냉동동결 정맥을 사용하는 경우는 문합하기 전에 정맥의 방향을 확인하여 밸브로 인해 혈류가 방해를 받는 일이 없도록 하여야 하고, 일반적인 정맥-정맥 문합처럼 적절한 성장인자(growth factor)를 주고 문합하여 유출로가 좁아지는 것을 막아야 한다.

2) 확대우간 이식편의 중간정맥 재건

이 경우 중간정맥을 변형우간 이식편처럼 혈관을 이용하여 길이를 늘려 재건하는 방법이 있고, 또 한가지 방법은 중간정맥과 우간정맥을 하나로 합쳐 재건하는 방법이 있다. 이 때는 중간정맥과 우간정맥 사이에 정맥편을 이용한 다리를 놓아 하나로 합치는 방법을 사용하는 것이 좋다. 추가적으로 혈관 주변으로 정맥편을 이용해 팬스를 둘러 문합에 이용하는 경우도 있다(그림 2, 3, 4).

3) 좌간 이식편의 혈류 재건

확대 좌간이식편의 경우 해부학적 변이에 따라 중간정맥과 좌간정맥이 각각 나오는 경우가 있고, 좌간이식편의 경우에도 두 개 이상의 정맥이 나오는 경우가 있다. 이 경우는 정맥의 간격이 멀지 않으므로 두 혈관의 인접한 벽을 직접 문합하는 혈관 성형술을 통해 두 혈관을 합친다.

4) 큰 우하간정맥이 있는 경우

기증자 수술 시 대정맥의 일부 벽을 동반하여 절제된 경우는 수혜자의 대정맥에 직접 문합이 가능하다. 하지만, 혈관의 목이 짧게 나온 경우는 정맥편이나 다른 혈관을 이용하여 이 부분을 재건하여야 한다. 우간정맥과의 거리가 멀지 않은 경우는 우간정맥과 우하간정맥을 다리 정맥편과 팬스 정맥편을 이용하여 재건할 수도 있다.

2. 문맥의 재건

보통 부분간 이식편에서 문맥을 재건할 경우는 흔하지 않다. 문맥이 삼분지하는 II형이나 후문맥이 일찍 분지하는 III형의 경우 우측 간을 사용한다면, 두 개의 문맥이 나타나게 된다.

1) 수혜자의 문맥을 이용한 재건

두 문맥의 거리가 먼 경우는 수혜자의 문맥을 Y 자 형태로 얻어 재건에 사용할 수 있다. 이 때는 두 문맥으로 가는 혈류의 방향을 계산하여 문합하여야 한다. 한쪽 문맥이 꺾이거나 좁아지게 되면 다른 쪽 문맥으로 피가 더 많이 흐르게 되어 좁아진 쪽의 문맥으로 피가 흐르지 않는 일이 생길 수 있다. 기술적으로는 양 혈관의 안쪽을 짧게 하고 바깥쪽을 약간 길게 하는 것이 혈류의 방향이 꺾이지 않게 하는 방법이다.

2) 수혜자의 문맥이 짧거나 기형이 있어 다른 정맥편을 이용한 재건

수혜자의 문맥이 혈전 등으로 짧거나 기형이 있는 경우 그리고 두 문맥의 크기 차이가 많이 나는 경우는 Y 자형 이식편을 사용한 경우 한쪽으로만 혈류가 흐를 수 있다. 이런 경우는 두 문맥 사이에 다리역할을 하는 충분한 크기의 정맥편을 연결하여 하나의 혈관으로 만든 후 이를 문맥에 연결하는 방법을 택할 수 있다.

3. 담관의 재건

두 개 이상의 담관이 나온 경우 각각 문합하는 경우와 하나로 만들어 문합하는 경우를 선택할 수 있다. 이 때 두 담관의 크기가 큰 차이가 없어야 하고 적절한 거리로 당겨 질 수 있는 거리에 있어야 한다. 비슷한 크기의 두 담관을 하나로 만들 때는 담관의 12시 지점과 6시 지점끼리 연결하게 되면 담관이 좁아지며 담관 문합에 방해가 될 수 있다. 이 때는 2시 지점과 10시 지점을 문합하고 4시지점과 8시지점을 문합하는 것이 좋다.

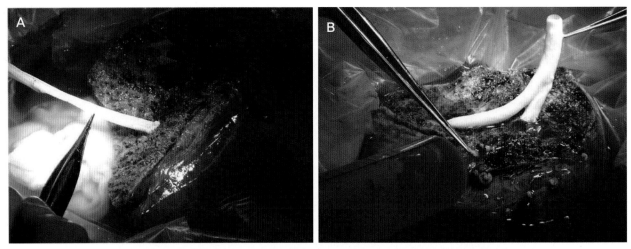

그림 1. A: 동결 보존 정맥을 이용한 중간정맥 구역의 재건 B: 동결보존 동맥을 이용한 중간정맥 구역의 재건

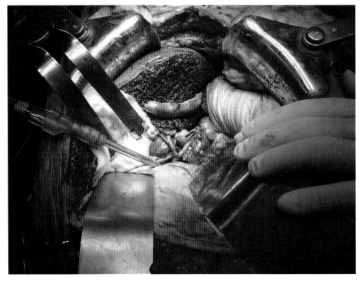

그림 2. 재건된 혈관을 연결하고 난 뒤의 수혜자 사진

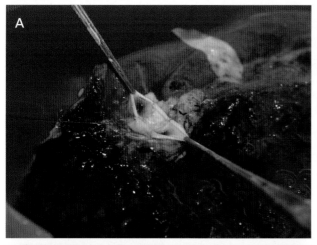

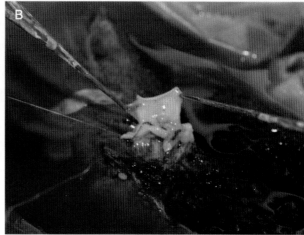

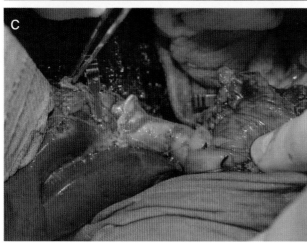

그림 3. A: 정맥편을 이용하여 두 문맥을 하나로 합치는 과정 B: 수혜자의 문맥을 이용하여 문맥을 재건하는 과정 C: 재관류가 일어난 후의 사진

Chapter 4

우간이식편의 중간정맥재건

| 🖼️ ▶️ 김동식 |

1. 개요

우엽을 이용한 생체 간이식에서 가장 흔히 사용되는 이식편은 변형우엽이다. 이는 기증자의 안전을 고려하여 중간정맥을 기증자 측에 남겨서 기증자 간의 좌엽에 울혈이 생기지 않도록 간을 절제한 후 우엽의 중간정맥 영역에 울혈이 생기는 것을 방지하기 위하여 back table에서 중간정맥을 재건하여 주는 과정을 거치는 형태의 이식편이다.

이러한 중간정맥 재건을 통해 우엽을 이용한 생체간이식의 성적이 획기적으로 향상될 수 있었다.

우전구역의 정맥 울혈은 이식편의 재생에 중요한 영향을 미치는 것으로 알려져 있다. 따라서, 이식편의 재생이 급격히 일어나는 수술 후 초기 2주 동안 재건된 정맥이 막히지 않고 유지되는 것이 중요하며, 이 시기 동안에 transaminase의 증가를 동반하는 중간정맥의 협착내지 막힘은 중재적 시술을 통해 다시 개통시켜 주는 것이 좋다.

2. 중간정맥 재건의 필요성 여부 판단

중간정맥의 재건 여부는 우전구역에서 나온 정맥혈이 어느 정도 중간정맥으로 배출되는가에 따라 결정된다. 따라서, 기증자의 술전 컴퓨터 단층촬영 사진을 면밀히 관찰하여 중간정맥으로 유입되는 혈관 분지, 특히 V5와 V8의 크기와 위치 등을 잘 파악하여야 한다. 기증자 수술 중에는 간실질과 중간정맥 분지의 절단이 끝난 후 우간동맥을 bulldog clamp로 막으면 우전구역에 발생하는 울혈의 정도를 직접 확인할 수 있다. 또한 이식편의 GRWR(graft to recipient weight ratio)이나 지방변성 정도 등도 고려될 수 있다. 일반적으로는 중간정맥으로 들어가는 분지의 직경이 5 mm이상인 경우에는 재건을 해주는 것이 안전하다.

3. 재건에 사용되는 혈관

중간정맥의 재건을 위해 다양한 혈관들이 사용되어 왔다. 혈압이 낮은 정맥계를 재건하는 과정이기 때문에 혈관의 내구성보다는 우심실과 중심 정맥의 낮은 혈압 상태를 잘 전달하는 중간정맥 본래의 특징을 반영할 수 있는 대체 혈관, 즉 냉동 보존된 장골 정맥이 가장 선호되나 공급이 한정되어 있다는 문제점이 있다. 냉동 보존된 장골 동맥, 수혜자의 대복재정맥, 제거된 수혜자의 간에서 채취한 좌간 문맥이나 제정맥, 또는 polytetrafluoroethylene(PTFE)와 같은 인조 혈관 등을 사용하여 좋은 결과를 보고하였다.

4. 재건시 고려할 기술적 사항

혈액의 흐름이 자연스럽게 유지될 수 있도록 재건 하는 것이 목적이지만, 각각의 이식편 마다 중간정맥의 분지가 절단되어 간 절단면에 노출되어 있는 위치가 다르고 그 갯수도 차이가 있을 수 있다. 또한 우간정맥과의 위치적 상호관계나 우하정맥의 존재 여부, 재건에 사용하게 될 혈관의 종류 및 그에 따른 물리적 성상, 재건에 사용될 혈관에 이미 존재하는 분지의 위치 등을 함께 고려하여야 한다. 또한, 수혜자측에서 문합시에 우간정맥과 중간정맥을 따로 따로 문합할 것인지 하나로 합쳐서 한꺼번에 문합할 것인지 등에 따라서도 재건 방법에 차이가 있으므로 팀원들 간의 긴밀한 의사소통이 필요하다.

이식편과 재건에 사용할 혈관을 앞에 놓고 혈관의 비틀림이나 접힘이 발생하지 않도록 자연스러운 각도가 형성되도록 전체적인 디자인을 생각한 후 문합을 시작한다.

5. 문합 요령(비디오 참조)

① 미리 생각한 디자인에 따라 혈관을 배치한다. 사용할 혈관이 동맥이나 PTFE 와 같이 스스로 내강을 유지하는 형태라면 상관없지만, 장골 정맥과 같이 내경이 크고 스스로 내강을 유지하지 못하는 재질인 경우에는 혈관 내에 헤파린 용액을 채운 상태에서 배치를 하면 혈관이 비틀리는 현상을 감소시킬 수 있다.

② 만일 재건용 혈관으로 정맥을 사용한다면 혈관내에 밸브가 없는지 반드시 확인하고, 있다면 제거하도록 한다.

③ 최종적으로 연결될 수혜자의 중간정맥 절단부의 위치와 방향을 고려하면서 재건용 혈관에 문합할 분지의 순서를 정한다. 이 때 먼저 문합한 분지로 인해 나중에 문합하는 분지의 문합시 어려움을 겪지 않도록 순서를 정하는 것이 좋다. 분지들이 일자로 정렬되어 있지 않은 경우 가운데 위치한 분지부터 문합을 시작하는 것이 편리하다.

④ 먼저 문합할 분지의 개구부 양쪽 끝에 재건할 혈관이 지나가는 방향에 맞추어 6-0 prolene double-arm을 걸어둔다.

⑤ 재건용 혈관 벽에 문합할 분지의 내경과 같거나 약간 크게 구멍을 만든다. 이때 동맥이나 PTFE를 사용한다면 단순 절개만을 가하지 말고 원형으로 도려내도록 한다.

⑥ 미리 걸어둔 6-0 prolene double-arm의 안쪽 실을 이용하여 재건용 혈관의 안에서 바깥으로 바늘을 통과 시킨 후 매듭을 만든다.

⑦ 술자에서 먼 쪽에 있는 실의 한 쪽을 이용하여 술자 쪽으로 이동하면서 over-and-over 방식으로 봉합한다. 이때 실을 너무 세게 당겨서 혈관이 찢어 지거나 내강이 좁아지지 않게 주의한다.

⑧ 반대쪽 끝에 가까워지면 마지막 한 바늘은 원래 걸려 있던 실과 아주 가깝게 봉합을 한 후 바깥쪽에 매듭이 오도록 만든다.

⑨ 혈관을 반대 방향으로 뒤집어서 반대편의 봉합할 부위가 전면에 오도록 위치시킨다.

⑩ 방금 봉합한 부위를 안쪽에서 확인한다.

⑪ ⑥~⑧의 과정을 반복한 후 실을 절단한다. 이 과정에서 반대 편을 실수로 뜨지 않도록 유의한다. 만일 내강이 좁아 어려움이 있는 경우 dilator 등을 혈관내에 위치시켜 두면 실수를 방지하는데 도움이 된다.

⑫ 다음 문합할 분지와 방향 및 거리를 맞추어 ④에서 ⑪까지를 반복한다.

6. 우간정맥과 재건한 중간정맥을 하나로 문합하는 경우

우간 정맥과 재건한 중간정맥을 하나의 개방구로 만드는 경우 bench surgery시간이 좀 더 길어지나, 대신 한번에 모든 정맥을 문합할 수 있고, 재관류 직후부터 중간정맥 재건시까지 발생하는 우전구역의 울혈을 피하고 가끔은 그로 인한 절단면이나 중간정맥 재건부위에서의 불필요한 출혈을 피할 수 있다. 또한 이 때 중간정맥의 전면을 인위적으로 크게 만들어 주면 우간정맥의 출구도 넓어지는 효과가 생겨 간이 재생되면서 발생할 수 있는 outflow obstruction의 위험을 감소시킬 수 있다.

이 때 우간정맥의 전면과 재건한 중간정맥의 후면은 느슨하지 않도록 매우 가깝게 문합을 해 주어 간에 바짝 붙도록 만들고, 반대로 재건한 중간 정맥의 전면은 후면에 비해서 1.5-2배 가량 길어지도록 만들어 주면 재관류후 대정맥의 압력으로 인

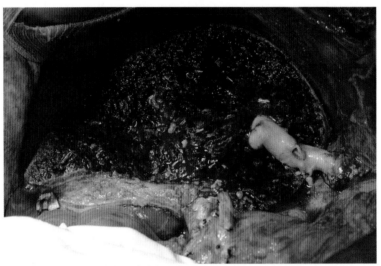

그림 1. 동결보존 장골 정맥을 이용하여 중간정맥 재건 후 수혜자의 중간-좌간 정맥 합류부에 연결한 모습. 재건된 중간정맥에 혈류가 재개 되었을 때 뒤틀림 없는 정렬이 될 수 있도록 문합시 주의를 기울여야 한다.

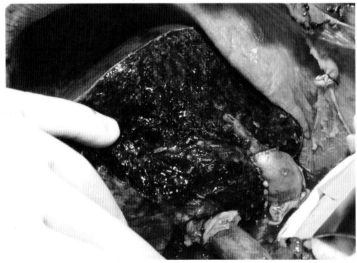

그림 2. 동결보존 장골 정맥을 이용하여 중간 정맥과 우간 정맥의 개구부를 하나로 만들면서 동시에 전벽을 크게 디자인하여 대정맥에 연결한 상태에서 재관류한 후의 모습.(비디오 참조)

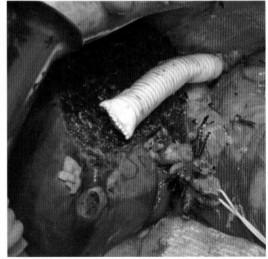

그림 3. 인조혈관을 이용하여 중간정맥을 재건한 모습.

해 자연히 부풀어 나면서 전체적인 정맥의 내강이 넓어지는 효과를 가져올 수 있다(비디오 참조).

7. 재관류 후 재건된 중간 정맥의 모습(그림 1, 2, 3)

① 동결보존된 장골 정맥을 이용하여 중간정맥 재건 후 수혜자의 중간-좌간 정맥 합류부에 연결한 모습(그림 1).

② 동결보존된 장골정맥을 이용하여 중간정맥과 우간정맥의 개구부를 하나로 만든 후 문합한 후의 모습(그림 2).

③ PTFE를 이용하여 중간정맥 재건 후 문합한 모습(그림 3).

Tip

1. 수술 후 초기 2주 동안 재건된 정맥이 막히지 않고 유지되는 것이 중요하다.
2. 중간정맥으로 들어가는 분지의 직경이 5 mm이상인 경우에는 재건을 해주는 것이 안전하다.
3. 재건에는 여러가지 요소들을 고려해야 하고, 다양한 방법이 있으므로 기증자와 수혜자 수술팀간에 긴밀한 의사 소통이 필수적이다.

참고문헌

1. Lee S, Park K, Hwang S, Lee Y, Choi D, Kim K, et al. Congestion of right liver graft in living donor liver transplantation. Transplantation 2001;71(6):812-4

2. Chen HL, Tsang LL, Concejero AM, Huang TL, Chen TY, Ou HY, et al. Segmental regeneration in right-lobe liver grafts in adult living donor liver transplant. Clin Transplant 2012;26(5):694-8

3. Hwang S, Lee SG, Park KM, Kim KH, Ahn CS, Lee YJ, et al. Hepatic venous congestion in living donor liver transplantation: preoperative quantitative prediction and follow-up using computed tomography. Liver Transpl 2004;10(6):763-70

4. Hwang S, Lee SG, Ahn CS, Park KM, Kim KH, Moon DB, et al. Cryopreserved iliac artery is indispensable interposition graft material for middle hepatic vein reconstruction of right liver grafts. Liver Transpl 2005;11(6):644-9

5. Hwang S, Jung DH, Ha TY, Ahn CS, Moon DB, Kim KH, et al. Usability of ringed polytetrafluoroethylene grafts for middle hepatic vein reconstruction during living donor liver transplantation. Liver Transpl 2012;18(8):955-65

6. Cattral MS, Greig PD, Muradali D, Grant D. Reconstruction of middle hepatic vein of a living-donor right lobe liver graft with recipient left portal vein. Transplantation 2001;71(12):1864-6

7. Sugawara Y, Makuuchi M, Akamatsu N, Kishi Y, Niiya T, Kaneko J, et al. Refinement of venous reconstruction using cryopreserved veins in right liver grafts. Liver Transpl 2004;10(4):541-7

Chapter 5

수혜자 전간절제술

| 🖊 이광웅, 정재홍, 📹 이광웅, 📹 주종우 |

1. 개요

　수혜자 전간절제술은 간이식 수술을 위해 기존의 병든 간을 제거하는 과정으로 간경화로 인해 우회 혈관이 많고 출혈경향이 있기 때문에 신속하고 정확한 술식이 요구되며, 또한 이식편의 성공적인 혈관 및 담도 문합을 위해 충분한 해부학적 지식을 필요로 한다. 특히 생체 부분 간이식 수술의 경우 수혜자의 간문부 처리시 충분한 길이의 담도 및 혈관을 얻기 위해 수혜자 간문부를 처리할 때 가능한 한 충분한 길이로 박리해야 하며, 특히 담도 박리시 담도로 공급되는 혈류의 손상을 피하는 것이 매우 중요하다. 생체 부분 간이식 수술 후 담도 합병증의 발생빈도는 보고자에 따라 16%에서 많게는 67%까지 보고되고 있는데, 이를 줄이기 위한 노력으로 담도의 충분한 혈류 공급을 위해 간문부의 구조물을 각각 박리하지 않고 클램프로 한꺼번에 차단한 뒤 간내 구역에서 절단하는 '고위 간문부 박리술' 이 개발되었다. 이번 장에서는 이러한 간문부 처리에 초점을 두어 몇 가지 술식을 소개하고자 한다.

2. 수술 방법

1) 절개 방법

　일반적으로 양측 늑골하 절개와 중앙 상부 확장절개가 시야확보에 유리하여 널리 이용되고 있으며, 역 L자 절개만으로도 충분한 시야가 확보될 수도 있다. 간혹 간경화가 심한 경우 우회 혈관들의 발달로 피부 절개 도중 심한 출혈이 있을 수 있어 주의가 필요하며, 간원인대가 재 개통되어 있는 경우에 절개 도중 결찰 절제하게 되면 문맥압이 올라가게 되기 때문에 되도록 손상을 주지 않도록 주의해야 한다.

2) 간의 유동화

　간부하대정맥의 위쪽 끝에서 3개의 간정맥 유입부를 충분히 박리한뒤, 좌간의 유동화를 먼저 시행한다. 좌엽을 아래로 견인하면서 좌관상간막과 삼각간막을 절제한다. 이때 좌삼각간막은 반드시 결찰한 뒤에 절제하도록 한다. 이후 소망을 절개하여 좌간을 충분히 유동화 시킨다. 이후 우간을 아래쪽으로 내리면서 우관상상간막, 삼각간막을 절제하고 간신막간을 순차적으로 절제한뒤, 무장막 구역을 박리하면 하대정맥의 우측벽이 노출된다. 하대정맥과 간사이의 단간정맥을 미측에서 두측으로 그리고 우측에서 좌측으로 순차적으로 결찰 절제를 시행한다. 이 과정에서 하대정맥의 좌측에 위치한 단간정맥을 무리하게 처리할 빌요는 없으며, 간분부 및 우간정맥을 절단하고 충분한 시야를 확보한 뒤에 처리하는 것이 안전하다. 마지막으로 중, 좌간 정맥을 처리하게 되면, 수혜자 전간절제술이 완료된다.

3) 간문부 처리

(1) 고식적 간문부 박리술

간경화가 진행된 경우 우회 혈관의 발달로 인해 출혈량이 많을 수 있으므로 주의해야 하며, 이식편의 성공적인 문합을 위해서는 충분한 길이의 혈관이 필요하기 때문에, 좌우 간동맥과 문맥을 가능한 한 충분히 길게 박리하는 것이 필요하다. 특히 담도 박리시에는 담도로 공급되는 혈관이 손상 받지 않도록 하는 것이 담도 합병증을 줄이는데 매우 중요하며, 문합 시 긴장이 걸리지 않도록 충분한 길이를 확보하는 것 또한 중요하다. 우선 간십이지장 인대를 촉지하여 간동맥의 주행을 확인한 뒤, 좌연을 박리하여 고유간동맥 및 좌간동맥을 길게 노출 시킨다. 고유간동맥을 완전히 박리한 다음 vessel loop로 걸어놓고, 다음으로 우간동맥의 기시부를 확인하여 우간동맥을 vessel loop으로 걸어놓은 뒤 좌우 간동맥을 충분한 길이로 박리한다. 이 과정에서 동맥을 무리하게 잡아당기는 조작은 내막 손상으로 인한 동맥 혈전증의 위험을 높힐 수 있으므로 피해야한다. 우간 동맥을 박리하다보면, 문맥의 앞면이 노출되고 문맥 벽을 따라 조심스럽게 박리한 뒤 vessel loop으로 걸어놓고, 이어서 총담관을 박리하여 vessel loop으로 걸어놓는다. 이후 각 구조물들은 최대한 간측으로 박리하여 문합시 용이하도록 한다(그림 1).

(2) 고위 간문부 박리술(High hilar dissection technique)

간문부의 박리를 개별적으로 시행하지 않고 간십이지장인대 전체를 충분히 큰 혈관 클램프로 차단한 뒤에 간문판을 박리하여 2차 분지 이상의 글리슨지를 절단한다. 간십이지지장 인대 전체를 차단할 때 간동맥의 손상이 발생하지 않도록 주의해야 하며, 가능한 한 두측에서 차단해야 한다. 고위 간문부 박리술의 가장 큰 장점은 혈관이 손상되지 않은 건강한 담관을 2차분지 이상의 수준에서 확보할 수 있어 담관 문합시 유리하는 것이다(그림 2). 뿐만 아니라, 간문맥도 2차분지 수준에서 확보가 가능하기 때문에, 생체 부분 간 이식술에서 기증자의 간문맥이 우전문맥분지와 우하문맥분지가 각각 따로 구득되는 경우, 수혜자의 간문맥을 Y-graft로 이용하여 문맥 문합 시 비틀리는 현상을 극복할 수 있다.

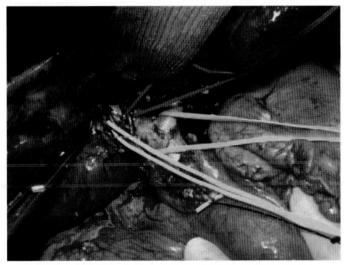

그림 1. 고전적 간문부 박리술. 간동맥, 간문맥이 완전히 박리된 모습

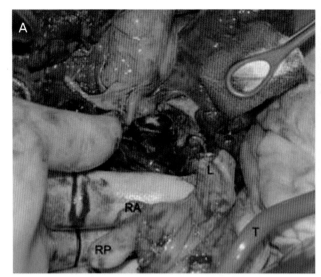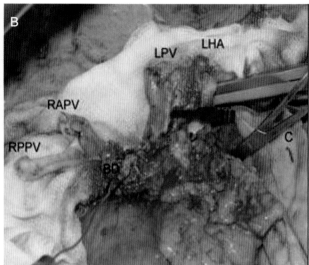

그림 2. 고위 간문부 박리술. A: 2차분지 이상의 글리슨지를 절단한 모습 B: 절단후 문맥 및 동맥을 각각 박리한 모습

(3) 변형된 고위 간문부 박리술(Modified high hilar dissection technique)

① 간문맥 보존 고위 간문부 박리술(Whole-flow preserving HHD)

상황에 따라 간 공여자 수술이 지연되는 경우가 발생할 수 있는데, 이러한 경우에 고위 간문부 박리술을 적용하는 것은 제한이 따른다. 고위 간문부 박리술의 가장 큰 단점은 간문맥 유입부를 통째로 차단한 뒤에 절단하기 때문에 장 울혈 등 문맥압 항진에 의한 현상이 발생할 수 있다는 점이다. 특히 우회혈관의 발달이 별로 없는 경우에는 그 정도가 더욱 심해 폐복이 불가능한 경우가 발생할 수 있는데, 이러한 문제점을 극복하기 위해 간문맥의 혈류를 유지하면서 고위 간문부 절제술을 시행하는 방법이 Soejima 등에 의해 소개되었다. 간문부를 처리하는데 있어 담도와 간동맥은 그대로 두고 간문맥만을 충분히 박리하는 방법으로 문맥 벽을 따라 박리하는 것이 중요하다. 양측 간문맥이 충분히 박리되었다면, 간문판 수준에서 담도와 간동맥을 절단한다. 양측 간문맥을 통한 혈류가 완전히 보전되어 있으므로, 공여자 수술 상황에 따라 얼마든지 유연한 대처가 가능하다.

② 좌측 혈류 보존 고위 간문부 박리술(Left-flow preserving HHD)

좌측 혈류 보존 고위 간문부 박리술은 전술한 고위 간문부 박리술과 간문맥 보존 고위 간문부 박리술의 장점만을 취한 술식이다. 우선 큰 혈관겸자로 간십이지장 인대 전체를 전술한 방법대로 차단한 뒤 우측 글리슨지만을 걸어두고 견인하면서 적당한 크기의 혈관겸자로 차단한뒤 2차분지 이상의 우측 글리슨지를 절단한다(그림 3). 이 술식의 가장 큰 장점은 고위 간문부 박리술과 비슷한 길이의 건강한 담도를 확보할 수 있다는 점이며, 또 다른 장점은 우간정맥을 절단 할 수 있기 때문에 하대정맥의 좌측에 위치하고 있는 단간정맥을 안전하게 처리할 수 있다는 점이다(그림 4). 또한 좌간문맥, 중 및 좌간정맥을 통해 혈류가 유지되기 때문에 공여자 수술 상황에 맞추어 유연하게 대처할 수 있다.

3. 문맥 혈전 박리술

문맥 혈전은 진행된 간경화 환자에서 종종 발견되며, 혈류가 유지되면서 짧은 분절의 문맥 혈전은 대개 간문맥 절단 후 혈전을 조심스럽게 잡고 문맥벽을 외전시켜 혈전을 제거하는 방법으로 제거할 수 있다. 혈전을 완전히 다 제거할 필요는 없으며,

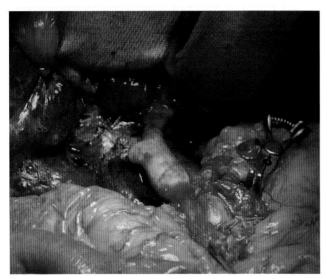

그림 3. 우측 간문맥을 결찰한 모습

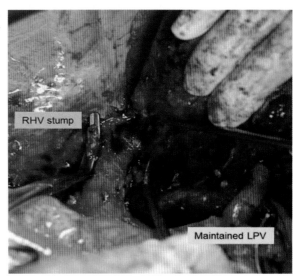

그림 4. 우간정맥 절단 후 하대정맥과 미상엽을 완전히 분리하고 있는 모습

약해진 문맥벽이 찢어질 수 있으므로 세심한 조작이 필요하다. 간혹 문맥 혈전이 상행 장간막 정맥에서부터 간문맥까지 발생한 경우가 있는데, 이러한 경우에는 대망을 절개하고 췌장의 하연과 대장간막사이를 박리하여 상행 장간막 정맥을 찾고 대장간막과 십이지장 및 췌두부를 충분히 박리하면, 상행 장간막 정맥의 앞면과 측면이 충분한 길이로 노출되게 된다. 이후 Vessel loop로 상행 장간막 정맥을 위, 아래로 걸어놓고 정맥 절개를 시행하여 문맥 혈전을 조심스럽게 제거한다.

4. 수술 중 발생하는 출혈에 대한 대처 및 예방

전술한 것처럼 대부분 간경화가 동반되어 있기 때문에 우회혈관의 발달과 응고 장애로 인해 쉽게 출혈하는 경향이 있다. 우측 무장막 구역에 아래 횡경막 동맥이 노출되는 경우가 있는데 여기서 출혈하는 경우 전기 소작기등으로 지혈하게 되면, 지연 출혈할 수 있으므로 4-0 prolen 등으로 봉합 결찰하는 것이 안전하다. 단간정맥을 처리하는 도중 대량 출혈을 하는 경우가 있는데, 출혈로 인해 시야가 확보되지 않은 상태에서 무리하게 결찰을 시도하는 것은 더 큰 출혈을 야기할 수 있으므로, 먼저 출혈 부위를 손가락으로 누르고 간으로의 유입 혈류를 차단한 뒤에 주변부위를 박리하여 공간을 확보하고 하대정맥에서 출혈되는 부위를 봉합 결찰하는 것이 안전하다.

5. 결론

수혜자 전간절제술은 단순히 병든 간을 제거하는 술식이 아니라, 새로운 간을 이식하기 위한 전 단계이기 때문에 공여자 수술의 상황과 수혜자 상황에 따라 유연하게 이루어져야 한다. 수혜자의 우회혈관 발달 정도 및 공여자 수술의 지연 여부에 따라 간문맥을 차단할 수 있는 시간이 달라지며, 공여자의 담도 상태 및 혈관 상태에 따라 또는 간암이 있는 경우 간문부 근처에 위치하는지에 따라 간문부 처리의 방법이 달라질 수 있다. 따라서 상황에 따른 다양한 술식이 적용되어야 하며, 공여자 수술자와도 적절한 의사소통이 반드시 필요하다.

참고문헌

1. Lee KW, Joh JW, Kim SJ, et al. High hilar dissection: New technique to reduce biliary complication in living donor liver transplantation. Liver Transpl 2004 Sep;10(9):1158-62

2. Soejima Y, Fukuhara T, Morita K, et al. A simple hilar dissection technique preserving maximum blood supply to the bile duct in living donor liver transplantation. Transplantation. 2008 Nov 27;86(10):1468-9

3. Yi NJ, Suh KS, Cho JY, et al. In adult-to-adult living donor liver transplantation hepaticojejunostomy shows a better long-term outcome than duct-to-duct anastomosis. Transpl Int. 2005 Nov;18(11):1240-7

4. Soejima Y, Taketomi A, Yoshizumi T, et al. Biliary strictures in living donor liver transplantation: Incidence, management and technical evolution. Liver Transpl 2006 Jun;12(6):979-86

5. Launois B, Jamieson GG. The importance of Glisson's capsuleand its sheaths in the intrahepatic approach to resection of the liver. Surg Gynecol Obstet 1992;174:7-10

6. Lee KW. Tailored recipient hepatectomy using high hilar dissection (HHD). International Congress of ILTS; July 2014

Chapter 6

간정맥 및 문맥 재건

| ◢ 문덕복, 이승규 |

1. 간정맥 재건

성공적인 간이식이 되기 위해서는 이식된 간이식편으로 간동맥과 간문맥을 통해 적절한 유입혈류가 있어야 하고, 그 배출로인 간정맥을 통해 유입혈류가 원활하게 빠져나가야 한다. 간이식편의 간정맥에 대한 Back-table 수술과 수혜자의 간정맥 부위에 대한 적절한 문합전 혈관성형(venoplasty)과 문합을 병행될 때, 충분히 넓은 간정맥 배출로가 만들어 지고 수술 후 간정맥혈류의 배출장애로 인한 이식편의 기능장애가 최소화 될 수 있다.

1) Back-table 술식

(1) 변형우간 이식편

우측간정맥의 직경이 3.5~4 cm 이상 충분하지 않은 경우라면 간정맥 확대성형술(augmentation hepatic venoplasty)을 시행해 주는 것이 좋다. 그 방법으로는 여러가지가 제안될 수 있지만 기본적으로 가장 중요한 것은 우측간정맥의 하단을 간실질의 일부를 포함해서 절단한 다음, 수혜자로부터 구득한 bisected great saphenous vein (GSV)을 – 복재대정맥(GSV)을 수압을 이용해 확장시킨 후 종으로 절단한 것 – patch로 이용하여 간정맥 확대성형술을 해 주는 것이다. 이렇게 함으로써 4 cm 이상의 직경을 가진 큰 우측간정맥을 만들 수 있고, 이식 후 간이식편의 재생으로 간이 커질 때 발생할 수 있는 간정맥의 꺾임과 협착를 최소화 할 수 있다(그림 1). 간정맥 확대성형술에 patch로 이용할 수 있는 다른 혈관으로는 수혜자의 제대부 간문맥이나 뇌사자로부터 구득한 장골정맥이 주로 이용될 수 있고 때로는 뇌사자 동맥혈관이나 PTFE 등 인조혈관벽도 이용될 수 있다. 수술방법은 patch의 종류에 따라 크게 다르지 않으므로 편의상 bisected GSV를 patch로 이용하는 방법을 기본으로 기술하고자 한다.

간이식편을 구득할 때, 특히 복강경을 이용하는 경우 간실질 밖으로 노출된 우측 간정맥이 너무 짧아 수혜자에서 바로 단단 문합을 시행하기가 어려운 경우가 종종 있을 수 있다. 이런 경우에는 앞서 기술한 간정맥 확대성형술과 병행하여 우측간정맥에 새로운 혈관벽(fencing)을 만들어 주면 충분한 stump 길이가 확보되어 수혜자에서 크고 쉬운 간정맥 문합술이 가능하다(그림 2).

직경 5 mm 이상의 단간정맥이 1개 이상 있는 경우, 중간정맥분지들과 마찬가지로 재건이 필요한데, 한 개만 있을 때는 우간정맥에서 시행한 것과 마찬가지로 간정맥 확대성형술을 시행해 줌으로써 이식 후 정맥배출로 장애를 줄일 수 있다. 이때 공

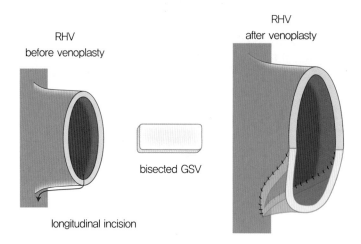

그림 1. Back-table에서 공여자 우간정맥성형술. 우간정맥 하단에 간실질부위까지 종절개를 한 다음, 절개한 복재대정맥을 patch로 이용하여 정맥성형술을 시행한다. RHV,우간정맥; venoplasty, 정맥성형술; bisected GSV, 절개된 복재대정맥; longitudinal incision, 종절개.

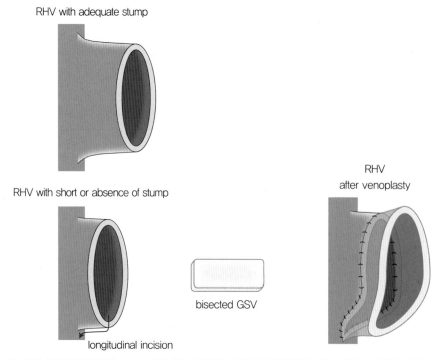

그림 2. Back-table에서 공여자 우간정맥 stump가 짧거나 거의 없는 경우의 정맥성형술. 우간정맥의 하단을 간실질까지 종절개한 후 절개한 복재대정맥을 이용하여 우간정맥 전체애 fence를 만들어 줌으로써 적당한 길이의 stump를 가진 확대된 우간정맥이 만들어진다.

여자 수술 시 박리로 인해 얇아진 혈관벽의 취약한 부위가 어디인지, 그리고 stump가 너무 짧아 수혜자에서 문합이 곤란할 가능성도 고려해 단간정맥의 상, 하, 전, 후 어느 쪽이든 간실질을 일부 포함해 절개후 patch plasty 혹은 fencing을 시행함으로써 이식편의 단간정맥을 크고 적절한 stump 길이를 가진 것으로 만들어 줄 수 있다. 두 개 이상의 단간정맥이 있을 때는, 각각의 충분한 직경과 거리로 떨어져 있는 경우 수혜자의 하대정맥에 각각 문합하는 것이 가능하다. 그러나 실제로 그 적응증이 뇌는 경우가 많지 않고, 수혜자의 간절제 후 만들어진 공간이 공여자의 공간과 상이한 경우에 기술적 실수가 발생할 개연성이 증가하고, 또한 간의 재생에 따른 하대정맥의 displacement와 단간정맥 문합부의 꺾임때문에 정맥배출장애가 발생할 가능성이 증가한다. 그 대안으로 여러 개의 단간정맥이 나오는 경우 앞서 기술한 간정맥 확대성형술과 fencing 등을 이용해 한 개의 큰 공통관을 back-table에서 만들어 줌으로써 수혜자에서 문합이 용이하고 수술 후에도 정맥배출장애를 줄일 수 있다(그림 3).

(2) 확대우간 이식편

원활한 정맥혈류 배출을 위해 우간정맥과 중간정맥, 두 개의 큰 정맥에 대한 back-table 술식이 필요한데, 각각 문합을 시행하고자 할 경우는 변형간우엽의 이식시와 그 과정과 방법이 거의 동일하므로 추가 기술은 생략한다. 다만 중간정맥의 stump를 충분한 길이로 만들어 주어 수혜자의 좌간 및 중간정맥 공통관에 쉽게 문합할 수 있도록 만들어 준다.

만약 All-in-one 방법으로 한 개의 큰 공통관을 만든 후 수혜자에서 간정맥 문합을 시행하는 경우는 back-table에서 우간정맥과 중간정맥 사이에 혈관 patch를 이용해 bridge를 만든 후 RHV의 후벽을 제외한 부위에 bisected GSV와 같은 혈관을 이용한 fencing을 통해 전벽을 길게 만들어 줄 수 있다. 수혜자에서 문합시 지나친 긴장이 걸리지 않게 함으로써 문합을 쉽고 안전하게 할 수 있을 뿐만 아니라 문합부위의 상하 및 전벽쪽으로 큰 pouch 모양이 형성됨으로써 이식후 간의 급격한 재생에 따른 간정맥 배출로 폐색의 가능성을 최소화 할 수 있다(그림 4). 홍콩 그룹의 경우 우간정맥과 중간정맥 사이에 혈관 patch없이 상하 양쪽에 corner suture로 approximation후 중간에 간실질을 포함하여 횡으로 절개후 다시 approximation 해 줌으로써 큰 삼각형 모양으로 한 개의 공통간을 만들어 주고 따로 전벽을 길게 만들어주는 fencing은 시행하지 않는다. 하나의 공통간을을 크게 만들어주는 것은 전자와 같은 개념에 입각한 것이지만, 특히 공여자에게 4번 간분절로부터 중간정맥 근위부로 유입되는 큰 산성맥을 보존하는 방식으로 확대우엽이식편을 구득한 경우 우간정맥과 중간정맥 사이의 간격이 많이 떨어져 혈관 patch 없이 하나의 공통관을 만들기가 어렵고 수혜자에서 간정맥 문합시 지나친 tension으로 인해 혈관벽이 찢어져 문합을 할 수 없는 최악의 상황이 발생할 수도 있다(그림 5).

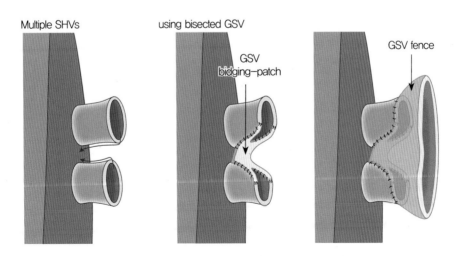

그림 3. Back-table에서 다발성 단간정맥을 가진 우엽간 이식편의 정맥성형술. 각각의 간정맥에 절개창을 시행한 후 bridging-patch를 이용한 plasty후 절개한 복재대정맥을 이용하여 추가로 fencing을 시행하여 하나의 큰 개구부 를 갖는 단간정맥을 만들어 준다. multiple SHVs, 여러개의 단간정맥; GSV bridging patch, 복재대정맥을 사용한 bridging-patch; GSV fence, 복재대정맥을 사용한 혈관벽을 만들어주는 것.

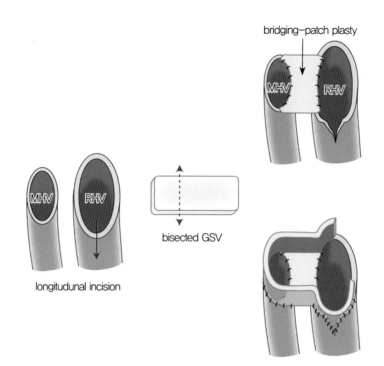

그림 4. Back-table에서 확대우엽 간이식편의 중간정맥과 우간정맥의 성형술. 절개한 복재대정맥을 이용해 우간정맥과 중간정맥사이에 bridging-patch 성형술을 시행한 후, 우간정맥의 후벽을 제외한 부위에 추가로 fence를 만듦으로써 하나의 큰 정맥 공통 개구부를 만들어 준다. MHV, 중간정맥; RHV, 우간정맥

(3) 좌간 이식편

좌간 이식편을 단독으로 혹은 dual-graft를 이용한 간이식을 하는 경우 우간을 이용한 간이식에 비해 이식편의 위치를 안정된 위치로 지지해줄 수 있는 환경이 미흡하므로 간정맥 배출로에 문제가 생길 가능성이 높다. back-table에서 간정맥 확대 성형술(hepatic vein augmentation venoplasty)을 시행하여 간정맥 배출로의 합병증을 줄이려는 노력이 필수적이다.

소아간이식의 경우 소아의 하대정맥 자체의 크기가 작기 때문에 수혜자에서 우간정맥-중간정맥-좌간정맥의 격막을 절제하

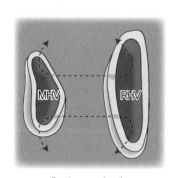
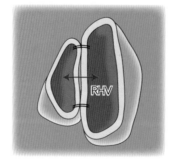
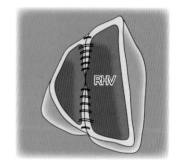

direct approximation
sutures without patch plasty

transverse incision
including parenchym

Triangular shape
common opening

그림 5. 홍콩그룹의 Back-table에서 확대우엽 간이식편의 중간정맥과 우간정맥의 정맥성형술. 우간정맥과 중간정맥사이에 patch plasty없이 양쪽에 suture로 당겨붙인 다음, 중앙에 간실질을 포함해서 횡절개를 시행후 interrupted suture를 시행함으로써 삼각형모양의 하나의 큰 정맥 개구부가 형성되지만, 우간정맥의 후벽을 제외하고는 stump 길이가 충분하지 못하다. MHV, 중간정맥; RHV, 우간정맥; direct approximation sutures without patch plasty, patch 정맥성형술 없이 suture로 직접 당겨붙이는 것; transverse incision including parenchym, 간실질을 포함한 횡절개; Triangular shape common opening, 삼각형 모양의 공통 개구부

고 하나의 큰 공통간을 만들어야 하지만, 성인으로부터의 좌엽 간이식편은 간정맥이 크기가 상대적으로 충분하기 때문에 back-table에서 특별한 혈관 성형술 없이 그대로 문합하는 경우가 대부분이다.

성인간이식의 경우 좌간 이식편 단독 생체간이식인 경우 충분히 큰 크기로 간정맥을 문합해주는 것이 수술후 간정맥배출로의 장애를 줄이는데 매우 중요하다. 따라서 수혜자의 우간정맥-중간정맥-좌간정맥을 이용한 공통간에 직접 문합할 수 있도록 하는 것이 좋은데, 그 크기에 맞게 좌엽 이식편의 간정맥에 bisected GSV 등 혈관 patch를 이용한 확대정맥성형술을 시행하여야 한다. 중간정맥쪽 귀퉁이만 절개하거나 중간정맥과 좌간정맥 양쪽 귀퉁이들에 모두 절개 후 간정맥 확대성형술을 시행할 수 있는데, 수혜자의 간정맥 공통간이 너무 크거나 좌간 이식편의 간정맥의 stump가 너무 짧은 경우엔 fencing을 병행함으로써 충분한 길이와 넓이를 가진 간정맥 stump를 만들어 줄 수 있다(그림 6).

두개의 좌간 이식편을 이용한 Dual-graft 생체간이식인 경우 각각의 좌엽 이식편의 간정맥은 횡직경이 최소한 3 cm 이상이 되도록 중간-좌간정맥 공통간에에 patch나 fencing을 이용한 간정맥 확대성형술을 시행하여야 한다.

2. 수혜자 수술

원활한 간정맥 혈류의 배출을 위해서는 back-table 술식과 마찬가지로 수혜자의 우간정맥, 중간 및 좌간정맥 공통간, 그리고 하대정맥에 각각 적합한 venoplasty를 시행하는 것이 필요하다. 이 과정을 통해 간정맥 문합부의 직경을 크게 만들어 줄 수 있을 뿐만 아니라 실제 수술과정에 맞닥뜨리는 다양한 악조건에서도 engraftment시 간정맥의 문합 과정을 좀더 쉽고 안

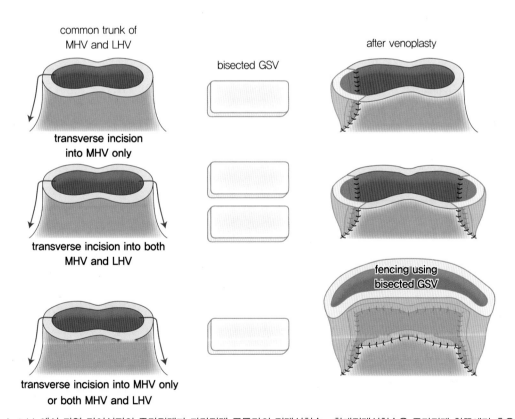

그림 6. Back-table에서 좌엽 간이식편의 중간정맥과 좌간정맥 공통간의 정맥성형술. 확대정맥성형술은 중간정맥 한쪽에만 혹은 중간정맥과 좌간정맥 양쪽에 시행할 수 있다. Fencing은 간정맥 stump가 너무 짧거나 여러개의 간정맥 개구부가 나온 경우에 적절한 길이의 stump를 가지는 하나의 큰 정맥 개구부를 만드는데 유용하다. common trunk of MHV and LHV, 중간정맥과 좌간정맥 공통간; bisected GSV, 절개된 복재대정맥; after venoplasty, 정맥성형술후; transverse incision into MHV only, 중간정맥쪽에만 횡절개; transverse incision into both MHV and LHV, 중간정맥과 좌간정맥 양쪽에 횡절개

전하게 수행할 수 있다. 그 결과 술자에게 간정맥 배출로과 관련된 기술적 합병증을 최소화 시킬 수 있다.

1) 변형우간 이식편

Back-table 술식을 마친 변형우간 이식편은 원활한 간정맥 혈류의 배출을 위해 우간정맥과 직경 5mm 이상의 단간정맥, 그리고 전구역의 정맥배출로서 직경 5mm 이상인 중간정맥 분지를 재건한 간치 중간정맥들을 각각 수혜자에서 재건하여야 한다.

수혜자의 우간정맥은 기본적으로 간이식편의 우간정맥보다 크게 만들어 주는 것이 좋은데, 통상 우간정맥의 하방에 종으로 하대정맥 벽을 포함하여 절개함으로써 그 크기를 조절하는 방법을 흔히 이용한다(그림 7). 만약 간이식편이 수혜자의 간을 제거한 후에 만들어진 우상복부 공간보다 크거나 간이식편의 우간정맥과 수혜자의 우간정맥이 각각 하대정맥의 횡단면에 대해 유입되는 위치가 상이한 경우라면, 우간정맥 하방의 종절개만으로는 간정맥 배출로 장애를 최소화하기 어려운 경우가 생길 수 있다. 그 대안으로 수혜자의 우간정맥의 하방과 전벽에 각각 하대정맥 벽에 종절개와 횡절개를 해줌으로써 우간정맥의 모양을 타원형에서 좀더 구형으로 만들 수 있어 간정맥배출로 장애를 좀 더 줄일 수 있다. 하지만 이 방법은 간정맥 문합시 지나친 긴장(tension)이 걸릴 수 있고 혈관벽이 찢어지는 심각한 문제가 발생할 가능성 때문에 안전하지 않으므로 추가로 절개된 하대정맥벽에 bisected GSV 등을 이용하여 fencing을 해주는 것이 도움이 될 수 있다. 그 결과 수혜자 우간정맥 개구부의 전벽 아래쪽 1/2과 후벽 아래쪽 1/2~1/3 정도까지 건강한 혈관벽으로 적당한 stump 길이를 가진 새롭고 커진 우간정맥은 간이식편의 우간정맥과 쉽고 안전하고 큰 문합을 가능하게 해준다(그림 8).

단간정맥의 문합은 수혜자 하대정맥의 부합하는 위치에 단간정맥보다 조금 더 크게 절개한 후 문합을 진행하면 되는데, 이때 하대정맥벽의 일부를 절제하는 것이 개구부를 좀더 구형으로 만들 수 있어 정맥배출로 장애를 줄일 수 있다. 수술시야가 나쁠 경우 수혜자의 하대정맥에서 단간정맥과 부합하는 위치를 정하는 것이 어려울 수 있다. Engraftment를 시작하기 전에 간이식편의 우간정맥 상단에서 단간정맥의 중심까지의 거리를 측정하고 하대정맥 groove에서 전후로 위치한 정도를 확인한 후 수혜자의 하대정맥벽에 동일한 거리에서 그 횡단면의 부합하는 위치에 미리 표식을 해두는 것이 정확한 위치를 선정하는데 많은 도움이 될 수 있다.

중간정맥의 문합은 5번과 8번 분절 간정맥을 재건한 간치정맥(interposition graft)을 수혜자의 중간 및 좌간정맥 공통간에 문합하는 것이 많이 시행되는 방법이지만, 수혜자가 이전에 좌측 간을 절제한 병력이 있는 salvage 간이식의 경우라면 좌간정

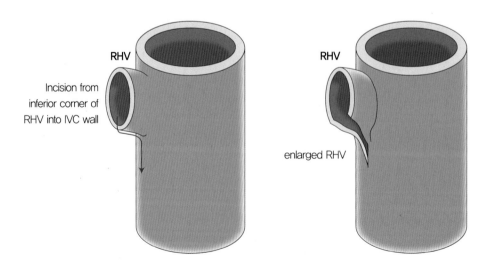

그림 7. Engraftment전에 수혜자에서 우간정맥 성형술. 우간정맥의 하단에서 하대정맥벽까지 절개하여 큰 정맥 개구부를 만든다. RHV, 우간정맥; incision from inferior corner of RHV into IVC wall, 우간정맥 하단에서 하대정맥벽쪽으로 절개; enlarged RHV, 확대된 우간정맥

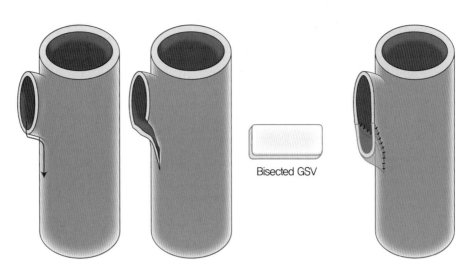

그림 8. Engraftment전에 수혜자에서 절개된 복재대정맥을 이용한 우간정맥 성형술. 우간정맥에서 하대정맥벽까지 종절개를 시행하여 큰 개구부를 만들어 준 다음, 절개된 복재대정맥을 이용하여 patch plasty를 시행하여 적당한 stump 길이를 갖는 새로운 우간정맥개구부를 만들어 줄 수 있다. bisected GSV, 절개된 복재대정맥

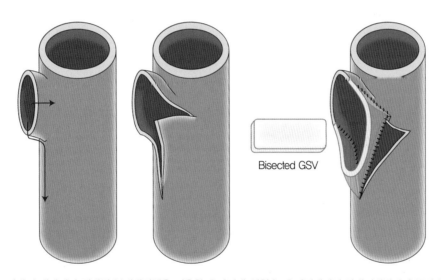

그림 9. Engraftment전에 수혜자에서 절개된 복재대정액을 이용한 우간정맥 성형술. 우간정맥에서 하대정맥벽까지 종절개 및 횡절개를 시행하여 원형모양의 큰 개구부를 만들어 준 다음, 절개된 복재대정맥을 이용하여 patch plasty를 시행하여 적당한 stump 길이를 갖는 새로운 우간정맥 개구부를 만들어 줄 수 있다. RHV, 우간정맥; bisected GSV, 절개된 복재대정맥

맥이 없고 중간정맥 또한 정맥 배출로 이용하기 곤란한 경우가 발생할 수 있다. 이러한 경우 하대정맥의 전측벽에 무하하는 것이 안가시 방법이 될 수 있고, 다른 방법으로는 확대우엽 이식편에서처럼 back-table에서 우간정맥과 중간정맥 간치정맥을 quilt venoplasty를 이용하여 하나의 큰 개구부로 만든 후 수혜자에서 우간정맥을 종 및 횡방향으로 각각 하대정맥벽을 충분히 절개 혹은 절제하고 정맥 문합을 시행할 수 있다. 수혜자에서 간정맥 문합시 앞서 홍콩그룹의 확대우엽 이식시 보고된 것처럼 지나친 긴장이 문합부위에 걸려 혈관벽이 찢어져 문합을 할 수 없는 최악의 상황이 발생할 수 있기 때문에 미리 수혜자에서 절개 혹은 절제로 크게 만들어진 우간정맥 개구부의 전벽에 bisected GSV로 fencing을 해주면 좀더 안전한 문합이 가능하다(그림 9). 이때 수혜자에서 충분히 큰 간정맥 개구부를 만들어 주기 위해 그 상하로 하대정맥의 total clamping이 필요할

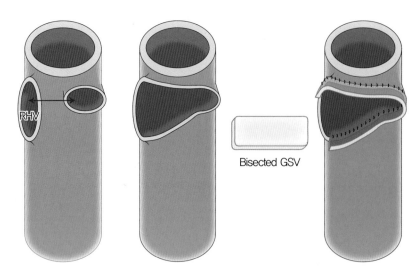

Bisected GSV

그림 10. 확대우간 이식편의 Engraftment를 위한 수혜자 간정맥 성형술. 우간정맥에서 중간정맥 혹은 좌간정맥까지 횡절개를 시행하여 큰 개구부를 만든 후 우간정맥의 후벽을 제외한 전벽에 bisected GSV를 이용한 fencing을 시행함으로써 문합시 지나친 긴장을 피하고 dome형태의 큰 정맥 배출로가 형성 되도록 한다.

수 있는데 정맥-정맥 우회로술을 적용하는 것이 수술의 원활한 진행에 도움된다.

2) 확대우간 이식편

우간정맥과 중간정맥을 각각 문합하는 경우라면 변형우간에서 우간정맥과 중간정맥 간정맥을 문합하는 것과 그 방법이 동일하다.

만약 back-table에서 all-in-one 방법으로 한 개의 큰 공통간을 만든 후 수혜자에서 간정맥 문합을 시행하는 경우라면 간정맥 유입부의 상하 하대정맥의 clamping과 정맥-정맥 우회로(bypass)를 설치한 후 간이식편의 간정맥 공통간의 종 및 횡방향 직경을 측정한 다음 수혜자의 우간정맥에 종 및 횡방향으로 하대정맥벽을 절개하는데, 경우에 따라서 홍콩그룹에서 하는 것처럼 하대정맥벽을 절제하여 삼각형 모양의 개구부를 만들어 줄 수도 있다. 이식편의 중간정맥의 주행을 고려하여 좀더 원형을 유지하는 자연스러운 문합형태를 만들고자 하면, 우간정맥의 횡절개를 수혜자의 중간정맥까지 시행하는데 만약 수혜자의 우상복부 공간에 비해 이식편의 크기가 너무 큰 경우라면 좌간정맥까지 횡절개를 연장하여 중간정맥의 주행이 완만한 경사로 하대정맥에 유입되도록 하는 것이 좋다. 추가로 새롭게 만들어진 큰 개구부의 전벽에는 bisected GSV를 이용하여 fencing을 시행하여 줌으로써 문합시 지나친 긴장으로 인한 혈관벽이 찢어지는 최악의 상황을 피할 수 있고 재관류 후 문합부의 모양이 전벽 방향으로 큰 돔(dome) 형태를 갖게 되어 간의 재생에 따른 이식간의 형태변화에도 영향을 받지 않고 간정맥배출로를 잘 유지할 수 있다(그림 10).

3) 좌간이식편

우간이식편은 수혜자의 우상복부의 정위치에 안정적으로 자리잡지만, 좌간이식편은 수혜자에서 정위치로 이식되지만 실제로 수혜자의 채워지지 않은 큰 우상복부 공간으로 치우치면서 자리잡게 된다. 그 결과 좌엽이식편의 간정맥 문합부가 비틀어져 심각한 간정맥혈류 배액장애가 발생할 수 있다.

그 대책으로서 간정맥 유입부 상하 하대정맥의 clamping과 정맥-정맥 우회로를 시행한 후, back-table에서 bisected

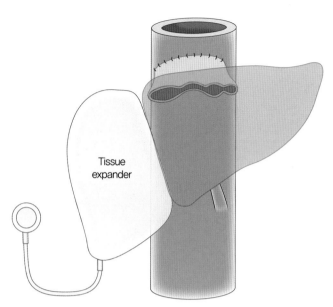

그림 11. 수혜자에서 좌엽 간이식편의 간정맥 재건. 수혜자의 우간정맥과 중간-좌간정맥 공통간 사이이 격막을 절개하여 하나의 큰 공통 개구부를 만든 다음, 절개된 복재대정맥을 이용하여 확대정맥 성형술이나 fencing을 시행으로 크게 하나의 개구부로 만들어진 좌엽 간이식편의 간정맥과 문합을 시행한다. Tissue expander, 조직 확장기구

GSV를 이용하여 patch 혹은 fencing을 이용한 확대 간정맥성형술후 크진 중간-좌간정맥 공통간을 수혜자에서 우간정맥, 중간정맥, 그리고 좌간정맥 사이의 하대정맥 벽을 절개하여 만들어진 하나의 큰 개구부에 최대한 크게 문합함으로써 간이식편의 위치변화에 따른 간정맥 문합부의 비틀림 현상을 최소화 시킬 수 있다. 성인 수혜자의 우간-중간-좌간정맥 공통간의 횡 직경은 크기는 적어도 4~5 cm 이상으로 매우 큰데, 좌엽간이식편에서 patch를 이용한 간정맥 확대성형술만 시행한 경우 중간-좌간정맥 공통간이 크기가 상대적으로 작기때문에 크기를 맞추기 위해 수혜자의 우간-중간-좌간정맥 공통간의 개구부 크기를 줄여주어야 한다. 그러나, 수혜자쪽 우간-중간-좌간정맥 공통간 개구부에 bisected GSV를 이용한 fencing을 추가로 시행해 주면 문합 시 크기를 맞추기 쉬울 뿐만 아니라 충분한 길이의 간정맥 stump가 생겨 쉽고 안전한 문합이 가능하다. 만약 back-table에서 간이식편의 중간-좌간정맥 공통간에 patch와 fencing을 이용한 확대 간정맥성형술을 시행한 경우라면 그 횡 직경의 크기가 충분히 커지므로 수혜자의 우간-중간-좌간정맥 공통간에 특별히 추가 시술을 하지 않더라도 문합 시 크기 맞춤에 문제가 없다.

간정맥혈류 배액장애를 줄이는 추가 대책으로서 좌간 이식편이 우상부의 빈 공간으로 너무 치우치지 않도록 이 공간에 tissue-expander를 넣어 좌간 이식편을 지지해주는데, 간이식편이 충분히 재생되고 주위와 유착이 형성되어 간정맥 문합부에 더 이상 영향을 미치지 못할 때까지 통상 2~3주 가량 수혜자의 우상복부에 유치한다(그림 11).

4) Dual 간이식편

하나의 간이식편을 사용하는 단일 생체간이식에 비해 dual 생체간이식은 수혜자의 간을 적출한 후 dual 간이식편의 재관류까지 시간이 오래 걸리고, back-table에서 확대 간정맥성형술로 커진 이식편의 간정맥 크기를 수용할 수 있도록 수혜자에서도 충분한 크기의 우간정맥과 중간-좌간정맥 공통간을 만들기 위해 간정맥 유입부 상하의 하대정맥을 클램핑하고 하대정맥벽 쪽으로 각각 종, 횡 방향으로 절개후 확대정맥 성형술이 필요하다. 이러한 무간기 중에 활력징후를 유지하고 내장기관의 울혈을 예방하기 위해 정맥-정맥우회로를 만들어 주는 것은 필요하다.

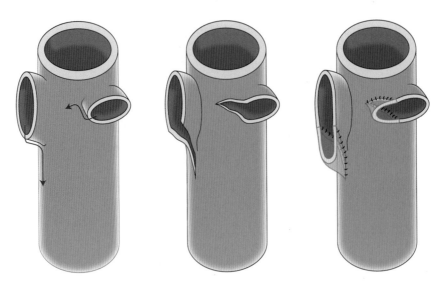

그림 12. 두개 좌측간을 이용한 Dual-graft 간이식 수혜자에서 간정맥 성형술. 우간정맥의 하단과 중간-좌간정맥 공통간의 우측에 절개를 시행한 다음, 절개된 복재대정맥을 이용하여 양쪽 간정맥에 확대정맥성형술이나 fencing을 시행한다.

(1) 두개의 좌측간 이식편

간정맥의 재건은 좌측 간이식편을 먼저 시행할 수도 있지만 횡방향으로 180°로 뒤집고 상방향으로 90° 회전시킨 우측 간이식편부터 시행하는 것이 수술 시야측면에서 더 낫다. 초창기에는 우측 간문맥과 담도-담도 문합시 긴장을 줄일 목적으로 수혜자의 우간정맥과 이식편의 간정맥 사이에 뇌사자 장골정맥을 간치(interposition)하였으나, redundancy로 인한 정맥배출로 장애가 발생하는 흔한 원인이 될 뿐만 아니라 간치혈관(interposition graft)을 이용하지 않아도 우측 문맥과 담도-담도 문합시 지장이 없었기 때문에 그 후로 더 이상 시행하지 않는다.

수혜자의 우간정맥은 확대정맥성형술 후 최소 3 cm 이상으로 커진 우측 간이식편의 간정맥과 크기 맞춤을 위해 우간정맥의 아래쪽 귀퉁이에서 하대정맥벽으로 종절개한 후 상, 하 corner-suture를 한 다음 우측 간정맥 문합을 진행한다. 만약 수혜자의 우상복부 공간이 너무 커서 간문부 재건에 긴장이 염려된다면, 우간정맥 아래쪽 절개부위에 bisected GSV를 이용해서 우간정맥 개구부의 아래쪽 1/2에 fencing을 engraftment 하기전에 시행해주는 것이 문합부 긴장을 줄이는데 도움이 된다(그림 12).

Engraftment를 시행하기 전에 수혜자의 중간-좌간정맥 공통간은 확대정맥성형술 후 3 cm 이상으로 커진 좌측 간이식편의 간정맥과의 크기맞춤을 위해 필요하다면 내측 귀퉁이에서 하대정맥벽으로 횡절개를 시행하고 bisected GSV를 path로 이용하여 간정맥 확대성형술을 시행하여 충분한 크기로 만들어 둔다. 만약 중간-좌간정맥 공통간의 stump가 짧아서 문합시 어려움이 예상될 때는 하대정맥벽에 횡절개를 시행한 후 확대된 개구부에 patch를 겸한 전체에 fencing을 시행하여 stump를 여유있게 만들어 주는 것이 좋다. 비록 수술시야가 나쁘고 문합부에 긴장이 걸릴 수 있는 상황이라도 혈관벽이 찢어지는 심각한 합병증 없이 안전하게 문합하고 수술후 정맥배출로 장애를 줄일 수 있는 방법이다.

(2) 우측 및 좌측간 이식편

두개의 간이식편이 각각 정위로(orthotopically) 위치하기 때문에 앞서 기본적으로 앞서 언급한 우측 간이식과 좌측간이식편 각각의 문합방법이 그대로 사용된다. 우측간의 우간정맥부터 먼저 문합을 시작하고 단간정맥, 그리고 중간정맥 간치정맥을 문합한 다음 좌측간의 중간-좌간정맥 공통간을 문합한다. 간문맥은 좌측 간문맥과 우측 간문맥의 순서로 문합한다.

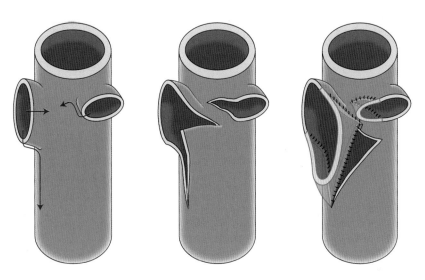

그림 13. 우엽과 좌엽간을 이용한 dual-graft 간이식 수혜자에서 간정맥 성형술. 우간정맥은 하단과 전벽에 각각 종절개 및 횡절개를 시행하여 큰 개구부를 만들어 주고, 중간-좌간정맥 공통간은 우측에 횡절개를 시행한 다음, 절개된 복재대정맥을 이용하여 확대정맥성형술이나 fencing을 시행한다.

차이점으로는 중간정맥 간치정맥을 수혜자의 중간-좌간정맥 공통간에 문합할 수 없기 때문에 우간정맥과 중간-좌간정맥 공통간의 사이 직하방에 하대정맥의 전벽을 종방향으로 절개 혹은 일부 절제후 문합하거나, back-table에서 확대우엽 이식편에서처럼 우간정맥과 중간정맥 간치정맥을 quilt 정맥성형술을 시용히여 하나의 큰 개구부(all-in-one)를 만든 후 수혜자의 우간정맥을 종 및 횡방향으로 절개하여 상응하는 큰 개구부를 만든 다음 문합한다(그림 13).

2. 간문맥 재건

한 개의 간이식편을 사용하는 경우 간문맥의 재건은 해당 우측 혹은 좌측 간문맥을 사용하지 않고 수혜자의 총간문맥을 사용하여 문합을 진행하는 것이 간문맥의 redundancy와 협착을 줄이는데 도움이 되지만, dual 간이식편의 경우 수혜자의 좌우 간문맥 분지를 잘 보존하여 박리를 해두어 하고 engraftment시 좌우 간문맥을 각각 사용하여 문합한다. 간문맥의 문합 시 좌우측 귀퉁이를 환자 몸의 coronal 단면에 평행하게 맞추는 경우 대체로 문합부가 비틀릴 가능성을 최소화 할 수 있다.

간이식편의 간문맥은 공여자에서 박리 및 구득하는 과정에 혈관벽이 종이장처럼 너무 얇거나 stump가 너무 짧아 수혜자에서 안전하게 문합하기 곤란한 경우가 생길 수 있고, 간혹 장기간의 문맥고혈압으로 매우 크고 두꺼운 혈관벽을 가진 수혜자의 간문맥에 비해 공여자의 간문맥은 크기가 너무 작고 혈관벽이 얇아서 심한 불합치때문에 문합이 위험할 수 있다. 이러한 문제점을 효과적으로 극복하기 위해 필요하다면 back-table에서 간이식편의 간문맥에 bisected GSV를 이용해서 혈관벽의 약한 부위에 덧대어 주거나, 적당한 stump 길이와 두꺼운 혈관벽 그리고 큰 개구부를 갖도록 깔대기 모양으로 fencing을 시행해구는 것이 큰 노움이 될 수 있다(그림 14).

수혜자의 간문맥에 협착이나 혈전이 있는 경우엔 절단한 간문맥의 내강을 확인해서 혈관벽이 찢어지지 않고 혈전제거가 가능다면 먼저 혈전을 제거하고, 그렇지 않다면 그대로 둔 상태에서 문합 예정부위의 내경을 측정하여 1 cm 미만이라면 bisected GSV 등을 이용하여 간문맥 확대혈관성형술(PV plasty)을 시행한다(그림 15). 소아간이식에서와 달리 성인간이식에서는 많은 경우에 혈전제거나 간문맥 확대성형술이 췌장을 지나는 간문맥까지는 효과적으로 이루어 질 수 없기 때문에 engraftment가 끝난 후 술중 cine-portogram을 시행하여 그 부위에서 남아있는 문맥 혈전이나 협착과 아울러 대부분에서

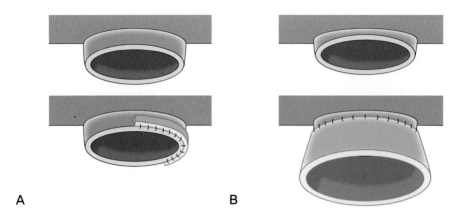

그림 14. Back-table에서 간이식편의 간문맥 처리. A:간문맥벽이 너무 약한 경우 문합중 찢어질 가능성이 있기때문에, 절개된 복재대정맥을 이용해서 간문맥벽을 보강해 줄 수 있다. B: 간문맥의 stump가 너무 짧거나 수혜자의 간문맥 크기에 비해 너무 작을 때 안전한 문합이 어려울 수 있으므로, 절개된 복재대정맥을 이용하여 간문맥에 깔대기모양으로 fencing을 시행하여 길이와 직경을 크게 만들어 안전한 문합이 가능할 수 있다.

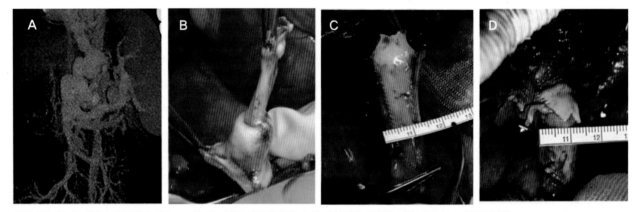

그림 15. 문맥 폐색이나 협착의 치료. A: 환자는 심한 간문맥 협착과 큰 관상정맥 부혈행로를 가졌다. B: 문맥혈전은 eversion thrombectomy로 잘 제거되었다. C: 간문맥은 여전히 협착이 남아있었고, 절개된 복재대정맥을 이용한 문맥성형술을 시행하여 크게 만들었다. D: 간문맥의 상부는 크게 되었으나, 췌장을 관통하는 하부는 여전히 협착이 있었기때문에 간문맥혈류의 steal을 예방하기 위해 간문맥 stenting과 관상정맥 부혈행로의 결찰을 시행하였다.

공존하는 문맥-전신 부혈행로(portosystemic shunt)에 대한 평가 후 간문맥의 풍선확장술, 스텐트삽입과 부혈행로에 대한 결찰, 코일색전 등의 적절한 처치를 시행하여야 한다.

1) 우간 이식편

공여자의 우측 전구역과 후구역 그리고 좌측 문맥이 각기 따로 3개의 문맥지로 이루어지는 제2형과 간문맥과 우측 후구역 문맥이 총간문맥에서 조기 분지하는 제3형 간문맥일 때, 우엽 이식편을 구득하는 경우 우측 간문맥의 개구부가 돼지코 모양이나 두개로 각각 나오게 된다. Back-table에서 이식편의 간문맥 개구부에 수혜자의 총간문맥의 상단과 좌우 문맥를 절단하여 Y-자로 만든 혈관(Y-graft)를 이용하여 문합해 줌으로써 총간문맥의 상단을 한개의 큰 개구부로 하는 간문맥이 만들어지고, 수혜자에서 간문맥의 문합이 쉽고 안전하게 진행될 수 있다.

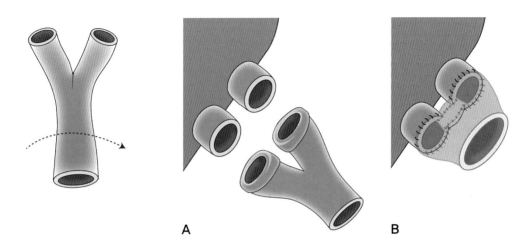

그림 16. 제3형 간문맥을 가진 우엽간이식편의 back-table 수술. (A) 수혜자의 간문맥분지를 구득한 Y-graft를 이용하여 이식편의 두개의 간문맥 개구부를 하나로 만들어 줌으로써 문맥재건을 용이하게 할 수 있다. Y-graft를 문합할 때 내측 부분은 많이 eversion하고 외측은 조금만 eversion해서 큰 개구부를 갖도록 해 크게 문합이 되도록 하고, 간문맥 Y-graft의 분지부의 거리를 최소화해서 간문맥의 kingking현상을 예방하도록 한다. (B) 수혜자로부터 간문맥 Y-graft를 구득할 수 없을 때, 절개된 복재대정맥을 이용해 두개의 간문맥 개구부 사이를 bridging한 다음, fencing을 시행하여 적당한 stump를 가지는 하나의 문맥개구부를 만들어 줄 수 있다.

만약 수혜자의 간분맥이 심한 협착이나 혈진 때문에 Y graft를 만들 수 없다며 수혜자에서 구득한 bisected GSV을 이용한 fencing이나 뇌사자로부터 구득한지 48~72시간 이내의 신선한 장골정맥의 분지를 이용한 Y-graft로 back-table에서 이식편의 간문맥 개구부를 한 개로 만들어 줄 수 있다(그림 16).

2) 좌간 이식편

좌간 이식편의 간문맥은 상대적으로 우간 간문맥에 비해 직경이 작기때문에 문합시 주의하지 않으면 협착이 발생할 가능성이 높은데 문합할 때 바늘땀 간격을 좀더 세밀히 하고 문합 완료시 growth factor를 충분히 주는 것이 도움이 될 수 있다. 이식편 간문맥의 좌우 귀퉁이는 제대부의 종축에 대한 횡축 방향으로 정하면 되는데, mixter와 같은 수술기구를 이식편 간문맥의 제대부에 대해 종축으로 삽입한 후 횡축방향으로 벌리면 쉽게 정할 수 있다. 수혜자의 총간문맥을 수평면을 기준으로 좌우 귀퉁이로 정하여 양쪽에 봉합 후 문합하면 간문맥의 비틀림은 거의 발생하지 않는다. 수혜자의 상복부 내강의 전후직경이 작을 경우 문합부위가 폐복시 압박에 의해 협착 소견이 발생할 수 있기 때문에 간이식편을 좌측의 정위에 두는 것보다는 공간의 여유가 있는 우측으로 약간 기울여 위치시키고 남는 우측 공간을 조직확장으로 지지시켜주는 것이 도움이 될 수 있다.

3) Dual 간이식편

두개의 좌측간을 이용한 Dual 간이식일때, 양쪽 간정맥을 재건한 후 좌측 간문맥을 먼저 문합하고 180°뒤집어 위치한 우측 간이식편의 가장 뒤쪽에 위치한 담도를 duct-to-duct으로 재건한 다음 우측 간문맥을 문합한다. 양쪽의 간문맥을 모두 재건하기 때문에 이식편의 간문맥과 수혜자의 문맥의 좌우 간문맥의 좌우 귀퉁이를 각각 정확하게 설정하지 못하면 문합부가 비틀어져 협착이 발생할 가능성이 높다. 따라서 단순히 문합을 진행하면서 즉흥적으로 눈에 보이는 모양만 의존해서 문맥의 좌우 귀퉁이를 정하는 것이 아니라 앞서 좌엽간 이식편의 간문맥 문합시 적용하는 원칙을 준수하고 문합을 시작하기 전에 수혜자의 좌우 간문맥에 각각 좌우 귀퉁이를 미리 표시해두고 각각의 간문맥을 재건하는 것이 문맥의 비틀림을 방지하는데 많은 도움이 될 수 있다. 한편 수혜자의 좌우간문맥은 간이식편의 문맥과 문합시 가능하면 지나치게 긴장이 걸리지 않는 한 분지부위에서 짧은 곳에서 문합해주는 것이 재관류후 문맥의 redundancy때문에 문맥이 꺾여 협착이 발생하는 것을 줄일 수 있다.

참고문헌

1. Hwang S, Ha TY, Ahn CS, Moon DB, Song GW, Kim KH, et al. Hemodynamics-compliant reconstruction of the right hepatic vein for adult living donor liver transplantation with a right liver graft. Liver Transpl 2012;18(7):858-66

2. Hwang S, Lee SG, Ahn CS, Moon DB, Kim KH, Ha TY, et al. Outflow vein reconstruction of extended right lobe graft using quilt venoplasty technique. Liver Transpl 2006;12(1):156-8

3. Hwang S, Ha TY, Ahn CS, Moon DB, Kim KH, Song GW, et al. Reconstruction of inferior right hepatic veins in living donor liver transplantation using right liver grafts. Liver Transpl 2012;18(2):238-47

4. Lo CM, Fan ST, Liu CL, Wei WI, Lo RJ, Lai CL, et al. Adult-to-adult living donor liver transplantation using extended right lobe grafts. Ann Surg. 1997;226(3):261-9; discussion 9-70

5. Chok KS, Chan SC, Lo CM, Fan ST. Emergency re-routing of anterior sector venous outflow for right lobe living donor liver transplantation including the middle hepatic vein. Hepatobiliary Pancreat Dis Int. 2011;10(3):325-7

6. Moon DB, Lee SG, Ahn C, Hwang S, Kim KH, Ha T, et al. Application of intraoperative cine-portogram to detect spontaneous portosystemic collaterals missed by intraoperative doppler exam in adult living donor liver transplantation. Liver Transpl 2007;13(9):1279-84

간동맥 문합

| 안철수 |

1. 개요

간동맥 재건은 간이식에서 이식편의 초기 생존과 이식 후 합병증 발생에 가장 중요한 요인으로 알려져 있다. 특히 생체 간이식에서는 수술 후 높은 간문맥압으로 인해 동맥혈류가 감소하는 경향이 있으므로 세심하고 정확한 문합이 필수적이다. 일반적으로 생체간이식에서의 간동맥 재건은 수술현미경하에서 이루어진다. 수술현미경은 충분히 확대된 수술 시야를 제공함으로 정밀한 문합을 가능하게 한다. 그러나 이를 시행하기위해서는 특별한 훈련이 필요하다는 것이 단점이다. 최근에는 고배율의 수술 roupe 하에서의 동맥재건술이 보고되고 있으나 모든 경우에 다 적용하기에는 무리가 있으며 이곳에서는 현미경하에서의 동맥문합술을 기술하도록 하겠다.

2. 방법

1) 수혜자 간 절제시 주의점

생체부분간이식편의 간동맥은 평균 지름이 2~3 mm 이하의 작은 동맥으로 동맥벽이 얇고 약하다. 드물게 복수 간동맥을 가진 이식편이 있으며 좌엽 이식편인 경우 더 흔하게 볼수 있다. 이 경우 간동맥의 크기는 더 작을 수밖에 없다.

수혜자의 간동맥은 간문맥고혈압에 의한 혈류의 증가로 정상적인 간동맥에 비하여 크기는 증가해 있으나 정상적인 동맥에 비해 혈관내막의 과증식과 부종이 존재하여 간문부 박리중 손상받기 쉽다. 또한 수술전 경도자 동맥 화학색전술 등의 치료 중 동맥 내막의 손상 등으로 인한 간동맥 혈전이나 협착 등이 있을 수 있다.

따라서 가문부 박리 줌 간동맥의 손상을 최소화 하는 것이 중요하다. 수혜자 간문부는 간경화로 인한 심한 섬유화와 간문맥의 교통로(collaterals) 등으로 박리가 쉽지않고 출혈의 경향도 높다. 간문맥의 좌측은 좌간농맥, 숭산산봉맥 이외에 득별힌 구조물이 없으므로 좌측 간문부를 먼저 박리하고 간문맥의 좌측연을 확인한 후 우측 간문부에서 간문맥을 확인하고 그 상방에서 우간동맥을 확인하여 박리한다면 비교적 안전하게 손상없이 간동맥을 박리할 수 있다. 수술중 동맥의 과도한 견인은 동맥내막의 손상을 가져올 수 있으므로 가능한 한 견인은 피하는 것이 안전하다. 간동맥의 절제후 혈관 클램프를 사용하게 되는데 너무 강한 클램프를 사용하면 동맥벽에 손상을 받을 수 있으므로 지혈이 될 정도에 적당한 압력의 기구의 사용이 필요하다. 클램프는 박리된 동맥의 가장 근위부에 사용하는 것이 안전하다. 동맥내막에 적은 손상이 있는 경우 원위부에 클램프를 사용한 경우 동맥의 박동에 의하여 손상부위로부터 내박박리가 시작되어 동맥을 사용하지 못하는 경우도 발생할 수 있기 때문이다.

이식편의 동맥과 문합이 쉬운 동맥을 찾기 위해 수혜자에서 가능하면 많은 간동맥을 확보하는 것이 중요하다. 수혜자에서 문합을 위한 동맥의 선택은 동맥단면에서의 박동성 혈류 여부, 동맥내막의 박리나 혈전 또는 석화화침착등의 손상유무, 그리고 두 동맥의 단면 간에 크기 등에 의하여 결정한다. 두 동맥의 크기 차이가 2배 정도이면 문합에 무리가 없으나 3배이상 차이가 있는 경우에는 다른 동맥을 사용하는 것이 안전하다. 간동맥 문합후 동맥자체의 압력으로 문합부위에 문제가 생기는 경우는 거의 없으므로 간동맥의 길이는 특별히 문제되지 않는다.

2) 동맥문합전 준비

간동맥은 절제시 긴장없이 시행하는 것이 중요하다. 긴장된 상태에서 절제하면 동맥내막이 박리되어 손상을 받는다. 문합전 동맥주위의 결체조직은 모두 제거되어야 한다. 문합후 내막에 존재하는 다른 조직은 강력한 혈전 형성물질로 급성 혈전증의 원인이 된다. 문합단면은 부드럽고 굴곡이 없이 잘 다듬어야 하며 단면의 수축을 이완시켜준다. 간동맥 문합시 두 동맥사이 단차와 호흡에 의한 횡경막의 운동 등으로 움직임이 심하므로 안전한 수술시야를 확보하기위해 double clamp를 사용한다(그림 1). 문합술기는 미세혈관수기로 단단 단속봉합을 시행한다. 봉합사는 nylon 9.0 나 10.0를 일반적으로 사용한다. 혈관 단면의 상태가 좋지 않거나 2mm 이하의 작은 동맥인 경우에는 두 개의 바늘을 가진 봉합사를 사용하는 것이 안전하다. 문합시 봉합사는 동맥벽 전체를 직각으로 통과하여야 한다(그림 2). 동맥 내막을 포함하지 못하거나 사각으로 결찰하는 경우 동맥벽에 혈전이 형성되거나 결찰부위가 넓어져 동맥내경이 좁아질 수 있다. 봉합사의 매듭은 여러 봉합사를 적절한 간격으로 배열을 한 후 한 번에 묶는 것이 쉽고 안전하다. 모든 봉합사는 동맥내막의 굴곡을 줄이기 위해 긴장없이 결찰 해야 한다.

3) 두개의 간동맥인 경우

복수 간동맥을 가지는 이식편은 주 간동맥의 문합 후 다른 동맥 말단으로부터 박동성 출혈, 초음파상 동맥혈류의 존재 여

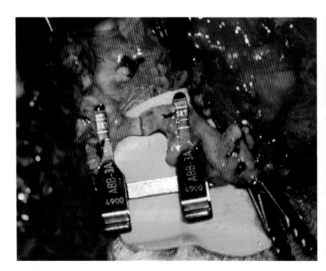
그림 1. 동맥의 양단의 주위조직을 완전히 제거한 후 double clamp를 이용하여 접근시킴으로 긴장없는 문합을 준비한다.

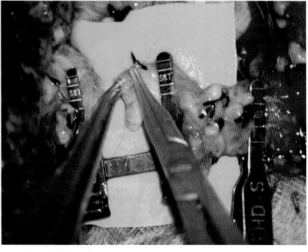
그림 2. 동맥벽이 두껍거나 내막에 부종이 있는 경우, 내막과 외박의 박리가 있는 경우 upward forceps을 사용하여 바늘이 쉽게 동맥벽 전층을 통과할 수 있다.

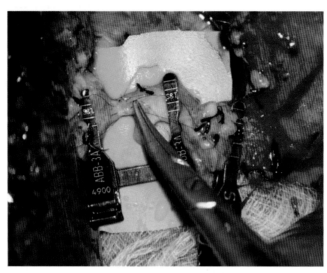

그림 3. 여러 봉합사를 동맥 양단에 거치시킨후 한번에 매듭을 만드는 것이 각 봉합사 사이의 간격을 적절히 조절할 수 있다.

부에 따라서 보조 동맥의 문합여부를 결정한다는 것이 정설이다. 그러나 복수 간동맥 이식편의 경우 복수 동맥혈 공급이 자연적인 상태이며 많은 경우에 있어서 주동맥과 보조 동맥을 구별하기 어렵고, 보조 동맥은 주동맥 보다 깊은 곳에 위치하고 있어서 주조동맥 문합후 하방에 위치한 보조동맥의 문합은 기술적으로 불가능 한 경우가 있으며 복수 동맥으로 인하여 각 동맥 단면 크기가 작아 합병증의 가능성이 더 높아진다. 그러나 복수 문합을 한 경우 한 곳에 합병증이 생긴다 해도 다른 동맥을 통하여 동맥혈 공급이 이루어 질수 있으므로 가능하다면 모든 동맥을 재건하는 것이 바람직하다고 할 수 있다.

4) 수혜자의 간동맥이 모두 손상된 경우

수혜자의 간동맥이 모두 손상된 경우 대체 동맥이 필요하다. 좌, 우 위동맥, 비장동맥, 중간대장동맥, 우위대방동맥 등이 가능하며 적절한 동맥이 없을 경우에는 간치동맥을 고려하여야 한다. 우위대망동맥은 주위로부터 박리가 쉽고, 이식편까지 충분한 길이를 확보할수 있고 비록 크기는 작다고 하나 충분한 혈류를 공급할 수 있으며 동맥자체가 손상받을 기회가 적고 간동맥이 손상된 경우 상대적으로 크기가 커져 있어서 다른 동맥보다 우선적으로 고려되는 동맥이다.

3. 문합후 평가

문합후 간동맥 재건의 평가는 동맥박동의 직접적인 촉진과 확장되는 원위부 간동맥을 관측하므로 확인할 수 있지만 가능하면 색도플러초음파 검사를 시행하여 이식편 실질내에서 박동성 동맥혈류를 확인하는 것이 안전하다. 수술 후 일주일 동안은 매일 도플러초음파 검사를 그 후는 상황에 따라 반복 검사를 시행한다. 간동맥 합병증은 소기 발견, 조기 치료만이 이식편이나 환자를 보존할 수 있는 유일한 방법이다.

참고문헌

1. Inomoto T, Nishiwara F, Sasaki H, et al: Experience of 120 microsurgical reconstructions of hepatic artery in living related liver transplantation. Surgery 1996;119:20-6
2. Ikegami T, Kawasaki S, Matsunami H, et al: Should all hepatic arterial branches be reconstructed in living related liver transplantation ? Surgery 1996;119:431-6
3. Wei WI, Lam LK Wei-Man R, et al: Micrrovascular reconstruction of the hepatic artery in live donor liver transplantation. Arch Surg 2004;139:304-7
4. Ahn CS, Lee SG, Hwang S, et al; Anatomic variation of the right hepatic artery and its reconstruction for living donor liver transplantation using right lobe graft. Transplant Proc 2005;37:1067-9
5. Okazaki M, Asato H, Tatushima A, et al: Hepatic artery reconstruction with double needle microsuture in living donor liver transplantation 2006;12:46-50
6. Ahn CS, Hwang S, Moon DB, et al: Right gastroepiploic artery is the first alternative Inflow source for hepatic artery reconstruction in living donor liver transplantation. Transplant Proc 2012;44:451-3

Chapter 8

담도 재건

| ✎ 김봉완, ▶ 이남준 |

1. 개요

생체 간이식에서 담도-담도 재건술(Duct-to-duct biliary reconstruction)의 유용성은 2001년 Azoulay D. 등이 처음으로 보고하였는데, 이후 현재에는 거의 모든 센터에서 생체간이식의 담도 재건의 표준 술식으로 담도-담도 재건술을 택하고 있다. 다만, 수혜자 담도의 상태가 조직학적으로나 구조적으로 양호하지 못하거나, 담도의 동반 절제가 필요한 경우에는 담도-공장 문합술(Roux-en-Y hepaticojejunostomy)을 시행하여야 한다. 성공적이고 술후 합병증을 최소화하기 위한 담도-담도 재건술의 필수적인 술기는 다음과 같이 정리할 수 있다.

2. 방법

1. 공여자 수술 중 담도조영술을 시행한다.

    몇몇 병원에서는 술 전 MR 담도 영상만으로 공여간의 담도의 구조를 파악하기도 하나, 일반적으로 술 중 담도조영술의 사용은 더욱 정확한 간내 담도 구조의 정보를 제공할 수 있다. 이를 통해 공여 간 담도의 정확한 절단 위치를 파악할 수 있으며 공여간 담도의 손상을 줄일 수 있고 공여자 술 후 담도 합병증의 발생을 예방할 수 있다.

2. 공여 간 및 수혜자 담도의 허혈손상이 없어야 한다.

    이를 위하여, 술 중 담도의 준비과정에서 담도 주변 조직의 출혈은 전기소작을 사용하지 말아야 하고 최소 6-0 이상의 작은 봉합사를 이용한 봉합 지혈을 시행한다. 담도의 절단 시에도 전기소작의 사용은 금기이며, 반드시 날카로운 Metzenbaum 가위로 절단한다. 또한 담도의 절단면에서 모세동맥 출혈이 확인되어야 하며, 문합 준비를 마친 수혜자 담도는 육안 소견상 최소한 장막 하 모세혈관들이 소작되지 않고 존재하여야 한다. 수혜자 담도의 허혈 손상이 의심되거나, 담도의 상태가 좋지 않아 절단면에서 출혈이 확인되지 않을 경우 미련 없이 담도-공장문합술로 변경하여야 한다.

3. 공여 간에 담도가 2개인 경우에 담도 간의 거리가 가까울 때는 back table 과정에서 1개로 병합하는 담도 성형술(Ductoplasty)을 시행할 수 있다. 하지만, 담도 간의 거리가 멀어 끌어 당겨 병합하기에 많은 장력이 존재할 경우 담도 성형술은 포기하고 각각 문합을 계획한다. 보통 담도 간의 거리가 5 mm 이내의 경우 안전한 담도 성형이 가능하다.

4. 담도-담도 문합시 수혜자의 담도가 너무 짧아 문합 담도 간에 장력이 있으면 안되며, 반대로 너무 길어 문합 후 담도가 꺾여서도 안된다. 적당한 길이로 맞추어 수혜자의 담도를 Metzenbaum 가위로 잘라낸다.

5. 공여간과 수혜자 담도 간의 문합은 담도가 한개인 경우 단-단 문합(End-to-end anastomosis) 재건술로 시행될 수 있으나, 2개 이상의 문합이 필요한 경우 수혜자 우간 담도 와 좌간 담도에 각각 단-단 문합 하거나, 수혜자 총담관에 각각 단-단 문합과 단-측 문합(End-to-side anastomosis)을 사용할 수 있으며, 또는 수혜자 담낭관을 이용하여 두 번째 담도 문합을 시행해 줄 수 있다. 공여간과 수혜자 담도 간의 문합은 6-0 이상의 섬세한 봉합사로 문합한다. 문합의 방법은 담도의 앞, 뒷면 모두 연속 봉합, 또는 앞, 뒷면 모두 단속 봉합, 또는 뒷면은 연속 봉합하고 앞면은 단속 봉합하는 방법이 있을 수 있다. 봉합 방법의 선택은 센터의 선호도 및 능숙도에 따라 결정되며, 봉합 방법에 따른 술 후 합병증의 차이는 없는 것으로 알려져 있다. 다만, 봉합 방법의 원칙은 담도내 봉합사의 매듭을 남기지 않는 것이며, 봉합의 간격은 1 mm 를 넘지 않는 촘촘하고 섬세한 봉합이 필요하다. 봉합사의 선택에 있어는 7-0 나 8-0 의 섬세한 봉합사를 사용할 경우 술 후 더 적은 합병증을 보고하였다.

6. 생체 간이식에서 공여간의 담도의 크기는 대략 5 mm 내외로 작아서 10 mm 내외의 수혜자의 담도와 크기 차이가 많은데, 이 담도 크기의 차이는 공여 간 담도와 수혜자 담도 점막 문합(Duct-to-mucosa anastomosis)으로 대개 해결할 수 있다. 이는 공여 간 담도를 수혜자 담도 점막에 붙여주는 방법으로 담도 간 크기를 극복하는데 유용할 뿐 아니라, 문합 후 공여간 담도가 수혜자 담도에 확장 문합 됨을 확인 할 수 있다.

7. 이식 센터마다 선호도의 차이가 있으나, 3~4 French 외부 카테터를 담도내로 삽입하는 것(External biliary stenting)은 술 후 담도 감압에 유용하여 담즙 누출의 합병증을 줄일 수 있고, 또한 이를 통해 필요한 경우 술 후 담도 조영술을 쉽게 시행해 볼 수 있다. 간 우엽을 이용한 생체 간이식의 경우 후구역 담도가 전구역 담도 보다 해부학적으로 좀더 외전 되어있기 때문에, 담도 카테터는 수혜자의 총수 담도로 부터 문합 부위를 지나 간우엽의 후구역 담도로 삽입되는 것이 바람직하리라 생각된다. 다만, 담도 감압 역할이 없는 내부 카테터의 삽입은 그 역할이 제한적이고, stent 가 담도내에서 고정되지 않고 부유할 가능성이 있어 사용이 권장되지 않는다.

3. 결론

생체 간이식에 있어 위에 기술한 몇 가지 원칙의 사용을 이해하고, 올바른 담도 재건을 위한 섬세하고 훈련된 술기를 사용한다면 담도 합병증을 최소화 할 수 있다. 또한 각각의 센터나 술자 별로 논리적이고 합리적인 이유 하에 담도 재건 술기를 변형하고 발전시킬 수 있을 것이라 생각되며, 이를 통하여 술 후 담도 합병증의 발생을 더욱 줄일 수 있을 것이다.

참고문헌

1. Azoulay D, Marin-Hargreaves G, Castaing D, et al. Duct-to-duct biliary anastomosis in living related liver transplantation: the Paul Brousse technique. Arch Surg 2001;136(10):1197-200

2. Ishiko T, Egawa H, Kasahara M, et al. Duct-to-duct biliary reconstruction in living donor liver transplantation utilizing right lobe graft. Ann Surg 2002;236(2):235-40

3. Kim BW, Bae BK, Lee JM, et al. Duct-to-duct biliary reconstructions and complications in 100 living donor liver transplantations. Transplant Proc 2009;41(5):1749-55

4. Lin TS, Concejero AM, Chen CL, et al. Routine microsurgical biliary reconstruction decreases early anastomotic complications in living donor liver transplantation. Liver Transpl 2009;15(12):1766-75

5. Kim SH, Lee KW, Kim YK, et al. Tailored telescopic reconstruction of the bile duct in living donor liver transplantation. Liver Transpl 2010;16(9):1069-74

담낭 및 담관 수술

Section

2

Part 1

담낭 절제술

Chapter 1

복강경 담낭절제술(3~4 공법)

| ◪ ▶ 이상목 |

복강경 담낭절제술은 경험과 기구의 발달로 개복 담낭절제술을 대체할 수 있는 수술방법으로 인정된 수술방법이다. 하지만 감촉을 느낄 수 없고, 사용에 제한이 있는 기구를 사용하여 시행하는 수술이기 때문에 경험이 필요하고 적응증에 제한이 있다. 따라서 어떤 방법으로, 어떻게 수술할 것인지 수술 전에 결정을 해야 한다. 많은 종류의 기계를 사용하는 수술이기 때문에 기계에 익숙해야 하고, 기계에 문제가 생겼을 경우 간단한 응급처치를 할 수 있어야 한다. 최근 침습을 최소화하고 미용적 효과를 높이기 위한 다양한 수술방법이 도입되고 있다.

1. 수술 전 준비

1) 간담도의 해부학적 지식이 필요하고, 개복 담낭절제술을 할 수 있어야 하며 복강경수술의 기본술기를 충분히 익혀야 한다.
2) 수술 전 진단이 제대로 되었는지 확인한다.
3) 과거력과 임상양상, 수술 전 각종 검사를 확인하여 담낭주변의 염증, 섬유화, 해부학적 변이 등의 여부를 확인한다.
4) 동반질환의 여부, 사용하고 있는 약제 등을 확인하고 전신마취로 수술을 하기에 적합한 환자인지 확인한다. 특히 항응고 제 사용의 확인은 중요하다.
5) 배뇨관은 수술이 길어질 것이 예상되는 경우에만 선택적으로 삽입한다. 비위관은 기복강을 형성한 후 위나 십이지장의 팽창이 심해 수술에 지장이 있을 것으로 판단되는 경우에만 선택적으로 삽입하는 것이 좋다.
6) 수술 침대는 리모콘으로 조절할 수 있어야 하고 수술중 담관조영술(intraoperative cholangiography)을 시행할 수 있어야 한다.

2. 환자의 자세 및 장비, 인원의 배치

1) 앙와위에서 좌측 팔은 내려 몸통에 고정하고 우측 팔은 90도로 펴서 고정하여 쉽게 정맥주사선(IV line)과 동맥선 (A-line)을 설치, 관리할 수 있게 한다.
2) 모니터는 환자의 양측에 1개씩 배치한다. 환자의 우측에 위치한 모니터는 가스주입기, 광원 등을 같이 배치하여 술자가 같이 볼 수 있게 한다.
3) 술자와 조수는 환자의 좌측에, 제1 조수와 환자의 우측에 위치한다.

3. 수술 술기

1) 기복강 만들기

약간의 Trendelenburg 자세에서 기복강을 형성하게 된다. 폐쇄법과 절개법이 있으며 대부분이 Veress침을 사용하는 폐쇄법을 선호한다.

(1) 폐쇄법

① 피부절개 : 배꼽 안쪽의 주름을 따라 6시 방향으로 길게 절개하는 방법과 배꼽주름을 따라 횡절개하는 방법이 있다. 종절개가 쉽고 미용적인 효과가 좋다.

② Veress침의 삽입 : 피부절개 후 가위나 겸자 등으로 피하지방을 벌려 근막을 노출한 다음 끝이 뾰족한 겸자(towel clip, breast clamp 등)를 이용하여 겸자의 끝이 근막을 관통시킨 후 근막과 피부를 견인하여 복벽 전체를 들어 올린 상태에서 다트를 던지듯이 가볍게 Veress침을 잡고 복강 내로 삽입한다.

③ Veress침의 복강 내 삽입의 확인 : Veress침에 생리식염수가 담긴 주사기를 연결하여 흡입-주입-흡입을 반복하여 이물질이나 혈액이 나오는지를 확인하고 이상이 없으면 이차적으로 생리식염수를 소량 주입하여 쉽게 복강 내로 흘러 들어가는 것을 확인한다(drop test, syringe test).

④ 기복강의 형성 : 처음에는 복압의 변화나 주입속도를 보면서 분당 1~3 L의 속도로 주입한다. 갑자기 복압이 상승하거나 비대칭적인 복부 팽창이 있으면 가스 주입을 중단하고 그 원인을 조사하여야 한다. 복압이 12 mmHg가 되면 Veress침을 제거한다.

(2) 개복법

피부절개의 장소는 폐쇄법과 같지만 복부수술의 과거력이 있는 경우 과거 수술상처의 위치와 외과의사의 선호도에 따라 달라진다. 근막이 노출되면 Kelly 겸자로 양측을 잡고 복막전 지방을 확인하면서 복막을 연다. 복막이 열리면 stay suture를 하고 손가락으로 확인하고 투관침을 삽입한다.

2) 투관침의 삽입

Veress침의 제거 후 겸자를 들어 복벽을 들고 있는 상태에서 10~12 mm 투관침을 삽입한다. 투관침의 끝을 손바닥 깊은 곳에 위치하게 잡고 중지를 길게 펴서 투관침에 밀착시킨 상태에서 투관침을 삽입하면 중지가 투관침이 깊게 들어가는 것을 방지할 수 있다(그림 1). 4공식의 경우 두 번째(상복부) 투관침은 배꼽과 검상돌기의 상방 2/3, 검상인대 우측에 수직으로 척추를 향하여 삽입한다. 가끔 흉곽이 큰 환자가 있어 저자의 경우 투관침의 위치를 환자의 체형에 따라 결정하는데 간의 아래쪽 3~4 cm 하방, 십이지장에 위치하게 삽입한다. 세 번째(우상복부) 투관침은 쇄골중앙선과 늑골연 하부 3~4 cm 하방에 삽입하는데 저자의 경우 가능하면 상복부 투관침과는 10 cm 이상 떨어지게 삽입한다. 네 번째(외측) 투관침은 중앙 액와선상의 늑골연 하부 3~4 cm에 삽입한다. 투관침을 복벽에 수직으로 삽입하면 투관침이 360도 큰 저항 없이 움직일 수 있어 편리하다.

삼공식의 경우 3개의 투관침을 사용하여 비침습적이며 미용적, 경제적인 장점 등의 효과가 있지만, 4공식에 비하여 시야확보가 어렵고 돌발사태에 대응하기 어렵기 때문에 4공식으로 충분한 경험을 쌓은 후 수술을 하는 것이 좋다. 우상복부 투관침은 4공식보다 약간 외측에 삽입을 하는 것이 좋으며 상복부 투관침의 겸자는 많이 벌어지는 것을 사용하는 것이 유리하다. 배꼽을 제외한 모든 부위에 5 mm 투관침을 사용하지만 것이 기본이지만 최근 비침습성과 미용적 효과를 높이기 위해 상복부

Section 2

에만 5 mm 투관침을 사용하고 나머지는 2~3 mm 투관침을 사용하는 추세에 있다.

3) 담낭의 절제

(1) 복강내부 관찰 및 담낭 노출 : 먼저 환자의 자세를 약간의 역 Trendelenburg자세를 취하여 골반부를 관찰한 후 자세를 10~15도 Trendelenburg, 10~15도 우측을 올린 자세로 바꿔 돌막창자부(ileocecal region)와 오름창자, 가로창자, 담낭을 충분히 노출시키고 관찰한다. 담낭을 충분히 노출시키는 것이 좋다.

(2) 수술공간 확보 : 외측 투관침을 통하여 담낭을 환자의 우상방으로 밀어 올려 수술에 필요한 공간을 확보한다. 담낭을 밀어 올린다는 것보다 Calot 삼각 부위를 간이 가리지 않게 겸자로 괴어준다는 기분으로 담낭을 밀어서 공간을 확보하면 담낭이나 간의 손상을 줄일 수 있다.

(3) Calot삼각의 노출과 총담관의 확인 : 우상복부 투관침을 이용, 담낭의 깔때기부(infundibulum)를 환자의 우상방으로 견인하여 Calot삼각과 총담관을 확인한다. Calot삼각을 박리하기 전에 Calot삼각과 총담관의 해부학적 구조를 정확하게 파악하면 담관손상을 줄일 수 있다. 간원인대 외측, 좌내구역(S4)의 중앙부에 간내담관 합류부가 있기 때문에 해부학적 구조가 명확하지 않은 경우 좋은 해부학적 지표로 이용할 수 있다(그림 2).

(4) 담낭관과 담낭동맥의 박리 : 먼저 Calot삼각의 앞, 뒷면의 담낭관이 시작되는 담낭 쪽에 담낭관에서 담낭의 체부까지 가능한 멀리, 장막을 전기소작기로 열고 장막을 넉넉하게 벌린다. 장막은 Calot 삼각의 뒷면을 먼저, 담낭에 바짝 붙여서, 간쪽에서는 약 1 cm 정도의 간격을 두고 연다. Calot 삼각을 박리할 때는 조직을 눈으로 확인하면서 조금씩 박리하고 최소한 담낭의 깔때기부까지 박리한다. 담낭관과 담낭동맥 사이로 간이 보이는 것을 확인하여 완전하게 박리가 되었음을 확인하고, 담낭관과 깔때기부가 연속적으로 연결됨을 확인한 다음 담낭관과 담낭동맥을 결찰하고 절단한다. Calot 삼각 부위에 지방이 많으면 흡입기로 지방을 흡입하면 시야확보에 도움이 된다. 흡입기는 부종이 심하거나 염증이 심한 경우 CUSA®처럼 사용할 수 있는 훌륭한 blunt dissector이다. 담낭관과 총담관이 만나는 부위를 박리할 때 전기소작기나 겸자로 박리하는 것보다 담낭관과 총간관 사이에 겸자나 흡인기를 넣고 가볍게 총간관쪽으로 누르면 총담관의 손상 없이 담낭관을 충분히 박리할 수 있다. 담낭관을 심하게 당겨서 결찰을 하면 총담관을 같이 결찰할 수 있어 무리한 견인을 하지 않아야 한다. 결찰은 남는 쪽에 2번 결찰하고, 결찰용 클립은 결찰하고자 하는 담낭관이나 혈관과 90도를

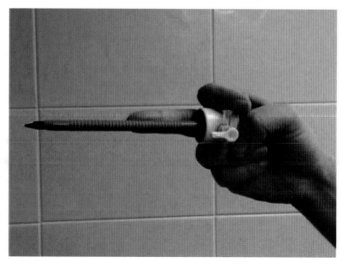

그림 1. 투관침의 삽입 시 손자락 모양

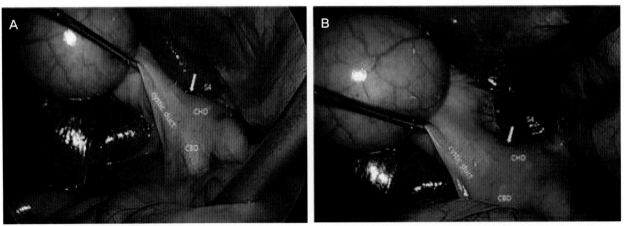

그림 2. 총담관의 확인. CBD : common bile duct, CHD : common hepatic duct, 화살표 : Calot삼각의 내측 고랑(groove)

유지하고 비틀리지 않게 결찰하여 느슨하게 결찰되지 않도록 주의하고 결찰 직후 확인해야 한다. 상황에 따라 담낭관과 담낭동맥을 확인되는 것부터 먼저 절단해야 하는 경우(특히 3공식이나 염증이 심한 경우)가 생기는데, 가능하면 동맥을 먼저 절단하는 것이 좋으며 담낭관을 먼저 절단하는 경우 견인으로 인해 담낭동맥이 파열되지 않도록 주의해야 하다. 절단은 반드시 가위를 사용하여 전기손상을 주지 않아야 한다.

(5) 담낭저부의 박리 : 담낭 전체의 장막을 간에서 약 1 cm 정도 거리를 두고 전기소작기로 열고 겸자로 담낭을 적절하게 견인하면서 담낭와로부터 박리한다(그림 3). Luschka관과 같은 비정상적인 담관의 손상을 줄이는 유일한 방법은 담낭에 최대한 접근하여 담낭을 박리하는 것이다(Spanos 등, 2006).

(6) 수술부위의 확인 : 담낭을 간에서 절제, 분리하기 전 담낭을 견인하거나, 분리 후 담낭와에 남아 있는 장막을 잡고 간을 밀어 올려 출혈 및 담즙유출의 여부를 확인하고 담낭관과 담낭동맥의 결찰 부위를 확인한다(그림 4). 먼저 육안으로 확인하고, 생리식염수로 수술부위를 세척하고 흡인하면서 다시 확인한다. 의심되면 망설이지 않고 결찰하는 것이 좋다. 만약 담낭와의 간문맥이 노출되어 출혈이 있다면 널리 사용하고 있는 외과적 지혈촉진물질을 넉넉하게 사용하여 담낭이

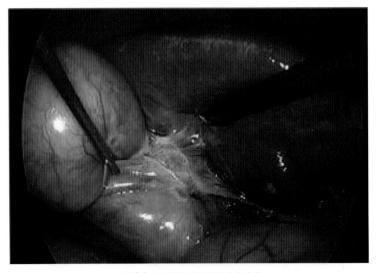

그림 3. 담낭와부에서의 담낭절제

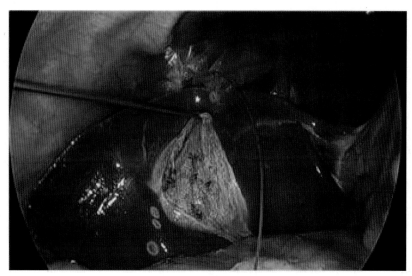

그림 4. 담낭절제술 후 수술부위 관찰을 위한 시야 확보

담긴 비닐주머니로 3~5분 압박하는 것을 추천하고 싶다.

(7) 담낭의 파열 : 수술 중 담낭이 터져 담즙이나 담석이 유출되면 유출을 최소화할 수 있는 조치를 취하거나 내용물을 모두 흡입하고 비닐주머니를 미리 삽입하여 담석을 담은 후 수술을 진행한다. 충분히 세척하고 담석은 가능한 완전히 제거해야 하며, 배액관 삽입을 망설이지 말아야 한다.

(8) 수술중 담관조영술 : 선택적으로 시행한다. 담낭관을 충분히 박리하고 담낭 쪽에서 담낭관을 결찰한 후 담낭관을 열어 카테터를 삽입하고 공기를 제거한 다음 조영술을 실시한다. 담낭관을 통해 담즙이 흘러나오는 것을 확인하고 카테터를 삽입하는 것이 좋고, 많은 시간을 허비하면서 무리하게 시도하지 말고 수술 후 담관결석의 유무를 확인하는 것이 좋다.

(9) 담낭의 제거 : 가능하면 비닐주머니에 담아서 제거한다. 대다수가 배꼽을 제외한 부위에 5mm 투관침을 사용하기 때문에, 카메라를 빼고 비닐주머니를 삽입한 후 실만 남긴 상태로 만든 다음 카메라를 재삽입하여 기구를 이용하여 담낭을 비닐주머니에 담는 방법을 사용한다. 담낭벽이 두껍거나 담석이 커서 제거가 힘들면 주머니 속에서 담낭을 가위로 자르거나 담석을 부숴서 제거하면 절개창을 확장하지 않아도 되는데 비닐주머니가 파손되지 않도록 주의하여야 한다.

(10) 투관침의 제거 및 삽입부 봉합 : 투관침을 제거하기 전에 최종적으로 수술부위의 출혈이나 담즙유출의 여부를 확인하고 필요하면 배액관을 설치한다. 투관침 삽입부에 출혈을 확인하고, 10mm 투관침의 삽입부의 근막은 흡수성 봉합사로 봉합해야 하는데 저자의 경우 눈으로 보면서 복막과 근막을 함께 꿰매고, 삽입부에 손가락을 넣고 봉합사를 당겨 조직의 강도를 확인하고 손가락에 조임이 있는 것을 확인한 후 봉합사를 결찰한다.

4. 미세복강경 담낭절제술

배꼽에 카메라를 위한 10mm 투관침을, 다른 부위에는 2~3mm 미세 투관침을 삽입하여 수술하는 방법이다. 투관침의 크기가 작아 비침습적이고 미용적인 효과는 좋으나 기구의 크기나 강도에 문제가 있어 수술에 제한이 있고, 기구의 종류가 다양하지 못해 수술에 어려움이 따른다. 저자의 경우 미용효과를 고려하여 2mm 기구들을 사용하고 있으며, 전기소작기는 개인적으로 만들어서 사용하고 있다. 담낭관과 담낭동맥의 결찰을 위해 상복부에 미세 scope을 삽입하게 되는데 이 때 시야가 좋지 않다. 기구들이 작고 약해서 담낭을 잡아서 견인하면 쉽게 빠져 견인에 어려움이 있기 때문에 저자의 경우 겸자를 벌린 상태에

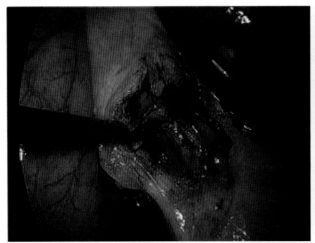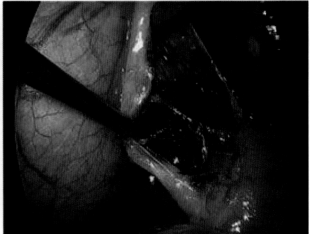

그림 5. 2mm 겸자를 이용한 담낭의 견인

서 담낭을 밀어서 공간을 확보하고, Calot삼각을 박리할 때는 박리한 조직 사이나 담낭관, 담낭동맥 사이에 겸자를 삽입하고 벌려 쐐기형태로 만들어 견인한다(그림 5). 여러 단점에도 불구하고 적은 통증, 우수한 미용효과, 단일통로 수술법에 비하여 술기를 익히기가 비교적 용이하고 급성 담낭염에도 선택적으로 시행하는 경우 큰 어려움이 없이 시행할 수 있는 장점이 있다.

참고문헌

1. 강창무, 조신일 정준, 등. 급성담낭염의 복강경 담낭절제술시 적절한 수술시기에 댄한 연구. 대한외과학회지 2001;61:421-424
2. 권택수, 이상목, 박선진 등. 2mm 투관침을 사용한 미세복강경 담낭절제술의 적용. 대한내시경복강경외과학회지 2007;10:79-82
3. 금재화, 이상목, 박호철 등. 복강경 담낭절제술의 개복전환에 영양를 미치는 술 전 요인에 대한 분석. 대한내시경복강경외과학회지 2003;6:28-32)
4. 김선회, 서경석 편집. 간담췌외과학. 3판. 서울:도서출판의학문화사 2013
5. 윤동섭, 김경식, 최승호 등. 복강경 담낭절제술시 개복담낭절제술로의 전환 예측인자 대한소화기학회지 1997;30:503~536
6. 정승규, 이상목, 고영관 등. 급성 담낭염에 있어서 응급 복강경 담낭절제술의 임상적 유용성 대한내시경복강경외과학회지 1998;1:59-68
7. 허세호 이상목, 고석환 등. 세 개의 투관침을 이용한 복강경 담낭절제술의 임상적 의의. 대한내시경복강경외과학회지 1999;2:41-48
8. Fried GM, Barkun JS, Sigman HH, et al. Factors determining conversion to laparotomy in patients undergoing laparoscopic cholecystectomy. Am J Surg 1884;167:335-39)
9. Memon MA, Deeik RK, Maffi TR, et al. The outcome of unretrieved gallstones in the peritoneal cavity during laparoscopic cholecystectomy. Surg Endosc 1998;13:848-857
10. Schrenk P, Woisetschlager R, Wayand WU. Laparoscopic cholecystectomy. Cause of conversion in 1,300 patients and analysis of risk factors. Surg Endosc 1995;9:25-28
11. Spanos CP, Syrakos T. Bile leaks from the duct of Luschka (subvesical duct) : a review
12. Strasberg SM, Hertl M, Soper NJ. An analysis 랠 the problem of biliary injury during laparoscopic cholecystectomy. J Am Coll Surg 1995;180:101-125)
13. Townsend CM, Beauchamp RD, Evers BM, Mattoz KL, eds. Sabiston textbook of surgery. 19th ed. Philadelphia: Elsevier Saunders 2012

Chapter 2

단일통로 복강경 담낭절제술(단공법)

| ✎ ▶ 신동훈 |

1. 개요

양성 담낭 질환에서 복강경 담낭절제술은 표준 술기이다. 하지만 단일공 복강경 담낭절제술의 경우 급성 담낭염, 만성 담낭염 그리고 담석과 관련된 췌장염이 있는 경우는 일반적으로 부적당 하다고 알려져 있고, 정확한 기준은 없지만 높은 BMI를 가진 환자의 경우에도 수술의 어려움으로 인해서 단일공 복강경 담낭절제술이 부적당 하다고 알려져 있다.

2. 수술 방법

1) 수술실 준비

술자는 환자의 왼쪽에서 수술을 시행하고 제1조수는 환자의 오른쪽에서 트로카 삽입을 위한 천자를 돕고, 경우에 따라서 환자의 왼쪽으로 이동하여 술자 옆에서 복강경을 잡을 수 있다. 환자의 왼팔은 옆으로 붙이고 오른팔은 팔걸이에 걸쳐놓는다. 모니터는 환자의 오른쪽 어깨 정도의 위치에 두는 것이 가장 좋다.

2) 천자부위

3공법 혹은 4공법 수술의 경우 배꼽 주위에 10 mm 또는 5 mm 트로카를 삽입하게 되는데, 단일공 복강경 수술에 있어서는 3공법 혹은 4공법 수술에 비해서 약간 더 큰 구멍이 필요하다. 배꼽 한 가운데를 수직으로 절개하여 구멍을 만들고 단일공 수술용 트로카를 삽입하는 것이 비교적 적은 피부 절개창으로 상대적으로 큰 구멍을 얻기에 유리하다(그림 1). 피하 지방이 두꺼워 근막을 노출시키기 힘든 경우 Kocher 클램프를 사용하여 배꼽의 밑면을 들어올리면서 복벽을 뚫는것도 한 방법이다. 단일공 수술용 트로카는 수술용장갑과 wound retractor를 이용해서 술자가 직접 만들어서 사용하는 경우도 있지만, 필자는 상용화 되어 있는 트로카를 주로 사용한다. 복막의 절개가 충분히 이루어졌으면 리트렉터로 복막을 포함한 복벽을 견인하면서 단일공 수술용 트로카를 삽입하고 기복강을 만든다(그림 2, 3).

3) 수술 술기

필자는 0도 telescope를 이용한다. 골반 및 복벽 뒤쪽의 장기를 살피고, 트로카를 삽입할 때 손상이 없었는지 확인한다(그림 4). 담낭을 노출시키기 위해서 수술대를 30도 정도 높여 역트렌델렌버그 자세(reverese Trendelenburg position)를 취한

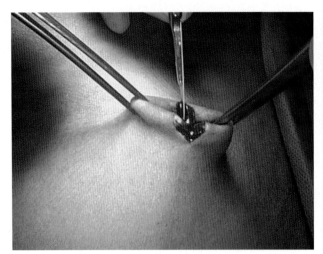

그림 1. 배꼽 한 가운데를 수직으로 절개하여 구멍을 만든다.

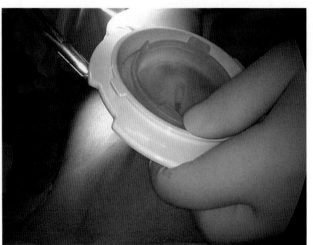

그림 2. 단일공 수술용 트로카를 삽입한다.

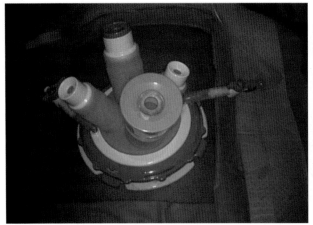

그림 3. 단일공 수술용 트로카를 설치하고, 기복을 만든다.

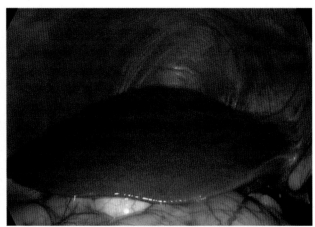

그림 4. 0도 telescope 를 이용해서 복강내를 확인한다.

다. 수술대의 우측을 높이면 담낭 노출에 도움이 된다. 왼손으로 겸자를 삽입하여 담낭의 기저부를 잡고 담낭의 저부를 노출
시켜야 한다(그림 5). 술자의 오른손으로 dissector 또는 right angled dissector 을 이용하여 담낭의 체부를 잡고, 왼손으로
잡고 있는 grasping forcep이 다시 담낭의 팽대부를 정확히 잡을 수 있도록 도와준다. 왼손의 grasping forcep을 환자의 우
외측으로 견인하여 캘롯 삼각을 노출 시키고, 오른손의 dissector 를 이용하여 담낭에서부터 시작하여 담낭관쪽으로 박리를
시행한다. 이때 오른팔과 왼팔은 교차 되기도 하지만 견인을 위한 왼손은 충분히 견인하여 수술시야를 확보하면서 움직임을
적게 하는 것이 좋겠다(그림 6). 박리를 위한 오른손의 dissector 또는 right angled dissector 는 반드시 트로카 안에서 가
장 위에 위치 해야 한다. 왼손의 grasping forcep을 오른쪽으로 왼쪽으로 견인하면서 담낭관의 양측 모두 완전히 박리해야
한다. 담낭관이 확인되면 오른손으로 클립을 이용하여 담낭관을 결찰하는데, 각도의 제한이 있기 때문에 왼손의 grasping
forcep을 적절히 움직이면서 견인하여 가장 좋은 각도를 찾아야 한다. 결찰이 정확히 되었으면 오른손으로 가위를 잡고 조심
스럽게 담낭관을 자른다. 이때 가위의 각도가 정면에서 들어가기 때문에 담낭관 뒤쪽에 위치하는 조직을 자르지 말아야 한다.
자칫 담낭관 뒤로 지나가는 담낭동맥을 같이 자를 수 있다. 담낭관이 잘리면 왼손의 grasping forcep 으로 담낭의 팽대부를

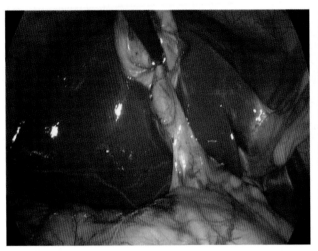

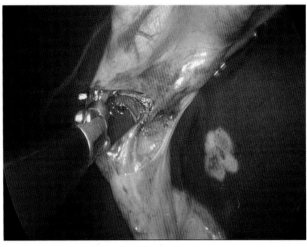

그림 5. Grasfing forcep 으로 담낭의 기저부를 잡고 담낭의 저부를 노출 시킨다.

그림 6. Carlot's 삼각을 노출 시키고, dissector 를 이용하여 담낭에서부터 시작하여 담낭관쪽으로 박리를 한다.

조심스럽게 환자의 위쪽으로 견인하면서 오른손의 dissector 또는 right angled dissector를 이용해서 담낭동맥을 박리한다. 담낭관을 박리할 때와 마찬 가지로 담낭의 아랫부분과 팽대부에서부터 박리해야 한다(그림 7). 담낭동맥이 확실히 확인되면 오른손으로 결찰하고 절단해야 한다.

담낭관과 담낭동맥이 결찰되고 절단되어있으면 왼손의 grasping forcep으로 팽대부를 잡고 환자의 머리쪽 혹은 우외측으로 견인하면서 오른손에 훅이나 spatula dissector를 사용하여 전기소작을 통해 박리한다. 담낭을 박리하면서 담낭저부에서 출혈부위가 없는지 확인하고 출혈부위가 있다면 전기 소작하여 출혈을 조절한다.

분리된 담낭은 배꼽에 위치한 트로카 부위로 제거한다.

3. 결론

단일공 복강경 담낭절제술은 3공법 혹은 4공법 복강경 담낭절제술과 비교해서 안전하고 효율적인 수술 방법이다. 현재 3공법 혹은 4공법 복강경 담낭절제술에 비해서 수술의 적응증이 제한적이지만, 적응증을 확대하기 위한 노력들이 계속되고 있다.

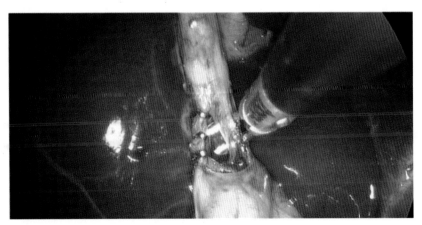

그림 7. 담낭동맥을 박리한다.

참고문헌

1. Bucher P, Pugin F, Buchs NC, et al. Randomized clinical trial of laparoendoscopic single-site versus conventional laparoscopic cholecystectomy. Br J Surg 2011;98:1695-1702

2. Lee JS, Choi YI, Lim SH, et al. Transumbilical single port laparoscopic appendectomy using basic equipment:a comparison with the three ports method. J Korean Surg Soc 2012 Oct;83(4):212-217

3. Romanelli JR, Roshek TB 3rd, Lynn DC, et al. Single-port laparoscopic cholecystectomy: initial experience. Surg Endosc 2010 Jun;24(6):1374-9

4. Carl EH, Scott Conner. Chassin's Operative Strategey in General Surgery. 4th ed, Springer-Verlag New York, Inc 2014

Chapter 3

담낭용종 및 조기 담낭암에 있어서 복강경수술

| ☑ ▶ 이우정 |

1. 담낭 용종 및 조기 담낭암

1) 개요

이번 장에서는 담낭 용종과 조기 담낭암의 복강경 수술 방법에 대해서 다루고자 한다. 두 질환 모두에서 복강경 담낭 절제술이 공통으로 시행되며 조기 담낭암 중 T1b 이상의 병기에서는 확대 담낭 절제술(담낭 설제술 + 림프절 곽청술)이 고려되어야 하므로 먼저 복강경 담낭 절제술을 다루고 이후에 림프절 곽청술에 대해 살펴보겠다. 수술 방법을 다루기 전에 담낭 용종과 조기 담낭암의 개념을 간단히 소개한다.

2) 담낭 용종

담낭 용종은 선종(adenoma)과 콜레스테롤 용종(cholesterol polyp)으로 구분할 수 있는데 선종의 경우 전암성 병변으로 용종의 크기가 커짐에 따라 악성 종양으로의 변이 가능성이 높아진다(그림 1). 담낭 용종은 대부분 무증상이므로 건강 검진을 통해 복부 초음파나 전산화 단층 촬영에서 우연히 발견되는 경우가 많은데, 이러한 검사로는 선종과 콜레스테롤 용종을 감별하기 어렵기 때문에 용종의 크기가 10mm 이상인 경우 담낭 절제술의 적응증으로 받아들여지고 있다.

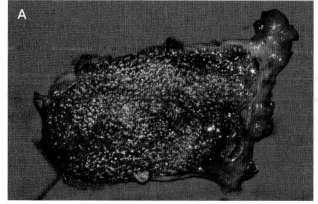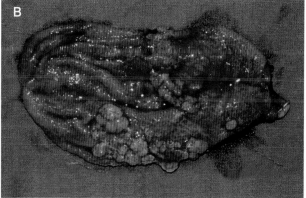

그림 1. A: 콜레스테롤 용종, B: 담낭 선종

3) 조기 담낭암

조기 담낭암의 정의는 현재까지 명확히 규정된 바는 없으나 일반적으로 암세포의 침윤이 담낭의 점막(T1a)나 근육층(T1b)에 국한된 경우로 받아들여지고 있다. 현재까지의 담낭암 가이드라인을 살펴보면 수술전 검사상 담낭암이 의심될 경우 개복술을 시행하도록 권고하고 있지만 최근 여러 연구들에서 T1 병기일 경우 단순 담낭 절제술을 적합한 치료로 권고하고 있고, 복강경 담낭 절제술이 개복 담낭 절제술과 비교해 유사하거나 우수한 결과를 보이고 있어 요즘의 추세는 조기 담낭암의 경우 복강경 담낭 절제술을 많이 시행하고 있다.

T1a 병기의 담낭암은 단순 담낭 절제술만으로도 95~100%의 5년 생존율을 보이며 재발율도 1% 정도로 보고되어 확대 담낭 절제술이 필요 없는 것으로 알려져 있다. T1a 병기의 담낭암에서는 림프절 전이가 2.5% 이하에서 발생하는 것으로 보고되어 림프절 절제술이 권장되지 않는다.

T1b 병기의 담낭암에서 확대 담낭 절제술이 단순 담낭 절제술에 비해 생존율을 향상시킨다는 신뢰할만한 증거는 아직까지 없으며 여러 연구에서 복강경 담낭 절제술을 시행한 환자와 개복 수술을 시행한 환자의 5년 생존율에 차이가 없으므로 군이 개복 담낭 절제술을 시행할 필요는 없다. 하지만 담낭암에 대한 체계적 문헌 고찰에 의하면 T1b 담낭암의 경우 약 10% 정도의 림프절 전이율을 보이며, 재발율도 9~10%정도로 보고되어 수술 위험도가 높지 않은 환자에 대해서는 림프절 곽청술을 시행하는 것이 권장될 수 있다. 이 부분에 대해서는 뒷 부분에서 좀 더 기술하도록 하겠다.

2. 수술방법

1) 복강경 담낭 절제술

(1) 환자의 position

통상적인 복부 수술과 동일하게 앙와위 자세로 하며 술자와 제1 조수가 모두 환자의 좌측에 서서 수술을 진행하므로 환자의 좌측 팔은 몸 쪽으로 접는 것이 유리하다. 환자의 소독을 마치고 소독포를 덮고 나면 술자의 선호도에 따라 배꼽이나 배꼽의 위 혹은 아래에 약 절개선을 넣어 복강경 카메라를 삽입하게 되는데 이후에는 환자의 머리를 위로 약 30도 정도(Reverse Trendelenburg position) 향하게 하고 환자를 좌측으로 회전시키면 복강경 담낭 절제술의 이상적인 자세가 된다.

(2) 절개 및 투관침 삽입

위에서 간략히 기술하였듯이 가장 먼저 복강경 카메라 삽입을 위한 절개를 가하게 된다. 술자마다 선호하는 방법이 각각 다른데 크게 절개법과 폐쇄법이 있으며 배꼽을 통해 삽입하거나 배꼽 직 상방 혹은 하방에 수직 혹은 횡절개를 시행하여 카메라 삽입을 위한 12mm 투관침을 삽입한다(그림 2A). 이 중 어떠한 방법이 절대적으로 뛰어나다고 할 수는 없으나 저자의 경우 배꼽을 통해 개복법을 이용해 투관침을 삽입하는 방법을 선호하는데 미용적인 면과 수술 후 담낭을 꺼낼 때 절개 부위의 확장이 가장 용이한 장점이 있다.

첫번째 투관침을 통해 복강경 카메라를 삽입하면 먼저 복강내를 살펴 복강 내 유착 및 해부학적 기형등을 살피고 담낭의 염증 정도를 확인하여 복강경으로 수술을 진행할 것인지 확인한 뒤에 나머지 투관침을 삽입하게 된다. 복강경 담낭 절제술은 일반적으로 4공법, 즉 1개의 12mm카메라 투관침과 3개의 5mm 투관침을 삽입하는 방식이 가장 일반적인데 최근에는 5mm 투관침을 2개만 삽입하는 3공법도 널리 시행되고 있으며 단일 통로 담낭 절제술도 점차 시행되고 있다. 하지만 저자는 3공법은 시행하지 않고 대부분 4공법 복강경 담낭 절제술을 시행하고 있으며 일부 제한된 환자(젊은 여자, 비만이 없는 환자, 염증이 심하지 않은 환자)에 대해 단일 통로 술식을 시행하고 있는데, 여기서는 가장 일반적인 4공법 술식에 대해서만 다루도록 하겠다.

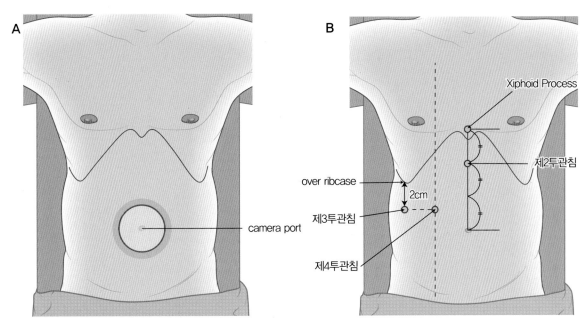

그림 2. A: Camera Port trocha 위치, B: Working Port trocha 위치

나머지 3개의 5mm 투관침의 위치는 각각, 배꼽과 검상돌기(xyphoid process)를 잇는 선에서 상부 1/3지점(제2투관침), 우측 액와의 정중앙선을 따라 늑간이 끝나는 지점에서 2cm 하방(제3투관침), 두번째 투관침과 동일한 횡축을 따라 유두에서 내려오는 선과 만나는 지점(제4투관침)에 각각 5mm 투관침을 삽입한다(그림 2B).

(3) 수술 순서

가장 먼저 제3투관침을 통해 grasper 를 삽입하여 담낭의 저부(fundus)를 잡아 환자의 11시 방향, 즉 우측 및 두측 방향으로 견인하여 제 2조수에게 잡고 있도록 하거나 기구를 이용하여 고정시켜 놓도록 한다(그림 3A). 이렇게 되면 캘롯 삼각(Calot triangle)이 노출되는데 견인의 정도를 조절하여 캘롯 삼각이 가장 잘 노출되도록 하는 것이 중요하다. 간혹 우간의 하부가 횡행 결장이나 신주위 근막(Gerotas fascia)과 붙어있어 담낭의 견인을 방해하는 경우가 있는데 이럴 때는 먼저 이 부위의 유착을 떨어뜨려야 담낭의 견인이 용이하게 된다. 이제 2투관침을 통해 단극 소작기가 부착된 hook 이나 dissector 를 삽입하고 제4투관침에 grasper를 삽입하여 수술을 진행한다. 여기에서 중요한 점은 제4투관침을 통해 grasper를 삽입하여 담낭의 경부를 잡고 술자의 방향으로 담낭을 당기는 것이 가장 유리하다(그림 3B). 대부분의 초보자들이 흔히 담낭을 뒤쪽으로 밀면서 수술을 시행하는 경우가 있는데 이렇게 되면 담낭관을 노출시키기 어려워 총담관등을 손상시키기 쉽다. 담낭관을 grasper 로 당기면서 캘롯 삼각을 살 살펴 총담관의 주행을 확인하는 것이 가장 중요하며, 총담관을 확인하고 나면 최대한 담낭에 가까운 방향에서 결체조직과 지방조직을 조심스럽게 박리하기 시작한다. 캘롯 삼각 주변의 지방 조직을 박리하면 곧 담낭관을 노출시킬 수 있게 되는데 일반적으로 담낭관이 환자의 우측 방향에서 먼저 노출이 되고 담낭관의 좌측에서 담낭 동맥이 주행하는 것을 확인할 수 있으나 드물게 담낭 동맥이 담낭관을 따라서 주행하거나 담낭관의 우측에 존재하는 경우도 있어 주의해야 한다.

담낭관을 노출시키면 복강경 클립을 이용해 결찰 후 절단하게 되는데 이때 총담관에 지나치게 가깝게 또는 담낭을 지나치게 견인한 상태에서 클립을 결찰하게 되면 총담관의 일부가 같이 결찰되는 경우가 있으므로 주의한다. 또한 담낭 용종 환자에서는 흔치 않으나 담석이 동반된 환자의 경우 담석이 담낭관에 내려와 있거나 담낭염이 심한 경우 담낭관이 확장되어 클립으로

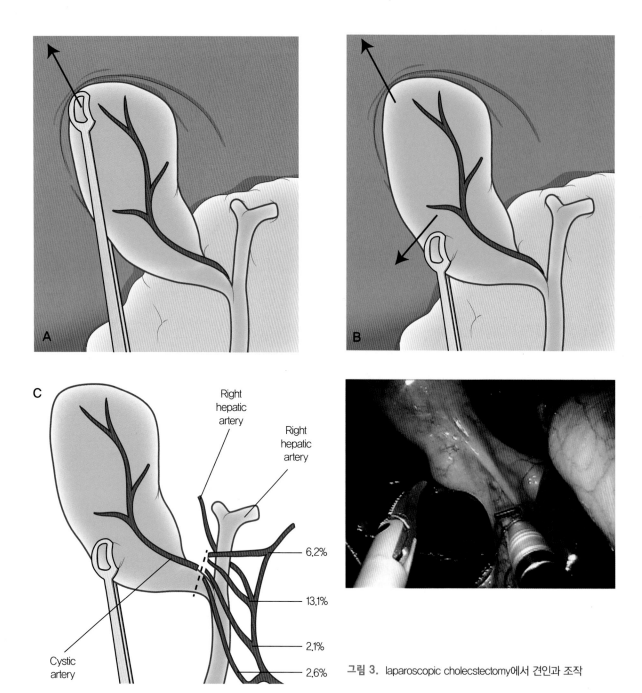

그림 3. laparoscopic cholecstectomy에서 견인과 조작

결찰하기 어려운 경우가 있는데 이럴때에는 실을 삽입하여 결찰하거나 복강경용 loop 기구등을 이용하면 담낭관을 결찰할 수 있다. 담낭관을 절단하고 나면 담낭이 총담관으로부터 떨어져 더 쉽게 움직일 수 있게 되어 담낭 동맥의 결찰이 쉬워지는데 담낭 동맥이 노출된 후에라도 담낭으로 유입되는 지점까지 충분히 확인 후에 결찰하는 것이 중요하다. 담낭 동맥은 약 절반의 환자에서는 한 개가 존재하지만 나머지 절반의 환자에서는 2~3개가 있는 경우가 흔하므로 이를 숙지하고 주의를 기울일 필요가 있다(그림 3C).

담낭관과 담낭 동맥을 모두 처리하고 나면 왼손(제4투관침)으로 담낭의 견인을 적절히 조절하면서 오른손(제2투관침)으로 hook을 이용해 담낭을 간으로부터 박리한다. 왼손의 적절한 견인을 통해 담낭벽과 간사이의 얇은 막을 잘 노출시켜야만 담낭벽의 천공 없이 담낭을 간으로부터 박리해 낼 수 있다. 담낭을 간에서 완전히 박리하고 나면 비닐 주머니를 삽입하여 담낭을 넣고 카메라 투관침을 통해 꺼내면 수술을 마치게 된다. 복강 밖으로 나온 담낭은 반드시 갈라 용종의 모양과 담낭의 점막을 확인하여 악성의 가능성이 의심될 때는 응급 동편 조직검사를 시행하여야 한다.

2) 확대 담낭 절제술(림프절 곽청술)

마지막으로 조기 담낭암(T1b 이상의 병기) 환자에서 림프절 곽청술에 대해 소개한다. 아직까지 조기 담낭암에서 림프절 절제 범위에 대해 통일된 의견은 없다. AJCC 7판에서는 담낭관 림프절, 총담관 림프절, 간동맥 림프절과 문맥 림프절 등 간십이지장 인대를 영역 1 림프절(N1)으로 규정하고, 췌두십이지장 후면 림프절, 복강동맥 림프절, 상장간막 동맥 림프절, 대동맥 및 대정맥 주위 림프절 등은 영역 2 림프절(N2)로 규정하고 있다. 2군 림프절 전이가 있는 경우 원격 림프절 전이라고 해석되어 YNM 병기의 4기(IVB)로 분류되며 대체로 장기 생존을 기대하기 어려워 일반적으로는 림프절 절제 범위에 포함시키지 않고 있다. 하지만 저자의 경우는 대동맥 주위 림프절를 T1b 이상인 모든 담낭암 환자에 대하여 절제 범위에 포함해 시행하고 있다. 정확한 병기를 결정하는 데에 요구되는 최소한의 혹은 적절한 절제 림프절 개수에 대하여 통일된 의견은 없다. AJCC 6판에서는 적어도 3개의 림프절 전이에 대해 전이 여부를 조사하여야 N 병기를 정확히 판단할 수 있다고 하였으나 7판에서 이 내용은 삭제되었다.

림프절 곽청술을 시행할 경우 개복술과 복강경 술식이 모두 사용될 수 있으나 저자의 경우는 개복술을 선호하며 절개는 우측 늑골 하 절개 방식을 이용한다. 간십이지장인대의 림프절 곽청술은 췌십이지장 절제술 및 간문부 담관암등의 장에서 자세히 다루어지므로 여기서는 자세한 기술은 하지 않았다.

3. 결론

담낭 용종 및 조기 담낭암 환자에 대하여 복강경 담낭 절제술은 널리, 안전하게 시행되는 수술로써 간담췌 분야를 전공하는 외과 의사에게는 가장 기본적인 술식 중 하나이다. 간담췌 분야의 다른 수술에 비해 비교적 난이도가 낮은 수술이지만 기본적인 원칙들을 충분히 숙지하고 지키지 않을 경우 환자에게 치명적인 합병증을 초래할 수 있으므로 담낭 절제술을 시행할 때 항상 원칙을 따라 안전하게 수술을 시행하도록 노력하여야 할 것이다.

참고 문헌

1. Blumgart LH. Surgery of the liver, biliary tract and pancreas. 5th ed. Saunders Elsevier 2013
2. Josef E. Fisher. Hepatobiliary and Pancreatic surgery. Lippincott Williams & Wilkins 2013
3. Lee CC. Jang JY, Kim SW The Surgical strategy for treating T1 gallbladder cancer. Korean J Hepatobiliary pancreat Surg 2009;13 (2):69-75
4. Lee SE. Jang JY, Lim CS et al. Systematic review on the surgical treatment for T1 gallbladder cancer. World J Gastroenterol 2011,17(2):174 00
5. Eckel F. Brunner T. Jelic S et al. ESMO clinical practice guidelines for diagnosis, treatment and follow-up. Ann Oncol 2011;22(6):40-4

Chapter 4

복강경 담낭절제수술에서 주의할 사항

| ✏ ▶ 최재운 |

1. 개요

주의할 점은 합병증 예방과 불필요한 개복수술의 예방을 위한 외과의사가 숙지해야 할 사항이다. 안전한 복강경 담낭절제술의 가장 중요한 문제는 담관 손상과 우측 간동맥 등 주요 혈관 손상을 피하는 것이다. 이러한 손상을 줄이기 위한 최선의 방법은 가능한 담낭 해부학적 변이를 알고 있어야 하며 다양한 해부학적 변형을 상상할 수 있는 상상력, 좋은 시야확보, 시술 시 박리 요령 등을 들 수 있겠다.

2. 해부학적 구조에 대한 주의할 점

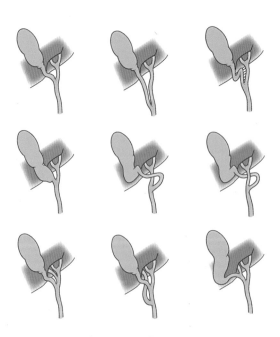

그림 1. 담낭관과 총담관의 합류

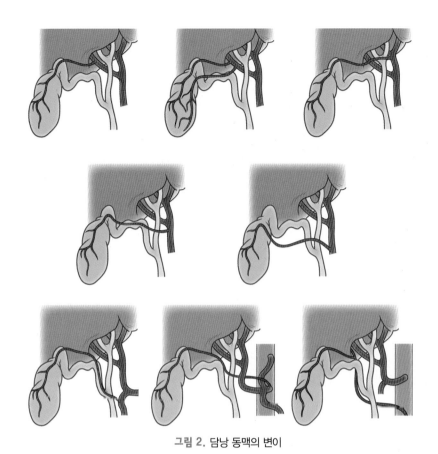

그림 2. 담낭 동맥의 변이

3. 담관의 손상을 줄이기 위한 박리시의 주의할 점

담낭관을 결찰하기 전에 캘롯 삼각과 저부의 충분한 박리를 하여야 한다. 불충분한 박리는 담관 손상의 중요한 원인이다. 담낭관과 담낭 동맥이 확실한 경우에 결찰하는 것이 안전하다. 캘롯 삼각을 앞쪽과 뒤쪽에서 박리하면, critical view of safety를 확보할 수 있다(그림 3). 담낭이 염증이나 주위 구조물에 의해 유착이 심할시는 담낭의 저부를 먼저 찾는 것이 수술 진행방향을 잡는데 도움이 된다. 그리고 위쪽으로 담낭을 견인하면 담낭관과 총수담관이 겹치게 되어 총수담관을 담낭관으로 오인할 수 있다(그림 4).

4. 지혈에서의 주의할 점

담낭 절제한 간 표면에서의 지혈은 argon laser 혹은 전기소작기로 쉽게 처리 될 수있다. 그러나 캘롯 삼각과 담관벽에서의 출혈을 지혈할 때는 전기소작기나 argon을 사용하지 않는 것이 좋다. argon과 전기소작기를 사용할 경우 혈관 손상에 따른 주요혈관 가성낭종으로 대출혈을 야기 할 수 도 있으며 담관 손상에 의한 담관 협착도 가능성이 있기 때문에 캘롯 삼각이나 담관 벽에는 argon 혹은 전기 소작기를 사용하지 않는 것이 좋으며 압박 등을 이용한 지혈을 추천한다.

5. 결론

복강경 담낭절제 시 가장 주의할 점은 충분한 시야확보를 하는 것이며 작은 출혈로 해부학적 구조가 확실치 않으면 생리

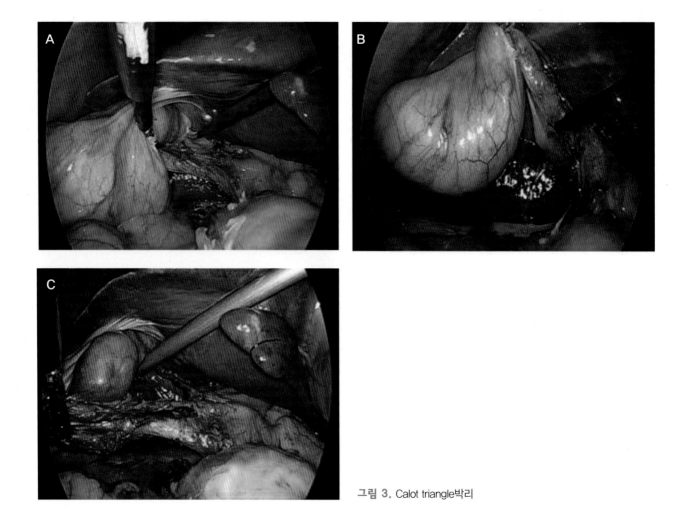

그림 3. Calot triangle박리

그림 4. 담낭의 견인 방향에 따른 담낭관과 총수담관의 위치

식염수 관류를 시행하여 확실한 해부학적 구조하에서 시행하는 것이 무엇보다 중요하다. 또한 해부학적 구조가 담관 손상이나 주요혈관 손상을 할 수 있는 구조가 숨어 있다는 것을 항상 생각하고 충분한 상상력을 가지고 수술에 임해야 하며 확신이 서지 않을 경우는 좀더 박리를 하고 시간을 가지는 것이 무엇보다 중요하다.

참고문헌

1. 박용현, 김선회, 이건욱, 서경석외 간담췌외과학 2판 의학문화사 2006
2. 김영훈역 담도외과 요점과 맹점 바이오메디북 2006
3. Strasberg SM, Hertl M, Soper NJ.An analysis of the problem of biliary injury during laparoscopic cholecystectomy J Am Coll Surg. 1995;180:101-25

Chapter 5

확대 담낭절제술 (쐐기형 절제)

| 🖊 김완배 |

1. 적용

1) 조기 담낭암 중 T1b 담낭암

　T1b 담낭암에서 확대담낭절제술이 단순담낭절제술에 비해 생존율을 향상시킨다는 명확한 근거가 부족하므로 단순담낭절제술과 확대담낭절제술이 모두 가능하다. 그러나 단순담낭절제술을 시행 받은 환자의 재발율이 확대담낭절제술을 시행 받은 환자의 재발율보다 높은 것으로 보고 되므로 수술위험도가 높지 않은 환자에서는 확대담낭절제술이 권장된다. 복강경 담낭절제술이 환자의 예후에 좋지 않은 영향을 미친다는 증거는 없으므로 복강경 담낭절제술도 가능하다.

2) 진행성 담낭암

　진행성 담낭암은 암종의 벽침윤도가 T2 이상이거나 림프절 전이, 원격 전이가 있는 경우를 총칭하여 지칭하는 것으로 근치적 절제가 불가능한 경우를 제외하고는 간절제와 림프절 절제를 시행한다.

2. 수술수기

1) 담낭절제술만 시행할 경우

　복강경 담낭절제술을 시행할 경우 개복수술에 비해 담낭천공의 가능성이 높고, 수술 중 담즙누출이 복막전이와 관련이 있다는 보고와 투관침 삽입부위의 재발이 보고된 바가 있어 수술 중 담낭천공을 피하기 위해 조심스럽게 수술하여야 하며 절제된 담낭을 비닐주머니에 담아서 제거해야 한다.

2) 간절제술을 시행할 경우

　국제적인 합의는 없지만 쐐기절제술 시행 시에 간절제연의 너비는 일반적으로 2~3cm 정도가 권장된다. 담낭과 간을 일괄절제 하되, 간절제연이 심부에서 담낭와에 가깝게 접근하기 쉬우므로 주의를 요한다. 담낭과 간절제연 사이의 너비가 적절한지를 촉지하면서 간절제연이 전체적으로 오목한(concave) 곡면이 되도록 시행하면 너비를 적절하게 유지하는데 도움이 된다. 간절제연에서는 중간정맥지외에 4분절이나 5분절의 글리슨지가 나타나므로 결찰절제하기 전에 출혈하지 않도록 주의해야 한다.

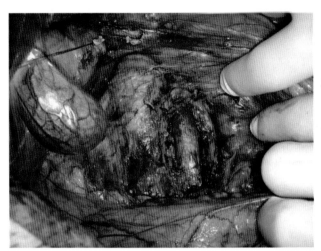

그림 1. 대동정맥 림프절 절제 후 사진

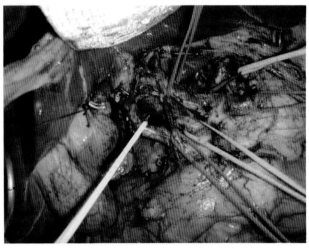

그림 2. 부위림프절 곽청 후 사진[노란색: 간외담관, 붉은색: 고유간동맥(좌상), 우위동맥(좌하), 비동맥(우), 파란색: 간문맥(좌하), 좌위정맥(우상)]

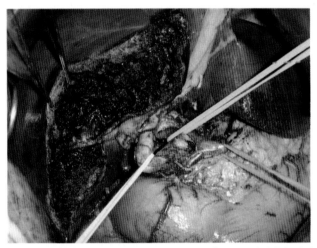

그림 3. 쐐기형 간절제와 부위림프절 곽청을 시행한 확대 담낭절제술 후 사진(노란색: 간외담관, 파란색: 간문맥, 붉은색: 총간동맥)

3) 주변림프절, 신경총 곽청

주변림프절(regional lymph node; N1)은 간문부, 담낭관, 총수담관, 간동맥, 간문맥 주변 림프절을 의미하며, 십이지장, 췌장, 복강동맥, 상장간막동맥, 대동맥, 대정맥 주위 림프절은 포함되지 않는다(AJCC 7th edition). 주변 림프절 곽청을 시행하는 영역에는 담관이나 혈관의 변이가 다양하게 관찰되는 곳이므로 수술 전이나 수술 중에 담관 및 혈관의 주행을 정확히 파악하여 손상을 주지 않도록 주의 해야 한다. 특히 수술 중 박리 또는 결찰에 의해 담관주변의 혈관을 차단하여 허혈이 오면 담관 협착이 일어나기 쉬우므로 주의를 요한다. 이전에는 담낭암 환자에서 치유절제시 대동맥주위 림프절을 일상적으로 곽청했다는 보고들이 적지 않았는데, 이 림프절의 전이가 있는 경우에는 대부분 예후가 아주 불량했기 때문에 최근에는 대동맥주위 림프절은 표본 채취만 하는 경우가 많다.

참고문헌

1. 김경식 외. 한국간담췌외과학회 담낭암 외과적 치료 권고안 2013
2. 박용현 외. 간담췌외과학 제2판, 도서출판 의학문화사 2006
3. Nimura Y 외. 담도외과-요점과 맹점-바이오메디북 2006
4. Edge SB et al. AJCC Cancer Staging Manual 7th edition Springer 2010
5. Jarnagin WR et al. Blumgart's Surgery of the Liver, Biliary Tact, and Pancreas 5th edidion. Elsevier Inc 2012

Chapter 6

확대 담낭절제술 (간절제 포함)

| ◢ 박상재 |

1. 개요

T2 이상의 진행된 담낭암의 절제를 위해서 시행하는 확대담낭절제술(extended chlecystectomy)은 담낭이 간에 닿아 있는 부분(담낭와)을 포함한 간절제를 반드시 동반해야 한다(T1b에서도 확대담낭절제술이 필요하다는 주장이 있다.). 간절제의 범위는 종양의 위치, 진행 정도 및 육안적 형태 등에 따라 달라진다. IVb 분절과 V 분절을 완전히 제거하는 IVb+V 해부학적 절제술은 담낭와를 중심으로 2~3cm 의 절제연을 가지고 시행하는 간 쇄기절제(wedge resection)에 비해 미세암전이의 제거가 용이하다는 이론적 장점이 있지만 전향적 비교연구로 증명된 것은 아니다. IVb분절과 V분절을 해부학적으로 완전히 절제하는 방법은 개별 맥관(문맥, 간동맥, 담관)을 각각 박리할 수도 있으나 복잡하여 일반적으로는 글리슨지 접근법을 선호한다. 하지만 해부학적으로 완벽한 IVb + V 분절절제는 기술적으로 어렵고 복잡하다. 따라서 본 저자는 담낭암 절제에 있어 R0절제가 이루어진다는 가정하에서 기술적으로 단순한 방법을 도입하여 비교적 안전하고 빠르게 시행하는 IVb+V 분절절제술을 소개하고자 한다.

2. 수술방법

1) 환자의 위치잡기 및 진단적 복강경 시행(그림 1)

개복수술을 위한 준비 후에 앙와위 자세로 하며 필요에 따라 양팔 또는 한쪽 팔을 몸쪽으로 접게 된다.

진행 담낭암의 경우 수술전 검사로 확인되지 않은 전이 병소가 있을수 있다. 이를 개복술 전 발견하기 위해서 수술전 진단적 복강경 시행을 추천한다. 저자의 경우 정중절개선을 따라 2~3개의 투관침을 삽입하고 간 표면, 대망, 복벽, 장막 및 골반부위를 시계 반대 방향으로 관찰하고 이어 간전이를 알기 위해 복강경초음파검사를 시행한다. 전이 병소가 발견되면 조직검사로 확인한다. 복수가 있으면 흡인하고 복수가 없으면 500ml 생리식염수를 복강내 주입하고 5분 후에 흡인하여 향후 세포검사를 시행한다.

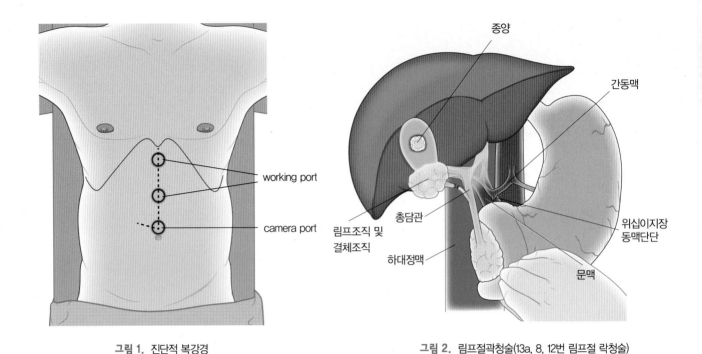

그림 1. 진단적 복강경   그림 2. 림프절곽청술(13a, 8, 12번 림프절 락청술)

2) 절개

절개선은 외과의의 취향에 따라 다양하며 좋은 시야를 확보하기 위해서는 역 L-자 절개, ⊥자 절개가 유리하다. 저자는 절개선을 줄이기 위해 상정중절개(upper midline incision)를 선호하며 필요하면 배꼽 아래까지 확장한다. 이후 자가 견인기를 걸어 좋은 시야를 확보하도록 한다. 파종, 간전이 등 원격전이 소견이 있는지 복강을 철저히 살펴보아야 한다.

3) 담낭관 박리 및 담낭관 절제연 동결조직검사

저자는 가장 먼저 총담관에서 담낭관을 박리하여 담낭관 절제연을 확보하고 이를 동결조직검사한다. 원칙적으로 담낭관 절제연에 암조직이 있거나 간십이지장인대에 림프절 전이, 신경 전이 소견이 있는 경우에 한하여 총담관 절제를 시행한다. 본 장에서는 총담관을 절제하지 않는 경우로 설명하겠다. 담낭 경부를 주위조직과 분리하고 담낭동맥을 결찰 절단한 후 담낭을 간십이지장인대와 분리하여 간 쪽으로 이동시킨다.

3) Kocher 수기 및 림프절곽청술(13a, 8, 12번 림프절)(그림 2)

십이지장 제 2부의 외측을 따라 Kocher 수기를 충분히 시행한 후 13a 림프절을 주위 췌장두부로부터 박리한다. 이후 간문부 방향으로 올라가면서 간동맥, 문맥, 총담관을 제외한 모든 조직을 제거하게 된다. 저자의 경우 림프절 12, 13a, 8번을 곽청하는 것을 원칙으로 하고 있다. 림프절 곽청술을 위해서 실제로는 간동맥을 주위 조직으로부터 박리하는 것이 대부분의 과정을 차지한다. 정상적인 간동맥의 해부인 경우 총간동맥, 고유간동맥을 따라 올라가면서 우간동맥, 좌간동맥을 주위 조직과 박리한다. 이를 위해서는 간동맥 상부 신경총을 절개한 후 우측 조직은 우측으로, 좌측조직은 좌측으로 유동화한다. 우위동맥은 대개 기시부에서 결찰, 절단한다. 원활한 림프절곽청술을 위하여 위십이지장동맥(gastroduodenal artery)을 간동맥으로부터의 기시부에서 절단해도 대부분의 경우 간, 췌장, 십이지장으로의 혈류는 유지된다. 그러나 반드시 위십이지장동맥을 절단하기 전에 미리 이를 결찰한 후 고유간동맥의 원활한 혈류를 확인한 후 위십이지장동맥을 절단해야 한다(median arcuate

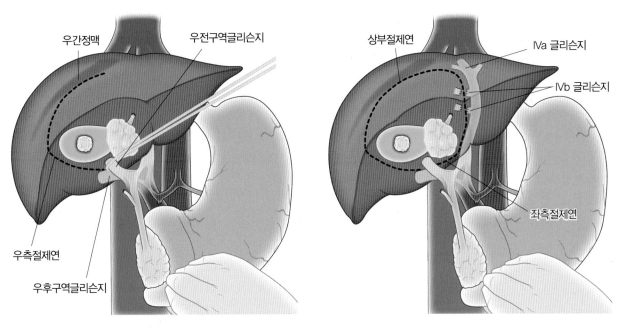

그림 3. 우전구역 글리슨지 박리 및 우측 절제연 결정   그림 4. 좌측 절제연 및 상부 절제연 결정

ligament syndrome 이 있을 수 있으므로). 동맥이 골격화 되면 문맥 위 조직을 절개하고 동맥 골격화와 마찬가지로 분맥 우측조직은 우측으로, 좌측조직은 좌측으로 유동화한다. 최종적으로 곽청한 조직 전부를 문맥 우측으로 빼내서 제거한다.

4) 간 유동화

IVb + V 절제술을 위해 반드시 간 유동화를 할 필요는 없다. 그러나 낫모양 인대(falciform ligament)를 절단하고 우측 관상인대(coronary ligament) 및 우측 삼각인대(triangular ligament)를 절개하여 간을 가능한 한 유동화 하면 수술이 편해진다. 그러나 우측 부신, 하대정맥인대까지 박리할 필요는 없다.

5) 우간 글리슨지(Glissonian pedicle)/우전구역 글리슨지 박리, 우측 절제연 결정(그림 3)

간문부를 박리하여 우간 글리슨지를 주위 간조직으로부터 분리하고 이어 우전구역 글리슨지를 박리한 후 끈으로 일괄 걸어 당기고 혈관겸자로 압박하여 우전구역의 경계를 확인하고 전기소작기 등으로 표시해 둔다. 간 초음파검사를 시행하여 우간 정맥 과 중간정맥의 위치를 파악한다. 해부학적으로 V 분절을 절제한다고 하더라도 우간정맥을 손상시키지 않도록 우간정맥의 좌측 연을 따라 오른쪽 절제연(V 분절과 VI 분절 사이)을 정한다.

6) 좌측 절제연 결정, 상부 절제연의 결정 및 간 절단(그림 4)

간절단은 좌측 절제연(IVb분절과 II/III 분절 사이)에서부터 시작하는 것이 쉽다. IVb분절을 제대부의 좌간 글리슨지 제거로부터 박리하고 IVb 분절로 가는 글리슨지들을 기시부에서 결찰 절단한다. IV 분절로 가는 글리슨은 다양한 변이가 있고 여러 개의 작은 글리슨지로 형성되어 있으며 IVb와 IVa 글리슨지의 구분이 명확하지 않는 경우도 많다. 따라서 상부절제연(IVb분절과 IVa분절의 경계)은 IVb 분절의 글리슨지를 결찰한 후 변색된 부위로 결정하고 표시하되 불확실한 경우 IV 분절의 중간 지점(상하)을 기준으로 결정한다. IVb 분절과 IVa 분절의 경계를 표시한 후 이를 우전구역 방향으로 연장하여 V분절과

VIII분절의 경계로 일단 표시한다.

우측 절제연을 따라 간 절단을 시작한다. 우간정맥이 손상되지 않도록 우간정맥의 좌측을 따라 절제한다. 미리 표시한 상부 절제연까지 도달하면 일단 상부절제연을 약 2~3cm 깊이로 절제한다. 이후 우전 글리슨지의 아래 부분을 목표 지점으로 삼아 상부절제연을 더욱 깊이 절제하게 된다. 이때 우전 글리슨지에서 나오는 V 글리슨지는 다양한 모양으로 나올수 있으며 2~3개 이상되는 경우도 있다. 절제방향은 우전글리슨지의 아래 방향으로 향하게 하여 VIII 글리슨지가 다치지 않도록 매우 조심하면서 상부절제연을 절제해야 한다. 술중초음파검사를 시행하여 VIII 글리슨지가 안전하게 보존되는지 확인하면서 간을 절제하면 더욱 안전하다. 절제 방향이 간문부로 접근하게 되면 제거될 간을 아래로 당기면서 마지막으로 우전구역 글리슨지에서 나오는 V 번 글리슨지를 차례로 결찰 절단한다. 이후 절제표본을 제거한다.

7) 절제면 처리

일반적인 간절제후 원칙과 동일하다.

참고문헌

1. 김선회, 서경석. 간담췌외과학 제 3판. 2013
2. 대한외과학회 외과수술아틀라스 2014
3. Belghiti J, Jarnagin WR, DeMatteo RP, et al. Surgry of the Liver, Biliary Tract and Pancreas. 4th ed. 2006

담관낭 절제술

Chapter 1

개복 담관낭 절제술

| ✎ ▶ 권국환 |

담관낭은 모든 양성 담관 질환의 약 1%를 차지하는 비교적 드문 병이나 아시아, 여성들에서는 호발하는 것으로 알려져 있다. 발생 원인으로 선천적인 췌담관합류기형(APBDU; anomalous pancreaticobiliary duct union)으로 설명되어 왔지만 어른에 발생하는 담관낭은 이로써 다 설명되어 지지는 않는다. Todani에 의한 8가지 형태의 분류(그림 1)가 임상적으로 유용하게 쓰이고 있으며 이 분류에 따라 치료 방법에도 차이가 있다. 여기서는 간담췌외과 영역에서 주로 보게 되는 어른에서의 담관낭에 대하여 다루겠으며 특히 이중 가장 많은 type인 I형과, 임상과정이 비슷한 IVb형을 중심으로 서술하려 한다.

1. 진단

어른의 담관낭은 우연히 발견되기도 하지만 담관염, 췌장염, 담관결석, 악성 변화 등과 같은 담관낭의 합병증과 관련된 증상을 진단하는 과정에서 발견된다. 복부초음파, 복부전산화단층촬영, 자기공명췌담관조영술(MRCP), 내시경역행췌담관조영술(ERCP) 등의 영상검사로 진단할 수 있고 또한 수술을 위한 해부학적 구조를 확인할 수 있다.

2. 수술 전 처치

수술 전 처치의 목적은 담도염이 있을 경우 염증을 치료하고 동시에 췌담관합류부나 간내담관 등 전체 담관낭의 정확한 영상소견과 이에 연관된 담관 병리를 아는 것이다. 담관염이 동반되어 있는 경우 효과적인 정맥 항생제 등 보존적 치료를 하고, 항생제 투여로도 호전이 없는 경우에는 경피적 혹은 내시경적 담관낭 배액을 시행하여 수술 전 패혈증을 완전히 해결한 후 근치 수술을 하여야 한다. 수술 전 자기공명췌담관조영술, 내시경역행췌담관조영술 등의 영상검사를 시행하여 낭 하부의 좁아진 분절(narrow segment)이 길이 및 주췌관과 낭관이 위치 관계 등을 정확히 파악하여 수술 중 췌관 손상을 피하기 위한 노력을 하여야 한다. 또한 간내담관의 협착 여부, 동반 암 여부 등을 확실히 알아 협착이 있을 경우 이의 상부에서 절제하여야 하고 암이 동반되어 있을 경우 암에 준하는 치료 계획을 세워야 한다. 특히 과거 담관낭과 관련된 수술을 받고 반복되는 증상들이 있는 환자의 경우 문합부 협착, 담관내 결석, 동반 악성, 간경화, 문맥압 항진 등의 여부를 꼭 확인해야 한다.

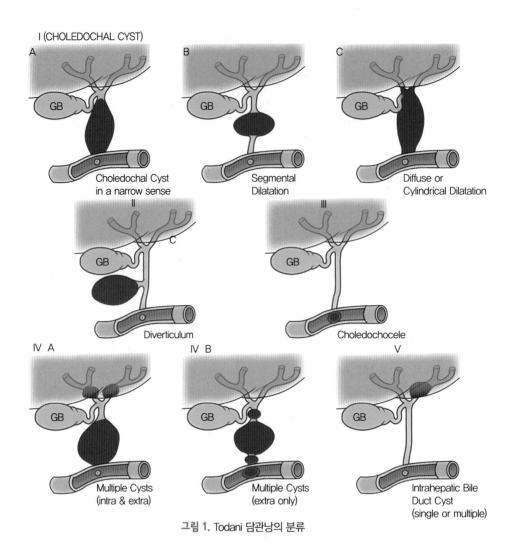

그림 1. Todani 담관낭의 분류

3. 치료

담관낭의 치료는 절제수술이다. 수술 시기는 시간이 경과함에 따라 담도암 발생율도 높아지므로 경과 관찰보다는 진단된 시점에서 수술할 것을 권한다. 어른 담관낭의 수술 방법은 담관낭의 분류와 동반 간담도계 병리에 따라 시행되는데 일반적인 원칙은 담관낭을 완전히 절제하고 점막 대 점막 담관-장 문합을 해주는 것이다. 담관낭 절제 후 담관-장 문합은 Roux-en-Y 간관공장문합술과 간관십이지장문합술을 할 수 있으나 간관십이지장문합술의 경우 쉽게 시행할 수는 있으나 sump 증후군과 같은 심한 합병증이 올 수 있어 일반적으로 담관낭의 완전절제와 Roux-en-Y 간관공장문합술을 시행하는 것이 표준수술이다. 담관낭의 완전 절제가 불가능한 경우에는 최대한의 담관낭을 절제한 후 Roux-en-Y 낭공장문합술을 하는 것이 대안이 될 수 있다. 그러나 상부 담관에 협착이 있는 경우에는 협착에 대한 적절한 처치가 없으면 담관염, 담관 결석, 암 발생 등의 문제가 생길 수 있으므로 이를 고려하여 협착이 있는 부위 위에서 절제하여야 한다. 과거에는 내루술을 하기도 했으나 내루술을 시행한 경우 암 발생율이 50%까지 보고되고 있으며 아무것도 하지 않은 경우보다도 높다는 보고가 있고 문합부협착 등으로 반복되는 담관염이 발생하여 최근에는 하지 않아야 할 수술이 되었으며 과거 내루술을 받은 경우라도 꼭 근치수술을 해주어야 한다. 외루술 또한 근치 목적의 수술은 될 수 없다. 최근 최소 침습 수술 즉 복강경 수술 혹은 로봇수술이 발표되며 좋은 성적을 보고하고 있고 특히 젊은 여자에 호발하는 본 질병의 특성상 유행을 할 것으로 예상이 되지만 아직 새로운 표준으로 정하기에는 더 많은 평가가 필요하므로 아직까지 개복 절제술의 숙지가 우선되어야 한다.

4. I형과 IVb형 이외 다른 형태 담관낭의 치료

췌담관합류기형이 있는 경우는 췌액의 담관 내 역류로 인한 담관암의 발생률이 높아 담관절제가 원칙이고 합류기형이 없는 경우는 담즙정체를 방지하는 수술이 필요하다. II형의 경우 게실의 단순 절제로 치료가 되며 간외담관 전체를 절제할 필요는 없다. III형의 경우에는 낭이 큰 경우 절제를 해야 하나 대부분 내시경적괄약근절개술로 치료가 가능하다. IVa형의 경우에도 담관낭의 절제와 간관공장문합을 넓게 시행해야 하지만 간내 결석, 담관염, 간경화 등 증상이 있는 간내 침범이 있는 경우 V형의 경우와 같이 절제 가능한 경우라면 동반 간절제를 고려하여야 하고 광범위 침범으로 절제가 불가능한 경우에는 간이식을 고려해야 한다.

5. 수술 전 숙지 사항

1) 담관염이 동반되어 있는 경우 효과적인 정맥 항생제 등 보존적 치료를 하여야 하고, 항생제 투여로도 호전이 없는 경우에는 경피적 혹은 내시경적인 담관낭 배액을 시행하여 수술 전 패혈증을 완전히 해결한 후 근치 수술을 해야 한다.

2) 췌담관 이행부의 가늘어지는 부위에서 췌장관 손상을 피하기 위해 수술 전에 직접 혹은 간접 담관조영에 의한 담관 및 팽대부의 해부학적 구조를 확실히 파악하고 있어야한다. 수술 전 CT나 MRI를 통해 간내 침범 정도를 파악하여야 하고 만약 한쪽 엽에 국한된 광범위한 담관낭이 있다면 동반 간절제를 고려해야 한다. 또한 악성이 동반된 경우가 아닌지 항상 염두에 두어야 하며 체중감소, 황달, 암지표 상승, 종괴 혹은 낭내 mural nodules 등 의심 소견이 있는 경우 이에 대한 수술 계획을 미리 세워야 한다

3) 만약 담낭절제술 도중에 발견된 경우라면 수술 중 담관조영술을 통해 담관 전장의 구조를 확인하여야한다.

4) 안전한 절제를 위해서는 간, 담관, 췌장, 및 간문맥 등의 해부학적 관계를 명확히 숙지하고 있어야 하고 특히 아래와 같은 해부학적 지식을 가져야 한다.

　(1) 간문부의 담관 합류부는 전형적으로 우측 간문맥의 앞쪽에 위치하고 있다.

　(2) 간동맥은 담관낭의 좌 후방에 위치하고 좌우 분지를 내어 간문맥 앞에서 간쪽으로 올라간다. 우측 간동맥은 주로 총담관의 뒤쪽에 위치하며 그곳에서 담낭동맥이 기시한다(캘롯 삼각).

　(3) 만약에 우측 간동맥이 상장간막동맥에서 기시한다면 캘롯 삼각에 진입하기 전까지 담관낭 뒤에 위치하고 이후 총담관의 오른쪽을 따라 후 외측에서 간으로 들어간다.

　(4) 대개 간문맥은 큰 담관낭에 의해 간십이지장인대 내에서 후 내측으로 틀어져 있어서 주의해야 한다.

　(5) 담관염이나 췌장염을 앓았던 환자는 담관낭 주변 염증으로 인한 심한 유착 때문에 박리 중 뒤에 있는 간 동맥 및 문맥 손상에 수의하여야 하며 손상을 피하기 위해서는 간문맥을 확인 하는 것이 중요하다.

　(6) 총담관의 말단부는 하 후측으로 직접 췌장속으로 들어가거나, 췌실질에 들어가기 전에 짧게 분절을 이루거나, posterior groove속에서 췌장 외측을 따라 간다.

　(7) 특히 예상치 못한 출혈, 담관 손상을 피하기 위해서는 상기 해부학적 지식에 더불어 담관과 우측 간동맥, 담낭동맥의 관계에서 흔히 있는 변이에 대한 지식이 있어야 한다.

6. 수술 술기

1) 우하늑골 횡절개, 정중절개, 혹은 우측횡절개로 시작할 수 있다.

2) 담낭을 견인하여 담낭와 부위에서 담낭동맥을 확인, 결찰, 절제 후 담낭절제술을 top-down 방식으로 실시하다. 필요하면 수술 중 담관 조영을 시행하고 아미라제, 리파제 농도 측정 및 미생물 배양검사를 위한 담관낭 내의 담즙을 채취할 수도 있다.

3) Kocher maneuver를 시행하여 십이지장을 유동시킨다.

4) 담관낭의 왼쪽을 따라 간십이지장인대를 조심스럽게 박리하면서 십이지장 제 1부위의 상연을 절개하여 담관낭의 앞면을 확인하고 조심스럽게 둘레를 확보한 후 vessel loop나 umbilical tape를 걸어 간문맥을 노출시키기 위한 견인에 이용한다

5) 췌장관 손상을 염두에 두고 조심스럽게 췌장 실질로 진행하는데 출혈이 많을 수 있으므로 조심스럽게 결찰해가면서 진행한다. 이때 수술 전 혹은 수술 중 담관조영 소견을 숙지하고 췌장관 손상을 주의해야 한다.

6) 담췌관 접합부에서 대체로 몇 mm 떨어진 부위에서 담관낭이 갑자기 좁아져 정상 구경의 담관이 노출되면 3-0 혹은 4-0 흡수성 봉합사를 이용하여 봉합결찰 후 절제한다.

7) 이후 담관낭을 위쪽으로 견인하면서 하부 간동맥, 간문맥과 조심스럽게 분리하여 간관의 좌우 합류부까지 진행한다. 이때 담관낭이 끝나는 부위가 나오면 이의 상부에서 절제하여야 하며 담관낭이 간내담관으로 연장되어 있으면 대개 합류부가 아래쪽으로 내려와 있으므로 이를 포함하여 절제한다. 어른에서 담관낭염이 자주 있어 반복되는 광범위한 주위 염증으로 후방 혈관과의 박리가 어려운 경우 앞부분은 절제하고 뒷부분은 점막만 절제하는 internal cyst dissection approach(Lilly 수술법)를 하는 경우도 있으나 후벽 점막의 일부가 남아 암 발생 가능성이 있어 잘 하지는 않는다.

8) 악성이 의심되면 동결절편을 시행하고 악성 결과가 나오면 변연 음성이 나올 때 까지 절제하고 림프절청소술을 시행해야 한다.

9) 횡행결장을 상부 견인하여 Treitz 인대를 확인하고 RouX-en-Y 간관공장문합술을 위한 공장을 준비하고 말단은 이중으로 봉합한 후 횡행결장 뒤 중간결장동맥 우측에 창을 내어 통과시켜 문합을 할 간문부에 위치시킨다.

10) 간관공장문합은 단측문합(end to side anastomosis)으로 시행한다. 이때 문합부 협착을 예방하기 위해 간관-장 문합을 넓게하는 것이 권유된다. 여러 가지 문합방법이 있으나 본인이 선호하는 방법으로 하면 될 것이다. 대개 4-0 혹은 5-0 흡수사를 사용하여 단층으로 가능하며 관의 직경이 1 cm이 넘으면 후벽은 연속 봉합, 전벽은 단속 봉합을 할 수 있고 1.5 cm이 넘으면 전 후벽 모두 연속 봉합을 할 수 있다.

11) 이후 40 cm 이상의 limb를 확보하고 공장공장문합술을 시행하여 수술을 마무리 짓는다.

12) 배액관을 간관공장문합부 주위에 위치시키고 폐복하여 수술을 종료한다.

7. 수술 결과

담관낭의 수술은 90%이상에서 성공적으로 시행되고 있고 수술 후 합병율이 2.5~27%, 사망률이 0~6%로 보고되고 있는 비교적 안전한 수술이다. 조기 합병증으로 봉합부전, 출혈, 급성췌장염, 장마비, 소화관 출혈, 췌액루 등이 있으며 만기 합병증으로는 문합부 협착, 소화성 궤양, 담관염, 담관 혹은 간내결석, 췌장염, 간부전, 암발생 등으로 25%까지 보고되고 있다. 담관낭 절제 후에도 0~6%의 담관암이 발생하는데 이는 주로 남은 담관낭이나 원래 존재하던 subclinical malignancy 때문이라고 사료된다. 그러나 수술 후 암 발생은 현재 실시되고 있는 수술에 대한 재평가를 요구하게 한다. 문합부 협착이나 담관암

발생 가능성 때문에 모든 수술 환자에서 초음파 검사, 간기능 검사, CA 19-9, CEA, CA125와 같은 종양표지자의 정기적인 추적검사가 장기간 요구 된다.

참고문헌

1. 김용일, 최성호. 담관낭과 췌담관 합류기형. In: 박용현, 김선회, 이건욱, 서경석. 간담췌외과학 제2판. 도서출판 의학문화사 2006:735-40
2. Beata Jablonska. Biliary cyst: Etiology, diagnosis and management. World J Gastroenterol 2012;18(35):4801-10
3. Carlos U Corvera. Congenital dilatations of the biliary tract. In: Keith Lillemoe, William Jarnagin. Hepatobiliary and pancreatic surgery; Lippincott William & Wilkins 2013:377-88
4. DM Nagorney. Bile duct cysts in adults. In: LH Blumgart. Surgery of the liver, biliary tract, and pancreas. 4th ed. Saunders Elsevier 2007:991-1003
5. HDE Atkinson, CP Fischer, CHC de Jong et al. Choledochal cysts in adults and their complications. HPB 2003;5(2):105-10
6. Herwig Cerwenka. Bile duct cyst in adults: Interventional treatment, resection, or transplantation? World J Gastroenterol 2013;19(32):3207-11

Chapter 2

복강경 담관낭 절제술

| 🖊 ▶️ 장진영 |

1. 수술 적응증 또는 비적응증

앞장의 개복수술과 수술 적응증은 비슷하나, 개별 병원 및 술자의 경험도에 따라 간절제를 동반해야 하는 경우, 간내 협착에 대한 처리가 어려운 경우, 연결 부위의 담도가 매우 작은 경우에는 일반적으로 복강경 술식이 어렵다. 또한 주변 조직에 염증이 심하거나 악성 종양이 의심되는 경우는 복강경 술식을 시행하지 않는 것이 바람직하다.

2. 수술 전 준비

수술 전에 복부 CT 및 담췌관조영술(ERCP 또는 MRCP)을 시행하여 복강경 수술의 적응이 되는 지를 잘 파악해야 한다. 담관낭 자체의 형태학적 모양 외에도 담관낭에 흔히 동반되는 췌담관합류이상(APBDU: Anomalous Pancreatico-Biliary Ductal Union)의 모양을 숙지해야 수술 중 발생할 수 있는 췌관 손상을 예방할 수 있다. 담도내 협착의 위치, 혈관 주행, 동반된 결석 여부, 반복적인 췌장, 담도염으로 인한 주변 조직과의 유착/섬유화 여부, 담도계 종양 여부 등도 잘 파악하고 수술에 임해야 한다. 복강경 술식은 환자에게 기능적, 미용적인 장점을 제공하지만 그로 인해 수술 후 합병증 발생이 높아지거나, 불완전한 수술이 이루어지면 안된다.

3. 환자 체위 및 투관침 삽입위치

저자가 선호하는 환자의 체위 및 투관침 위치는 4공식 복강경 담낭절제술과 같은 자세 및 위치이다. 환자를 앙와위(supine)에서 15도 역 Trendelenburg자세를 취하여 머리부위를 위로 올린 후 다리도 위로 약간 올려 복부의 긴장을 해소한다. 투관침은 그림 1과 같이 배꼽아랫부분에 12 mm 투관침을 넣어 카메라 위치로 사용한다. 검상돌기로 11/12mm 투관침을 삽입하여 조직 박리 및 연결에 주된 통로로 사용한다. 그외 5 mm 투관침을 그림 1과 같이 삽입하여 조직 견인 및 배액관 거치 등의 목적으로 사용한다.

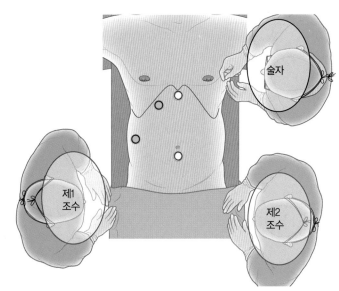

그림 1. 투관침 삽입위치

4. 수술 순서

1) 담낭관(cystic duct)의 노출 및 처리

복강경 담관낭 수술시 담낭은 담관의 박리 및 문합할 때 조직 견인을 위해 유용하게 쓰인다. 우선 담낭관을 노출 시키고 클립이나 매듭을 통해 담낭관을 폐쇄하여 담즙의 유출을 막고, 담관과의 경계를 확인한다.

2) Kocher 유동화

술자에 따라서는 Kocher 유동화를 안 하기도 하지만, Kocher 유동화는 췌장 안쪽 부위의 담관낭 박리 및 담관낭 절제 후 결장후방 담관공장 문합시 결장간막을 통해 소장을 견인하기 위해서도 유용하게 쓰인다. 충분한 Kocher 유동화를 시행하여 담관낭의 후연까지의 시야를 충분히 확보한다.

3) 담관낭의 박리 및 절제

담관낭의 박리를 하는 동안 제1조수는 담낭을 머리쪽으로 견인하여 담관을 잘 보이게 노출한다. 담관낭 주변에는 다수의 담도주위혈관망이 존재하기 때문에 담관낭 절제시 출혈이 발생하는 경우가 많다. 특히 염증이 심한 환자일수록 이 혈관에서 생기는 출혈 때문에 수술 시야가 나빠지는 경우가 많아 조심스럽게 천천히 혈관을 처리하면서 박리를 해야한다. 술자의 경험상 작은 혈관이나 연부조직의 경우에는 초음파절삭기(Harmonic scalpel® 등)를 사용하고, 어느 정도 굵은 혈관의 경우에는 Ligasure®나 클립을 사용하여 출혈을 최소화하면서 박리할 수 있다. 담낭관 아래의 담관 앞쪽 부위가 박리되었다면 좌측으로 진행하여 간동맥과 담관을 박리하고 다시 뒤쪽으로 진행하여 간문맥과도 박리를 진행한다. 간십이지장인대에서 담관이 주변 혈관과 유리되었다면 수술테이프를 담관에 걸어서 견인하면 담관낭의 하부쪽 박리시 매우 요긴하다.

담관낭의 췌장내 부위 박리시에는 수술자가 담관에 걸어놓은 수술테이프를 앞쪽으로 견인하고 제1조수가 그림 2와 같이 십이지장을 장겸자로 잡고 하방으로 견인하면 수술시야가 잘 보이게 된다. 수술전에 시행한 담췌관조영술로 미리 파악한 췌관과 담관의 합류부 직전까지 담관낭을 박리한다. 이때 너무 무리하게 췌관주위를 박리하면 췌관 협착, 췌장염 또는 췌장루 등의 심

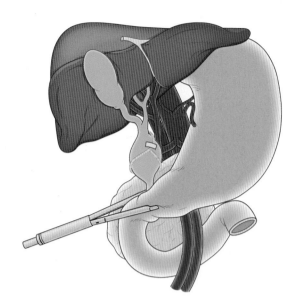

그림 2. 수술테이프를 이용한 담관낭의 견인 및 박리

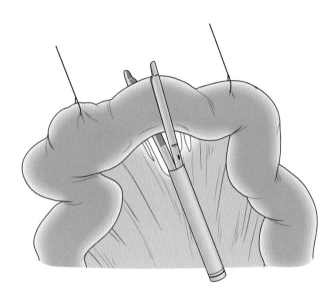

그림 3. 소장의 절제 및 장간막 처리

각한 합병증이 발생할 수 있으므로 매우 주의해야 한다.

췌관 손상이 없는 범위에서 가장 하단부의 담관을 복강경 자동문합기(Endo-GIA®)나 클립 등으로 결찰 및 절제하고 담관을 앞쪽으로 잡아당기면서 상부담관쪽으로의 박리를 시행한다. 이때 우간동맥 분지 등의 손상이 일어나지 않게 주변 조직을 확인하고 조심스럽게 박리해야 한다. 담관낭의 상부절제 부위는 담관낭의 형태나 늘어난 정도에 따라 차이가 있기는 하지만 대부분 복강경 담관낭 절제시는 총간관 부위가 적당하다. 가급적 늘어난 담관의 완전한 절제가 중요하지만 절제후 담관공장문합시 용이함과 협착 가능성 등을 종합적으로 고려하여 담관의 상부절제선을 결정해야 한다.

4) 소장의 절제 및 Roux-en-Y 문합 준비

담관낭 절제가 완료되면 담관공장문합을 위해 소장을 Treitz 인대 하방 40~50 cm 부근에서 소장간막에 구멍을 낸 후 Endo-GIA®를 사용하여 소장을 분리 절단한다. 이때 그림 3과 같이 절제부위의 소장 양끝을 봉합사로 먼저 봉합후 양쪽에서 실을 견인하면 Endo-GIA®삽입 및 장간막 연장시 용이하다.

소장 절단 후 담관공장문합을 위해 충분한 장간막 연장이 필요한 만큼 장간막을 Ligasure®를 사용하여 내부의 혈관을 절제한다.

담관공장문합부의 긴장을 줄이기 위해서는 결장후방으로 소장을 빼서 담관과 연결하는 것이 좋다. 그림 4와 같이 Kocher 유동화를 시킨 아래쪽 부위에서 결장간막부위에 충분한 구멍을 내고 이곳을 통해 소장을 상부로 견인한다. 문합할 부위까지 소장을 견인시 긴장이 없는 것을 확인하고 만약 긴장이 있다면 소장 간막을 좀 더 박리하여 길게 만든다.

5) 총간관공장문합

절제된 총간관과 공장의 단측(end to side)문합을 위해 공장에 총간관 직경의 약 절반 정도로 점막층까지 구멍을 낸다. 이때 구멍을 처음부터 크게 내면 문합시 소장 구멍이 점점 커져서(한쪽 담관이 고정된 경우 공장의 무게 때문에 수술이 진행됨에

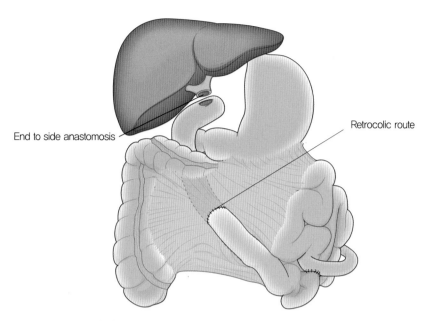

그림 4. 담관공장문합술을 위해 공장을 결장 후방 간막으로 빼냄

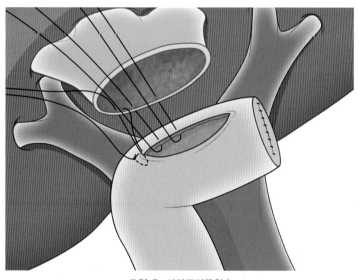

그림 5. 담관공장문합술

따라 구멍이 섬섬 커심) 나중에는 총산관과의 크기차이가 커저 인진한 문합을 하기 힘들어진다. 총간관의 직경이 큰 경우에는 수술시야의 확보상 환자의 오른편에서 왼편으로 단속봉합(interrupted suture)을 시행하는 것이 좋다(그림 5). 먼저 담관과 공장의 후면을 연결하는데, 담관의 두께 및 크기에 따라 3-0 또는 4-0 Vicryl®을 이용하여 봉합한다. 이때 Suture loop®등을 이용하면 봉합 시간을 단축할 수 있고 쉽게 문합을 할 수 있다. 총간관의 직경이 작은 경우에는 문합부 양쪽 끝에 봉합을 먼저 하는 것이 공장의 구멍이 점점 벌어져서 총관간과 공장구멍의 크기 차이가 생기는 것을 막을 수 있어 유용하다.

담관의 크기에 따라 봉합갯수는 달라지지만, 대부분 2~3mm 간격으로 단속봉합하면 된다. 후면의 봉합이 다 끝나면 전면의 담관공장문합을 시행한다. 이 때 후면이 봉합침에 떠지지 않도록 주의하면서 양쪽 끝에서 가운데로 대칭적으로 진행하면서 봉합한다.

담관공장문합이 완성되기 전까지는 담낭을 견인 목적으로 사용하기 때문에 담낭을 간상에서 떼지 않는 것이 중요하다. 담관공장문합 이후에는 담낭을 절제하고, 긴장이 가지 않을 정도의 공장을 남기고, 결장간막에 공장을 봉합하여 고정한다.

6) 공장공장문합

담관공장문합부의 70 cm 정도 아래에서 공장공장문합을 시행한다. 과거에는 저자도 체내문합을 시행하였으나, 공장은 신축성이 좋고 길이가 충분하여 배꼽부위의 트로카 구멍을 2 cm 정도로 확장하면 체외로 빼내서 신속하고 안전하게 공장공장문합을 할 수 있어 최근에는 이 방법을 선호한다. 우선 복강경을 이용하여 체내에서 문합하고자 하는 공장들의 위치에 봉합을 시행하고 실을 30 cm 정도로 길게 남긴다. 이 실을 배꼽 트로카 위치로 빼고 구멍의 크기를 약 2 cm 정도로 확장 절개한 다음 문합할 공장을 부드럽게 체외로 꺼내서 endo-GIA® 등을 이용하여 공장공장문합을 시행한다. 이후 공장을 복강내로 부드럽게 밀어넣고 다시 기복강을 만들고 복강경으로 문합 부위의 출혈, 장액 누출 등의 소견이 있는지 확인한다.

7) 검체의 체외 배출 및 배액관 삽입

담낭과 같이 절제된 담관낭을 복강경용 검체 주머니에 담은 후 체외로 꺼낼 준비를 하고, 담관공장문합부에 담즙유출이 없는 것을 확인한다. 우측 5 mm 트로카 위치에 JP 배액관을 넣고 담관공장문합부 뒤로 해서 거치시킨다. 수술 중 복강내로 흘러나왔던 담즙을 충분히 세척, 흡인하여 제거하고 수술을 종료한다.

5. 수술시 유의사항 및 유용한 팁

담관낭 절제의 목표는 담관낭의 완전한 절제를 통해 추후 발생할 수 있는 담도계 종양 및 합병증을 예방하는 것이다. 하지만 담관낭이 해부학적으로 매우 복잡한 경우가 많고 특히 췌담관합류 기형이 있는 경우가 많아서 수술시 췌관 손상이 되지 않게 박리하고 절제하는 것이 매우 중요하다. 특히 복강경 수술의 경우에는 개복수술과는 달리 시야가 아래에서 위를 쳐다보는 각도로 수술을 진행하기 때문에 담관과 췌관과의 연결부위를 직접 확인하여 수술하는 것이 어려울 수 있다. 따라서 수술전 담췌관조영술과 CT 소견을 숙지하여 수술시 절제하고자 하는 부위를 미리 결정하는 것이 중요하다.

담관낭의 절제 후 환자의 삶의 질을 좌우하는데 있어서 가장 중요한 것은 안전한 담관공장문합이다. 늘어난 담관을 공장과 문합하는 경우에는 협착의 위험이 거의 없으나, 너무 작은 총간관까지 올라가서 담관을 절제한 경우에는 문합부의 협착, 누출 등의 위험이 크다. 따라서 담관낭의 상부 절제시에는 본인의 술기 능력과 환자의 안전도를 감안하여 담관내 종양이 없다면 안전한 문합이 가능한 부위에서 담관낭을 절제하는 것이 이 수술에서 유용한 팁이다. 총간관이 너무 작을 경우에는 담낭에 특이 병변이 없다면 담낭관의 위쪽 일부를 피판(flap)으로 하여 총간관과 같이 남겨서 담관공장문합시에 사용하면 문합을 좀더 쉽게 할 수 있다.

Part 3

간문부 담관암

Chapter 1

확대 우간절제술

| ✏️ 📹 김선회, 📹 최동욱 |

IIIa형 Klatskin 종과 간문부를 침습한 담낭암에 대하여 근치적 절제술로서 확대우간절제술을 시행할 수 있다. 아래 수술 방법은 저자가 주로 시행하는 방법이며 세부사항과 순서에는 다양한 선택이 있을 수 있음을 이해하기 바란다.

1. 개복과 전이 유무 확인

본 수술은 그 부위가 접근이 어려울 수도 있고 의외의 출혈 등이 있을 수 있어 이에 대비하기 위해 안정되고 좋은 수술시야 확보가 매우 중요하다. 이를 위해 간문부, 우간 후부, 예정 간실질 절제선 등을 잘 보여줄 수 있는 절개를 하는 것이 매우 중요하다(그림 1). 간전이, 복막전이, 림프절 전이 등의 상태를 육안과 촉진으로 철저히 확인한다. 이는 어느 수준 까지 복강경을 통하여 시행할 수 있으나 일반적으로는 작은 절개창을 통해서 시행하고 없으면 절개를 확장하는 것이 통상 과정이다. 원위담관과 간동맥 등을 촉지하여 종양의 위치와 동맥 주행을 어느 정도 확인한다. 특별한 소견이 없으면 수술 전 계획한 대로 확대우간절제를 시작한다.

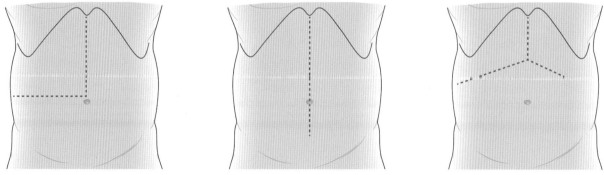

그림 1. 좌측 부터 Inverted L 절개, long midline 절개, bilateral subcostal 절개

2. 간십이지장인대와 총간동맥 주위의 림프절 박리

간십이지장인대를 덮고 있는 장막의 위 아래로 절개를 가하고 소망을 절개하여, 간십이지장인대 내에 있는 림프절을 포함한 연조직의 절제를 진행한다. 간십이지장인대 좌측 절반의 연조직을 간동맥과 문맥을 남기고 모두 절제하면서 LN12a, 12p를 박리하고 나아가 복강동맥 우측, 총간동맥주위로 부터 림프절(LN7, 8, 9)을 박리하여, 함께 문맥 후방으로 모아 놓고 우측으로 뽑아낼 수 있도록 해 놓는다. 한편 간십이지장 인대에서는 좌간동맥과 중간동맥 주위, 문맥 좌연의 연조직이 완전히 제거되었음을 확인한다(그림 2).

3. Kocher 십이지장 유동화와 총수담관 절단

십이지장을 후복막, 특히 하대정맥으로부터 충분히 유동화하여 췌두 후부와 원위총담관 주위 림프절을 잘 노출시켜 절제한다. LN13 림프절이 췌두 후부로부터 어느 정도 박리되면 원위총담관이 췌장으로 들어가는 부위에서 담관을 절단하고 동결절편 생검으로 절제연을 확인한다. 췌장 측 담관은 촘촘히 봉합하고, 근위부는 간단히 결찰한다.

좌측에서 박리해 놓은 연조직을 문맥 후방(foramen of Winslow)에서 우측으로 이동시켜서 절제할 담관에 붙여 놓고 한 덩어리로 제거할 수 있도록 거치한다(그림 3).

4. 우간 혈류(inflow)의 차단

총담관 및 림프절을 포함한 박리된 연조직을 간문부로 박리하여 전방으로 들어 올리면서 문맥의 전장이 깨끗하게 보이도록 하고, 그 과정에서 우간동맥 기시부가 확인되면 결찰하고 절단한다. 간문부까지 박리하여 총담관과 우간동맥 등을 전방으로 들어 올리면서 좌, 우문맥 분지부를 확인한다(그림 3). 우문맥을 안전하게 절단하고 좌문맥을 잘 보존할 수 있도록 미상엽으로 가는 몇 개의 작은 문맥 분지를 절단하며 분지부를 적절하게 유동화 한 후 우문맥을 결찰하고 절단한다. 대개 직경이 크기 때

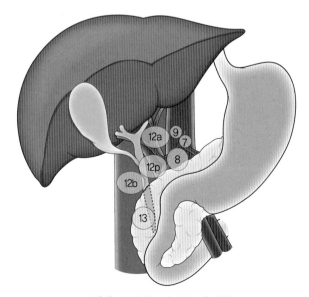

그림 2. 절제하는 영역림프절 범위

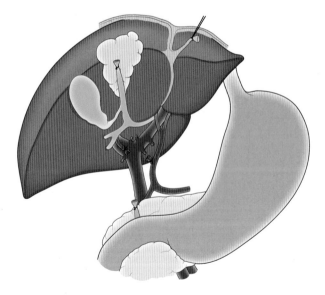

그림 3. 절제된 림프절과 절단된 간외담관을 혈관과 박리하며 상부로 젖혀가 간문부를 노출 시킨다.

문에 혈관클램프(Satinsky clamp) 등으로 잡고 프로린 등 혈관봉합사를 이용하여 봉합한다. 출혈이나 봉합 후 협착이나 혈전이 발생치 않도록 혈관수술 원칙을 지키는데 유의한다.

미상엽으로의 혈류를 차단하기 위해 좌문맥과 좌간동맥 등에서 나오는 미상엽 분지를 절단하고 정맥인대(ligamentum venosum) 또는 아란티우스관(Arantius canal)도 좌문맥과 연결 부위에서 절단한다. 이상으로 절제할 부위로 들어가는 혈류(inflow)가 모두 차단되게 된다(그림 4).

5. 우간 유동화와 나가는 혈류(outflow)의 차단.

우측 간을 유동화하기 위해 겸상인대(falciform ligament)를 전방으로부터 후상방으로 간정맥이 하대정맥으로 들어가는 부위까지 절단하고 연조직을 박리하여 좌간정맥과 중간정맥 사이 공간이 노출되도록 한다. 광역인대(broad ligament)를 절개하며 우간을 횡격막에서 분리한다. 우부신을 출혈이 없도록 간 후면과 잘 분리하고 우하대정맥인대를 절단하면서 우간의 유동화를 진행한다(그림 5A).

우간을 전방 좌측으로 견인하면서 하우간정맥을 포함한 크고 작은 간정맥들을 절단해 가면서 하대정맥 전면의 우에서 좌로 아래에서 위로 간을 하대정맥으로부터 들어 올린다. 우간정맥의 우측과 하단이 확인되면 우간정맥과 중간정맥 사이의 위 아래 공간으로 터널을 만들어 우간정맥을 확보한다. 이 시점에서 우간정맥을 절단할 수도 있고 간실질 절제 후 절단할 수도 있다(그림 5B).

단간정맥(short hepatic vein)과 작은 간정맥 가지들의 절단을 좌측으로 더 진행하면서 좌측 하대정맥인대, 아란티우스관까지 절단하여 미상엽도 하대정맥으로부터 완전히 분리한다. 이렇게 함으로써 절제될 부분에서 나가는 혈류(outflow)도 완전히 차단된다(그림 5C).

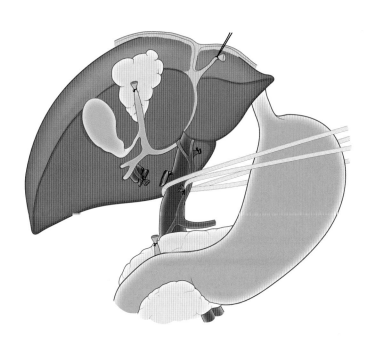

그림 4. 우간동맥, 우문맥을 차단하고 간동맥과 좌문맥을 견인하며 미상엽을 연결된 혈관들을 차단한다.

A

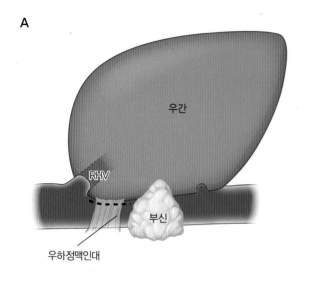

B

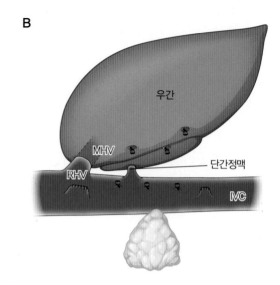

C

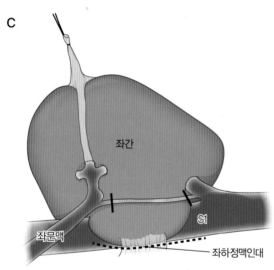

그림 5. A: 광역인대 절개를 통한 우간의 유동화와 우측하대정맥인대 절단, 우부신 분리를 시행하고 우간정맥을 노출시킨다. B: 하우간정맥을 포함한 크고 작은 간정맥을 완전히 절단하여 미상엽을 포함한 간을 전방으로 들어 올릴 수 있도록 하고 우간정맥을 절단한다. C: 좌하대정맥인대를 절단하고 정맥인대도 절단하여 좌, 중간정맥을 남기고 간이 완전히 유동화되도록 한다.

6. 간실질의 절단

간을 원위치 시키고 혈류 차단에 의해 간 표면에 나타난 Cantlie line을 확인하고 전기소작 등으로 확실하게 표시를 한다. 간실질 절단시 hanging maneuver를 사용하려면 미상엽을 우측에 위치시키고 넬라톤카테터(nelaton catheter)를 우간정맥과 중간정맥 사이에서부터 미상엽과 간좌엽 사이를 지나 좌간동맥과 문맥 우측의 간문부로 나오도록 위치시키고 절단을 시작한다(그림 6).

절제선은 상부에서는 Cantlie line에 충실하다가 담낭상(GB bed)과 종양이 있는 간문부를 충분히 포함해야 하므로 좌간내구역을 약간 포함해야 한다(그림 7).

표시된 선을 따라 CUSA®등을 이용하여 간실질을 절제한다. 간실질 절단 과정에 담낭상 인접 부위에서 중간간정맥이 노출되는데 그 끝 부분을 절단한 후 중간간정맥을 보존하는 좌간에 붙여 보존, 이후 하대정맥에 유입되는 부위까지 보존되도록 주의해야 한다. 간 실질 절단 전에 중간간정맥 위치를 확인하기 위해 수술 중 초음파를 사용할 수 있다.

일반 간절제와 마찬가지로 간정맥 압력이 높지 않도록 하고 프링글 기법은 출혈량이 많은 경우를 제외하고는 일반적으로 적

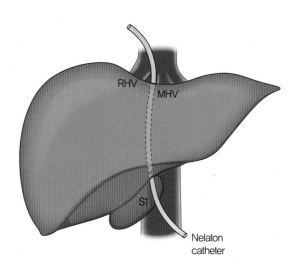

그림 6. 미상엽을 우측으로 접혀지도록 하고 그 하방으로 카테터가 지나가도록 하고 위쪽은 우간정맥과 중간동맥 사이로 나오도록 위치 시킨다.

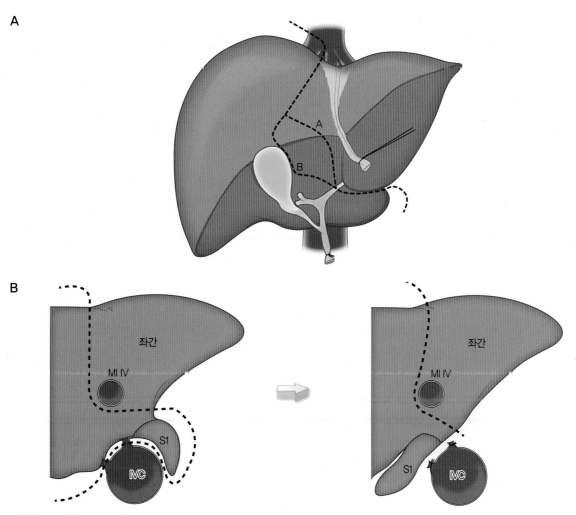

그림 7. A: 간실질 절제선. a: 담낭암의 경우, b: Klatskin종의 경우에 많이 선택한다. B: 미상엽을 절제 요령. 미상엽을 완전히 유동화 시킨 후 우측으로 접어 위치시킨 후 간실질면을 평면화 하여 절단한다.

용할 필요가 없다. 간실질의 절단 순서는 좌간내구역의 전면과 하면이 만나는 모서리에서 시작하고 Cantlie line을 따라 후상방으로 진행한다. 절단해 올라가다가 중간정맥이 노출되면 절단해 놓고 그 부위부터 간실질을 절단하는 지표로 이용한다.

중간간정맥의 전방과 상방의 간실질을 먼저 절단하고 중간정맥의 하, 후부도 조금씩 절단하면서 중간정맥을 제어, 보존하며 간실질 절단을 하대정맥을 향해 후상방으로 진행한다. 이 과정에서 hanging maneuver 술기를 이용할 수 있다.

7. 간관 절단과 절제 표본 적출

미상엽이 우간에 붙은 상태로 좌간과 미상엽 사이의 마지막 남은 간실질을 절단하고 마지막으로 좌간관을 절단하게 된다. 좌간으로의 혈관이 안전한가를 확인하고 종양의 위치를 재확인한 후 좌간관을 절단한다. 절단 후 잔류 좌간에는 좌간관이 하나로 또는 위치에 따라 좌내구역 담관과 외구역담관이 별도로 개구될 수 있다. 담관의 절단면에 대한 동결절편생검을 시행할 수도 있다.

절제된 표본에서는 우간과 일부 좌간내구역 실질, 미상엽, 총담관, 영역림프절을 포함한 연조직이 일괄절제(en-bloc)로 제거된 것을 확인하고, 수술 시야에서는 혈류가 양호한 좌간동맥, 좌문맥과 좌간, 그리고 절단면에서 보존된 중간정맥이 확인되어야 한다(그림 8).

수술 부위를 식염수로 세척하고 출혈 부위를 확인하고 지혈한다. 지혈 방법 등 간절단면의 처리에 관한 기술은 생략한다.

8. 재건술

담관재건술로 Roux-en-Y식 간관공장문합술을 시행한다. 간관은 간 좌내구역(B4), 좌외구역(B2, B3) 간관이 잘 들어가는지 확인한다. 간관이 2개 이상 개구하고 인접해 있으면 서로 봉합하여 문합이 용이하도록 한다. 근위부 공장을 절단한 후 우

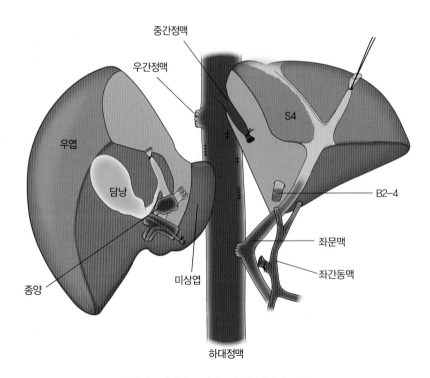

그림 8. 절제된 조직과 보존된 부분의 모식도

측 횡행결장 후방의 결장간막(mesocolon)을 뚫고 원위 공장을 간문부로 올려 간관공장 문합술을 시행한다.

공장공장문합술이 완료된 후 좌간을 고정하기 위해 겸상인대를 재건하고 간 절단면과 문합부 주위에 배액관을 삽입하고 절개창을 봉합한다.

참고문헌

1. "Anatomic" Right Hepatic Trisectionectomy (Extended Right Hepatectomy) With Caudate Lobectomy for Hilar Cholangiocarcinoma. Nagino et al. Ann Surg 2006 January;243(1): 28-32

2. Kawarada 등 편집. 간담도췌장의 수술: 적응, 수기, pitfall. 일본 의학서원 1988

3. Kim SH et al. Various liver resections using hanging maneuver by three Glisson's pedicles and three hepatic veins. Ann Surg 2007;245(2):201-5

4. 김선회, 서경석 등. 간담췌외과학 제 3판. 서울. 의학문화사 2013

Chapter 2

Bismuth type IV 간문부 담관암에 대한 확대 좌간절제술

| ✎ ▶ 박광민 |

1. 개요

간문부담관암은 일반적으로 Bismuth type 1, type 2, type 3a, type 3b, type 4로 분류하는데, 이는 간문부를 침범한 종양의 위치를 정의한 것이지 암의 악성도 및 예후를 정의하는 병기(stage)와는 상관이 없다. 따라서 Bismuth 분류는 수술의 범위를 사전에 기획하기에는 도움이 될지 몰라도 종양의 악성도 및 예후를 추정하는 기준으로는 삼을 수가 없다. 그럼에도 불구하고 용어가 주는 위압감 내지는, 인접한 혈관 구조물로의 침윤으로 인한 기술적 어려움 또는 잔존 담관이 짧아 해부학적 완전절제(R0)가 어렵다는 이유 등으로 인해 Bismuth type 4 간문부담관암은 관습적으로 수술 불가한 것으로 치부되는 경향이 있다(그림 1). 그러나 담관암의 종양학적 특징은, 비록 R1 절제라 하더라도 R2 절제보다 월등한 생존율을 보이며 거의 R0 절제에 준하는 결과를 얻을 수 있어서 Bismuth type 4 간문부담관암의 수술적 절제를 시도하는 외과의를 고무 시키고 있다.

2. 적응증과 금기증

일반적인 간담도 합병절제의 수술 적응증이 적용되며 이에 덧붙여서 간문맥이나 간동맥의 혈관 침윤시 좌엽이든 우엽이든 잔존 간엽의 간동맥 및 간 문맥의 절제 및 문합이 기술적으로 가능하면 수술절제를 시도할 수 있다. 단 이미 원격 전이가 존재하거나 전신상태의 불량으로 수술을 견딜 수 없는 경우는 제외한다.

3. 수술전 평가 및 디자인

1) 감황

환자는 지속된 고 빌리루빈 혈증으로 인해 이미 간 손상이 동반되어 있으므로 수술후 잔존간의 원활한 기능 회복을 위해 경피적 담관 배액술을 양측에 시행하여 감황을 한다. 이때 혈 중 빌리루빈의 수치는 3.0 이하가 수술에 적당한 것으로 판단된다.

2) 혈관 구조물의 침윤 확인

간문부 담관암의 존재는 담도조영술로도 확인되나 원격 전이여부와 혈관 구조물의 침윤 정도, 잔존 간의 용적 등의 추가정보가 필요한데 이를 위해서는 PET, MRI, dynamic biliary CT 등의 추가 검사가 필요하다. 특히 dynamic biliary CT는 간동맥과 간문맥의 기형 유무, 혈관 침윤 여부 등을 구체적으로 확인할 수 있어, 절제할 간엽의 결정을 위해 매우 유용한 검사라고 할 수 있겠다.

3) 절제할 간엽의 결정

간의 어느 엽을 절제할 지를 판단하는 기준은 첫째 잔존 간의 용적, 둘째 혈관 침범의 유형과 정도 및 재건가능성 유무, 셋째 좌우 담도의 침윤 정도 등을 종합적으로 평가해서 판단하여야 한다(그림 2). 잔존 간 용적의 경우 체중 대 잔존 간용적의 비가 0.4 이상이면 적절하다고 판단하되, 0.3 이상만 되더라도 여러가지 정황을 고려해서 시도할 수 있다고 판단된다. 간 문맥 침범의 경우 대부분 절제 및 문합이 가능하지만 간혹 인조혈관 또는 보존혈관을 활용하여 일부 또는 전부를 치환할 수 있다. 간 동맥 침범의 경우 복재 정맥을 치환하여 사용 할 수도 있고, 위 십이지장 동맥, 우위 동맥 등을 활용해서 연결할 수도 있다. 담도 침범의 경우, 가능하면 좌우 담관 중 R0 절제가 가능한 쪽을 살리는 것이 당연하고 간 미상엽의 절제는 반드시 포함되어야 한다. 따라서 절제할 간엽의 결정은 외과의의 창조적 사고가 필요한 부분이라고 생각된다.

4. 수술방법

1) 개복

충분한 시야 및 수술공간 확보는 모든 수술의 기본이지만 특히 간문부 담관암의 경우는 그 중요성을 아무리 강조해도 지나침이 없나. 저자는 "역ㄴ"자(ㄴ) 길게를 주로 사용하지만 간혹 "ㅗ"자로 확대하는 경우도 종종 있다.

2) 근치적 절제술에 대한 판단

개복을 한 후 가장 먼저 할 일은 림프절의 박리 및 혈관 구조물의 침윤 확인이고 사전에 예상한대로 라면 수술을 진행하되 침윤된 혈관 구조물의 근, 원위부를 박리하여 혈관 루프를 걸어 절제 및 단단 문합이 가능한지 또는 인조 혈관이 필요한지 등을 판단한다. 이 단계에서 근치적 절제술이 가능하다고 판단되면 사전에 기획한대로 미상엽을 포함한 간절제술 및 담도 절제

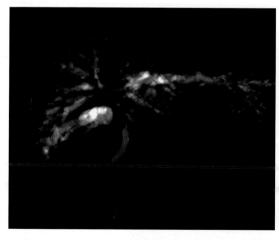

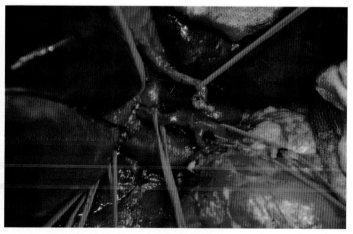

그림 1. 수술 전 MRCP 영상을 통해 Bismuth type을 확인하는 것이 수술의 범위를 결정하는 데 필수적이다. 위의 경우, 양쪽 이차분지까지 담도폐쇄가 확인되어 Bismuth type 4 임을 알 수 있다.

그림 2. 간문부담관암 Bismuth IV 로 우간절제술 + 미상엽 절제술 + 담관절제술(RH + S1 + BDR) 예정인 환자. 근치적 절제술이 가능하지를 확인하기 위해, 혈관구조물에 대한 침윤 정도 및 절제가능성을 확인하는 것이 중요하다.

술을 시행한다. 혈관의 문합은 주로 간절제술 시행 후에 시행하지만 예상되는 잔존간으로 들어가는 문맥과 동맥이 동시에 암종의 침윤이 있을 경우는 먼저 혈관구조를 복원한 후 간 절제를 시행함이 바람직하다(그림 3, 4, 5).

잔존 간에 남아 있는 담관의 동결 조직검사를 시행하여 R0 절제를 확인한다. 간절제면의 지혈을 고식적 방법으로 시행하고 루와이 담도 소장 문합술 시행 후 폐복한다(그림 6).

5. 수술에 있어서 주의사항 및 문제점

모든 수술이 그러하지만 특히 Bismuth type 4 간문부담관암의 근치적 절제술은 수술 방법에 대한 사전 설계가 매우 중요하다. 이를 위해 술 후 잔존 간 기능에 대한 예측, 혈관 침윤에 대한 영상의학 전문의의 판단도 중요한 역할을 한다. 필자의 경험에 의하면 대부분의 환자가 수술이 불가하고 수술해도 소용없다는 말을 듣고 온 경우가 대부분이나, 실제로 혈관 합병 절제를 고려할 경우 수술이 가능한 경우가 많았는데 이는 경험이 풍부한 영상진단의의 사려깊은 판독에 기인한 바 크다. 혈관을 절제하고 문합하는 경우 혈관외과 전문의의 도움도 필요하다. 특히 동맥을 문합하는 경우는 현미경 수술이 필요한 경우도 있

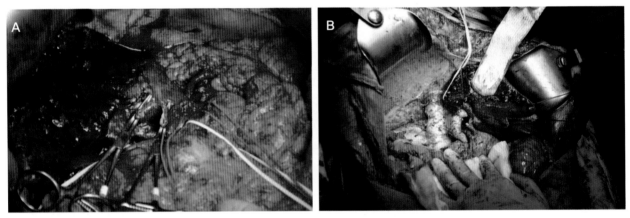

그림 3. 간문맥 절제 및 문합. A: 좌간절제술 + 미상엽 절제술 + 담관절제술 수술 시 간문맥 단단문합 시행. B: 우간절제술 + 미상엽 절제술 + 담관절제술 수술 시 간문맥 단단문합 시행.

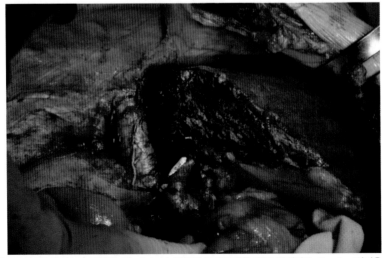

그림 4. 우간절제술 + 미상엽 절제술 + 담관절제술 수술 시, 침윤된 좌간문맥을 일부 절제하고, Goretex 절편을 이용해서 혈관치환.

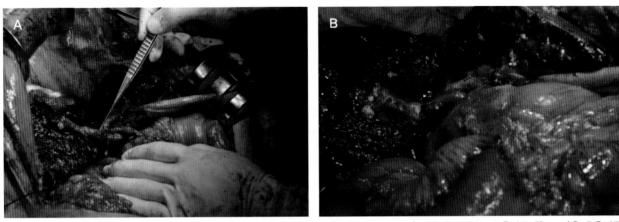

그림 5. 우후간동맥(RPHA) 침습이 있는 병변으로, 중앙이구역절제술(central bisectionectomy) 시행 후, 근위부 우후간동맥(RPHA)을 우후간문맥(RPPV)에 문합하여 우후엽의 동맥혈류 유지. A: 중앙이구역절제술 및 우후간동맥절제. B: 근위부 우후간문맥에 우후간동맥을 연결.

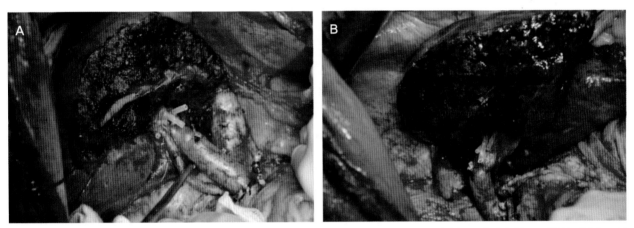

그림 6. 간 절제 후 여러 개의 간내 담관이 노출된 절제면. A: 좌간절제술 + 미상엽 절제술 + 담관절제술. B: 우간절제술 + 미상엽 절제술 + 담관절제술.

으므로, 사전에 수술 방법에 대한 다학제적 논의가 필요하다. 해부학적 한계 때문에 최대한 담관을 절제하더라도 담관절제연에서 현미경적 잔존암(R1)이 발견되는 경우가 빈번하므로 술후 방사선요법을 시행하는 것이 바람직하다.

6. 결론

Bismuth type 4 간문부담관암은 암종의 해부학적 위치에 따른 분류 이지 임종의 예후를 판단하는 병기(stage)가 아니나. 따라서 간문맥과 간 동맥등의 혈관 합병절제를 통해 근치적 절제술을 시행할 수 있고, 술 후 담관 절단면의 조직소견 및 림프절 침윤여부에 따라 방사선 치료와 항암치료를 병행함으로써, 만족스러운 결과를 기대할 수 있다고 사료된다.

참고문헌

1. Lee JH, Hwang DW, Park KM,et al. The proximal margin of resected hilar cholangiocarcinoma: the effect of microscopic positive margin on long-term survival. Am Surg 2012 Apr;78(4):471-7

2. Govil S, Reddy MS, Rela M. Surgical resection techniques for locally advanced hilar cholangiocarcinoma. Langenbecks Arch Surg 2014 Aug;399(6):707-16

3. Parikh AA, Abdalla EK, Vauthey JN. Operative considerations in resection of hilar cholangiocarcinoma. HPB (Oxford) 2005;7(4):254-8

4. Ramos Rubio E. Radical surgery for hilar cholangiocarcinoma (Klatskin tumor). Cir Esp 2007 Jul;82(1):11-5

Part 4

간외담관암

Chapter 1

분절절제술

| ✎ 김주섭 |

1. 개요

간외담관암에 대한 수술 술식 중 분절절제술은 실제 시행 빈도가 낮다. 전체 간외담관암 중 20%를 차지하는 하부 담관암은 췌십이지장절제술이 표준 술식이며, 약 50%를 차지하는 간문부 및 상부 담관암은 근치성을 위해 동반 간절제술이 대부분 예에서 권장되므로, 20%의 빈도를 보이는 중부 담관암이 실제적인 적응증이 된다. 그러나, 실제로 간외담관암은 담관 내강을 따라 암이 길게 침윤하는 경향을 흔히 보이며, 근위부 및 원위부의 안전한 절제연인 최소 1 cm을 확보하는 것은 그리 쉽지 않다. 본 술식의 적응증은 기본적으로 중부 담관암이며, 간문부 담관암 중 Bismuth I형 및 II형 중에서 유두형이 의심되는 경우, T2 이하 종양에서 본 술식을 적용할 수 있다.

2. 수술전 처치 및 평가

환자의 대부분은 담도폐쇄에 따른 황달을 동반하고 있다. 수술전 반드시 감황을 하여야 하는지는 논란이 있으며, 감황에 따른 장단점이 있으므로 수술전 황달의 정도와 담도염 동반 여부에 따라 감황 여부를 결정한다. 감황 방법으로 크게 중재적인 경피경간 배액술과 내시경 경비담도배액술의 두가지 방법이 있다. 수술시기를 결정하는 빌리루빈치는 정확히 정해진 수치는 없으며 필자는 총빌리루빈치가 5 mg/dL 정도까지 떨어지면 수술을 시행한다.

3. 수술방법

복부 절개는 정중절개를 기본으로 우측으로 연장하는 여러 응용 방법이 있겠지만, 절개의 신속성, 연장선을 고려하면 배꼽 아래까지 연장하는 상복부 정중절개를 권장한다. 우선 배꼽 위에 정중절개를 하여 간십이지장 인대를 만져보아 절제 가능성을 확인하고 간 전이나 복강내 파종의 유무를 확인한다. 복수가 있으면 흡인하여 세포검사를 의뢰한다. 종양을 만져보아 간문부까지 거리가 1 cm 이상 확보되면 배꼽 아래까지 절개를 연장한다. Kent 당김기로 양측 늑골을 걸어 당기고 아래에는 자가 당김기를 걸면 넓고 안정적인 시야를 수술 내내 확보할 수 있다(그림 1).

소망을 열어 복강동맥을 확인하고 림프절 청소를 시작한다. 좌위정맥을 박리 결찰한후 췌장 상부를 따라 총간동맥을 노출시키면서 오른쪽 방향으로 림프절 청소를 진행한다. 십이지장 유문부 부근에서 우위동맥의 작은 분지 들을 일일이 결찰하여

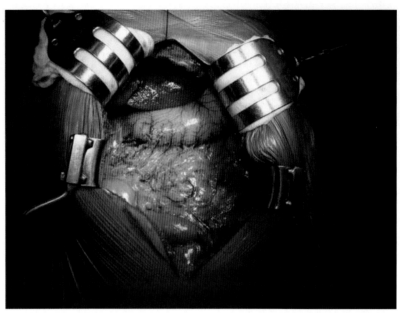

그림 1. 배꼽 아래까지 정중 절개를 넣은후 양측 늑골에 Kent 당김기를 걸고 아래에는 자가 당김기를 걸면 수술 내내 크고 안정적인 수술 시야을 얻을 수 있다.

분리한다. 이 때 실을 걸고 결찰하도록 하며 십이지장 쪽을 mixter 같은 겸자로 잡으면 십이지장 벽을 손상시킬 위험이 있으므로 주의한다. 상부 십이지장을 광범위하게 결찰, 분리하면 푸르게 변색이 될 수 있지만 실제 허혈의 위험은 없다. 그러나, 유문부를 지배하는 미주 신경이 차단되어 유문보존 췌십이지장 절제술에서 보는 위배출 지연이 있을 수 있으며 수술후 증상이 있으면 비위관을 삽관하여 치료한다. 총간동맥 박리를 계속하여 위십이지장동맥을 노출시킨다. 문맥과 간동맥을 vessel loop으로 걸면 박리가 쉽고 혈관 손상을 피할 수 있다. 이 시점에서 총담관을 아래쪽에서 절단하고 위로 올라가는 방법이 간문부를 처리하고 아래로 내려 오는 방법보다 용이하다. 간십이지장인대를 열고 박리하여 총담관 말단을 노출시킨다. 췌장의 상부 경계에서 종양까지 거리가 1 cm 이상 확보가 되면 췌장 상부를 따라 총담관을 절단하고 절제연에서 동결조직검사를 의뢰한다. 절제연 동결조직검사에서 종양 양성이 나오면 선천성 담관낭에서 낭절제 하듯이 담관 말단을 췌장과 분리하면서 말단부로 더 내려 갈 수 있다. 그러나, 담관암은 담관 내강 뿐만 아니라 담관 밖 주위 조직을 횡적으로 침습할 수도 있으므로 췌장 실질을 포함하여 깔대기 모양으로 동반 절제하여 췌십이지장절제술을 피하자는 주장도 있다. 그렇지만 췌장의 비정형적인 절제술은 간절제술 처럼 CUSA®를 이용할 수도 없고, 겸자파쇄법 같은 수술 술식이 없어 수술이 쉽지 않으며 실제로 말단 담관을 2 cm 얻는 데에 1시간 이상 소요된다. 따라서 환자가 고령이거나 심한 동반 질환이 있는 경우가 아니면 말단 절제연에서 종양 양성일 때 췌십이지장 절제술로 전환하는 것이 바람직하다. 말단 담관을 절제하고 Kocher 수동을 시행하여 13번 림프절 청소를 진행한다. 간십이지장 인대를 열고 고유간동맥을 따라 위로 올라가면 우위동맥을 만나게 되며 우위동맥을 유출부에서 다시 결찰, 분리한다. 문맥을 노출시키고 12a 림프절은 좌측으로 박리하고 12b, 12p번 림프절은 담관과 함께 박리한다(그림 2). 간동맥을 따라 계속 위로 박리하면 우간동맥의 분지를 확인할 수 있다. 간외 담관암은 간혹 담관염을 동반하여 담관 주위 염증으로 좌, 우간동맥 분지를 박리하기 어려운 경우가 있다. 좌, 우간동맥의 분지는 대개 담낭관이 총수담관에 만나는 부위와 높이가 비슷하다는 것을 염두에 둔다. 우간동맥이 상장간동맥에서 분지하는 경우도 흔히 있다. 중간동맥은 대개 좌간동맥에서 분지하는데 중간동맥을 결찰하면 림프절 청소가 용이하므로 필요에 따라 결찰할 수 있다. 간동맥의 골격화가 끝나면 담낭을 간에서 분리한다. 담낭관은 자르지 않고 수술 표본에 담낭이 포함되도록 한다(그림 3). 간문부에 가까운 담관을 박리하고 종양에서 1 cm 떨어진 부위에서 근위부 담관을 자르고 절단면에서 동결조직검사를 의뢰한다. 만일 동결조직검사에서 종양 양성

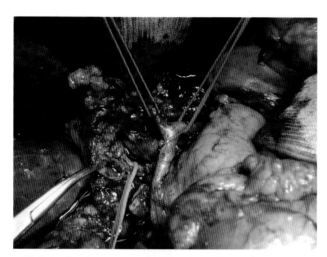

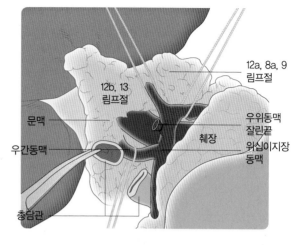

그림 2. 복강동맥에서 부터 오른쪽으로 림프 청소술 진행하였고, 말단 담관을 절단한 후 간십이지장인대를 열고 간문부 방향으로 문맥과 간동맥의 골격화를 하고 있다.

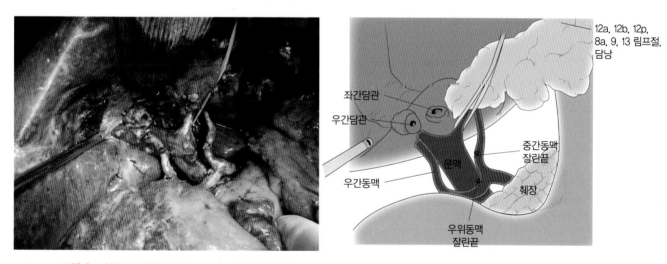

그림 3. 간문부까지 거리가 없으면 좌, 우간담관을 각각 자를 수 있다. 중간동맥을 결찰, 분리하면 림프절 청소가 용이하다.

이면 5 mm 정도 더 위에서 절단하는데 경우에 따라 좌, 우 간담관이 각각 잘리게 될 수도 있다(그림 4). 간문부 담관암에서 한 번 더 동결검사를 하였지만 종양 양성이 계속 나오면 간절제술을 고려하는데, 남는 간의 용적이 35% 이상 되면 우간절제술을 고려하는 것이 바람직하다. 이는 간문부 담관암에서 우간동맥이 종양에 침습된 경우가 흔하며, 해부학적으로 좌담관이 우담관보다 길기 때문이다. 절제된 담관을 문맥과 간동맥으로부터 분리하여 수술 표본을 걷어낸다. 췌장 상부 말단 담관은 4 0 prolene으로 연속 봉합한다. 공장을 Treiz 인대 약 30 cm 아래에서 절단하여 Roux-en-Y식 간관공장문합술을 시행한다. 근위부 담관의 여유가 있으면 T-tube를 삽관할 수 있으며 여유가 없으면 짧은 silastic tube를 내부에 거치 시킨다. 수술 전 황달을 개선할 목적으로 경피경간담관배액(PTBD) 카테터가 넣어져 있으면 그 튜브를 스텐트로 이용할 수도 있다. 스텐트를 넣을지 여부와 종류는 술자의 경험에 따른다. 담관공장문합은 4-0 또는 5-0 PDS가 적합한데 봉합사의 종류와 규격은 술자의 경험에 따라 결정한다. 담관의 내경이 7 mm 이상이면 후벽은 연속으로, 전벽은 단락으로 봉합한다. 좌, 우 간담관이 각각 나오는 경우 담관성형술로 한 개의 내강으로 만들도록 한다. J-P 드레인을 문합부 부위에 위치시키고 수술을 종료한다.

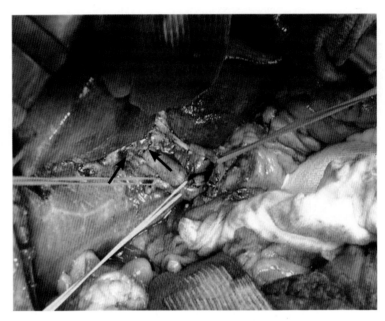

그림 4. 분절절제술이 완료되고 담관공장문합술을 하기 전. 좌, 우간담관이 각각 분리되었다(화살표). 이 환자에서는 담관성형술로 한 개의 내강을 만들었다.

참고문헌

1. Ikeyama T, Nagina M, Odda K et al. Surgical approach to Bismuth type I and II hilar cholangiocarcinomas: audit of 54 consecutive cases. Ann Surg 2007;246:1052−1057

2. Lim JH, Choi GH, Choi SH et al. Liver resection for Bismuth type I and type II hilar cholangiocarcinoma. World J Surg 2013;37:829−837

3. Ebata T, Watanabe H, Ajioka Y et al. Pathologic appraisal of lines of resection for bile duct carcinoma. Br J Surg 2002;89:1260−1267

4. Hwang S, Lee SG, Kim KH et al. Extended extrahepatic bile duct resection to avoid performing pancreatoduodenectomy in patients with mid bile duct cancer. Dig Surg 2008;25:74−79

Chapter 2

췌십이지장절제술

| 📐 김상걸, 권형준, ▶️ 김상걸 |

1. 자세

앙와위 자세에서 우측 팔을 직각으로 외전시킨 상태에서 수술을 진행한다.

2. 개복

다양한 개복방법들이 사용될 수 있으나 저자는 일반적으로 정중절개을 시행하는데 배꼽하방까지 절개를 확장한다. 시야확보를 위해 필요하면 검상돌기를 절제할 수 있으며 간원인대는 결찰 절제하여 간을 당기는데 사용한다. 필요에 따라 하복부 혹은 우측으로 늑골하부를 따라 확대절개를 할 수 있다. 겸상인대를 전기소작기를 이용하여 미측에서 두측을 향하여 관상인대 부근까지 절제한 다음 견인기를 양측 늑골모서리에 걸어 견인하여 상복부를 노출시킨다.

절제가능성을 결정하기 위해 육안적으로 원발병소의 침습정도, 림프절 모양, 복막 및 복강내 고형장기 전이를 확인하고 필요하면 동결 절편 조직학적 생검으로 확인하여 절제술의 진행여부를 결정한다. 우선 간십이지장인대, 간문부, 복강동맥주변, 그리고 췌두부주변을 시진 및 촉진을 통해 원발병소의 침습정도 및 림프절 가능성 여부를 확인한다. 다음으로 간표면을 촉지하여 전이여부를 확인하며 Trietz 인대부터 직장까지 소장 및 대장을 순서대로 확인하는데 이때 복막 및 장간막의 전이성 병소 유무와 대동맥 주위 림프절을 꼼꼼히 확인한다.

3. 췌두부 및 십이지장의 유동화

대망과 회행결장은 각가 두측과 미측으로 견인한 뒤 대망과 회행결장이 경계부위를 바리하기 시작한다. 무현부를 따라 견장 간막의 앞쪽첨판, 십이지장 결장간막, 그리고 결장간막과 췌전면 십이지장 사이를 절제하여 췌두부의 전면, 십이지장의 하행부 및 하부가 노출되도록 한다. 이때 우측결장의 간만곡부에서 상행결장의 일부를 간우엽 및 후복강복막으로부터 분리해둔다(그림 1). 다음으로 Winslow공으로부터 십이지장 외측연을 따라 횡행결장간막근부까지 후복막에 절개를 가한 뒤 Kocher 수기로 췌장뒤쪽을 박리하는데 십이지장 하행부를 좌측으로 견인하면서 췌두부 뒤쪽면을 하대정맥, 좌신정맥, 대동맥으로부터 박리하여 대동맥의 좌연을 확인한다(그림 2). 이때 우측부위에서 하대정맥방향으로 유리 중 우측요관손상이 발생하지 않도록 주의해야 한다.

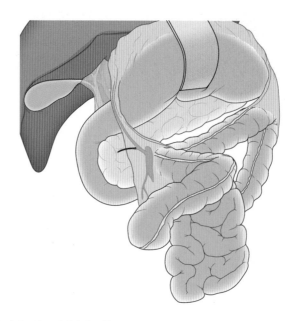

그림 1. 대망과 횡행결장의 경계부위를 박리하며 우측결장의 간만곡부를 분리하여 십이지장 유동화가 수월해질 수 있게 한다.

4. 췌장경부 후면과 상장간막정맥, 간문맥과의 박리

십이지장결장간막을 분리하여 위결장정맥간(gastrocolic trunk)의 전면을 노출시킨 후 상장간막 정맥으로 유입되는 정맥을 결찰 절제한다. 위결장정맥간(gastrocolic trunk)의 분지 혈관은 십이지장 유동화 과정 중에 자주 손상되어 많은 출혈을 일으키고 지혈도 곤란한 경우가 있으므로 가능하면 먼저 결찰 절제하여 출혈이 발생하지 않도록 하는 것이 좋다. 위결장정맥간을 결찰 후 절단하면 상장간막정맥의 상부가 잘 노출되는데 이를 따라 췌장 경부하연까지 상장간막정맥의 전면을 노출시킨다. 좌

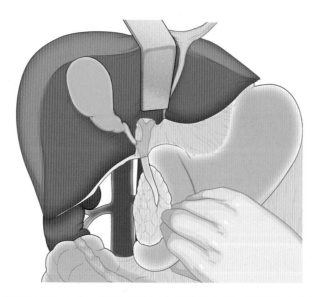

그림 2. 십이지장 외측연을 따라 Kocher 수기로 췌두부 뒤쪽면을 하대정맥, 좌신정맥, 대동맥으로부터 박리한다.

측췌장하연을 따라 상장간막정맥 및 중결장정맥으로 유입되는 가는 정맥분지를 결찰 절제하여 좌측췌장하연을 박리시켜둔다. 다음으로 절제 후 남을 좌측췌장하연에 3-0 prolene을 걸어 결찰한뒤 췌장하연을 배측으로 당겨 췌장경부후면과 상장간막정맥 전면을 유리하는 조작(tunneling)을 한다(그림 3). 이 부위는 췌장에서 상장간막정맥 또는 간문맥 전면으로 유입되는 혈관은 없으므로 끝이 둔한 Kelly 겸자나 직각 겸자를 삽입하여 췌장경부와 정맥을 조심스럽게 박리하여 겸자의 끝이 췌장상연을 지나 관통하도록 한다. 간문맥의 하부측은 췌장상연에서 1 cm 가량 췌장내로 들어간 곳, 좌벽은 비정맥합류부가 보이는 곳까지 노출시켜 췌장절단이 용이하도록 처리한다.

5. 십이지장 절단

유문륜 및 십이지장으로 들어가는 우위대망동정맥 분지들을 십이지장 절제 예정부위까지 결찰 절제한다. 이 과정에서 6번 림프절을 절제측에 포함되게한다(그림 4). 다음으로 유문부부근의 위쪽에서 위십이지장으로 유입되는 동정맥을 결찰 절제 후, 간십이지장인대의 전면의 박리를 한다. 우위동맥에서 위로 들어가는 분지들은 남기고, 십이지장으로 들어가는 분지 및 고유간동맥이나 위십이지장동맥에서 십이지장으로 직접 유입되는 분지를 십이지장 벽을 따라 절제 후 절제측에 붙여 5번 림프절 박리가 용이해지게 준비한다(그림 5). 유문부에서 원위부로 3~5 cm의 십이지장을 보존하며, 잔류 십이지장의 혈류보존을 위해 우위동맥보존을 할 수도 있지만 저자의 경우 대부분 우위동맥을 결찰한다. 이때 남을 십이지장의 적당한 길이를 확보하기 위해 췌두부와 십이지장만곡부 사이의 연조직 및 위십이지장동맥에서 십이지장에 혈류를 공급하는 가느다란 혈관들을 처리한 뒤 십이지장을 유문부말단에서 2~3 cm 되는 곳에서 절단한다.

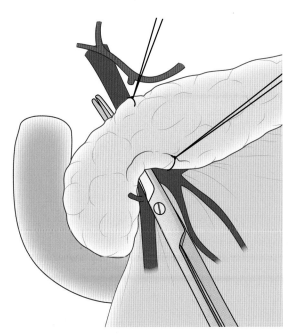

그림 3. 위결장정맥간(gastrocolic trunk)의 분지를 절리하고 절제 후 남을 좌측췌장하연에 3-0 Prolene을 걸어 결찰한뒤 췌장경부후면과 상장간막 정맥 전면을 유리하는 조작(tunneling)을 한다.

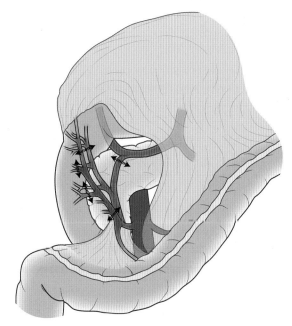

그림 4. 유문륜 및 십이지장으로 들어가는 우위대망정맥과 분지들을 십이지장 절리 예정부위까지 결찰후 절단한다.

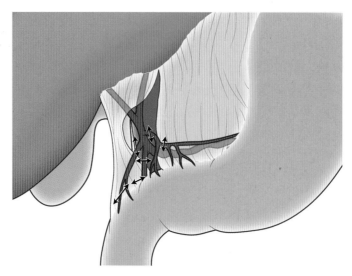

그림 5. 십이지장으로 직접 유입되는 분지를 십이지장 벽을 따라 절단한 후 남을 십이지장의 적당한 길이를 확보하고 십이지장을 유문부 말단에서 2~3 cm 되는 곳에서 절단한다.

6. 췌장경부 절단

췌장경부의 절단은 간문맥의 직상부에서 시행한다. 하지만 종양의 침습범위에 따라 간문맥의 좌측에서 절단할 수도 있다. 췌장하연과 마찬가지로 남을 좌측췌장상연에 3-0 prolene을 걸어 결찰해둔다. 절단부 우측은 0번 혹은 2-0 black silk로 결찰한 뒤 췌절단은 칼 또는 절단모드의 전기소작기를 사용하여 시행한다. 절단면에서 투명한 췌액이 나오는 주췌관을 확인한다. 절단면의 동맥성 출혈부는 5-0 prolene으로 봉합 결찰을 시행하며 미세출혈부는 전기소작기로 지혈한다.

7. 담관의 절단 및 영역림프절박리

총담관과 간 부착부 가까이에 소망을 절개하여 소낭을 연다. 담낭 저부(fundus)를 겸자로 잡아 견인하면서 담낭을 간문부 방향으로 간상으로부터 박리한다. 캘롯 삼각(Calot triangle)내에 있는 담낭동맥을 확인한뒤 기시부에서 결찰 및 절제하는데 담낭관은 절단하지 않고 담관에 부착된 상태로 둔다. 간십이지장인대의 우측에서 좌측으로 연장하여 간문판 연결된 장막을 절개하면 총간관의 전면을 확인할 수 있다. 이후 절개를 좌측으로 진행하여 간십이지장인대 좌연에 이른다. 좌연을 따라 종절개하여 좌간동맥을 확인한 후 미측을 타고 고유간동맥 노출시킨다. 노출된 고유동맥의 주행을 따라 하부로 박리하면 총간동맥의 상연에 이르게 된다. 총간동맥의 주행을 완전히 노출시킨뒤 우위동맥을 기시부에서 절단 결찰하고 고유 간동맥에서 상부 간방향으로 우간동맥, 좌간동맥을 주위 조직과 분리하여 간문부 및 문맥제부의 좌측에서 간내로 유입되는 부근까지 골격화(skelectonization)시킨다. 림프절 절제 중 간동맥과 그 분지에 손상을 주어 동맥이 결찰되거나 혈전 등으로 막히거나 수술 후 동맥류가 생기지 않도록 주의해야 한다. 다음 단계로 위십이지장 동맥을 노출시킨다. 결찰하기 전에 우간동맥과 고유간동맥이 위십이지장동맥에서 기시하는 변이가 없는지 확인해야 하며 bulldog 혈관겸자로 일시적으로 혈류를 단속하여 고유간동맥의 혈류를 확인한 뒤 결찰 후 절단한다. 기시부에서 후상췌십이지장동맥이 바로 분지하는 경우가 많기 때문에 반드시 확인 후 결찰하여야 한다. 위십이장동맥은 수술 중 결찰하는 동맥중 가장 큰 동맥이며 췌공장문합부와 가까워 췌장루 발생시 수술 후 가성 동맥류나 치명적인 출혈이 발생할 수 있으므로 이중으로 확실히 결찰하여야 한다.

노출된 총간관의 좌우연을 직각겸자로 조심스럽게 박리하여 총간관을 유동화한 뒤 vessel loop을 걸어둔다. 이때 담관의 후면으로 주행하는 우간동맥을 확인할 수 있다. 담관의 절단은 담관 상부의 암진전 범위에 따라 달라질 수 있으며 일반적으로 간문부 근측의 좌우간관 합류부직하에서 시행하게된다. 잘려서 열린 총간관은 bulldog 혈관겸자로 잡아서 수술 중 담즙이 복강내로 유출되는 것을 방지할 수 있다. 절단부의 원위부는 2-0 black silk 봉합사로 결찰하여 둔다. 절단된 근위부 담관을 절제하여 동결절편검사를 반드시 시행한다. 담관절단 중 우간동맥의 손상이 발생할 수 있으므로 주의해야 한다. 담관절단후 담관에 결찰된 봉합사를 견인하면 간문맥의 전면이 노출된다. 노출된 간문맥의 우측주변을 박리하여 담관 우측 후방에 있는 림프절(12b)과 간문맥주위의 림프절(12p)을 제거한다.

8. 공장 절단

　Treitz인대 하방 15 cm정도 거리에서 공장을 절단하게 되는데 우선 장간막에 빛을 투과시켜 혈관의 주행을 확인 후 공장간막의 절단선을 정한다. 공장간막근부에 접근시 제 1공장동맥 주위를 완벽하게 박리하기위해 제2공장동맥을 따라 공장간막을 절단한다. 상부공장은 흡수기능이 왕성한 곳이므로 수술 후 영양상태를 고려한다면 가능한 적게 절제하는 것이 도움 될 수 있겠다. 하지만 지나친 긴장, 혈류장애로 인한 허혈 및 부종이 발생하지 않도록 공장간막 절단할 때 세심한 배려가 필요하다. 절제된 상부공장을 상장간막혈관의 후방을 통해 우측으로 이동시킨 우측에서 공장 기시부 장간막 및 제1공장동맥을 근부에서 결찰 및 절단한 다음 상장간막동맥주위 신경총을 주위림프절과 함께 박리한다(그림 6).

9. 췌장의 구상돌기, 후복막 절제연, 신경총 박리

1) 구상돌기 박리
　구상돌기는 간문맥-상장간막정맥 후방의 췌조직으로 보통 상장간막동맥 바로 우측에 연해 있다. 변이가 있어 상장간막동맥

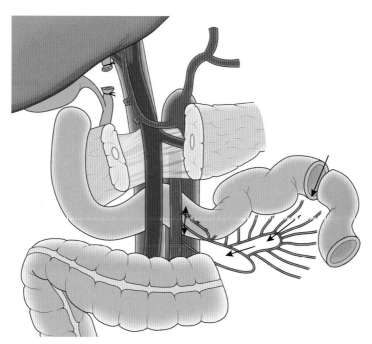

그림 6. 간문맥의 직상부에서 췌장 경부를 절단하며 절단된 상부공장을 상장간막혈관의 후방을 통해 우측으로 이동시킨후 우측에서 공장 기시부 장간막 및 제1공장동맥을 절단한다.

의 좌측까지 도달해 있는 경우도 있다. 문맥을 정맥 견인기로 좌측으로 당기고 간문맥 후방의 구상돌기, 상장간막동맥과 구상돌기 사이의 신경총과 하췌십이지장동맥 등 작은 혈관 구조들을 결찰하고 절단한다(그림 7).

2) 췌장의 후복막 절제연 박리

췌두부후면에 왼손을 넣어 췌두부를 잡고 우측으로 견인하고 간문맥, 상장간막정맥은 정맥 견인기를 이용해 반대 측으로 적절히 견인하면 췌장의 절제연이 잘 노출된다. 상방에서부터 후복막 절제연에 포함된 결체조직들을 박리하면서 상췌십이지장정맥, 하췌십이지장정맥 등을 포함해 문맥으로 배액되는 작은 분지들을 노출시켜 결찰, 절제한다. 이 과정에서 작은 분지들이 찢어져 출혈을 할 수 있으므로 주의한다(그림 7).

3) 상장간막동맥주위신경총과 복강신경절 박리

림프절 전이와 함께 신경침윤이 있는 경우가 있으므로 동맥주위의 영역림프절의 박리와 함께 자율신경총을 한덩어리로 절제하여야 한다. 췌장의 경부를 절단한 후 췌두부를 간문맥과 장간막정맥로부터 유리시키면 구상돌기가 췌두신경총을 따라 상장간막정맥 주위 신경총, 총간동맥주위신경총, 복강동맥 주위신경총으로 이어져 있는 것이 확인된다.

공장절제후 절제된 공장을 우측으로 이동한 후 제1공장동맥의 절제가 끝나면 제1공장동맥 근부절지단단부근에서 상장간막동맥주위신경총에 종절개를 가한다. 간문맥 및 상장간막정맥을 정맥견인기를 걸어 좌측으로 견인하면서 상장간막동맥 우측의 신경총을 췌두부와 한덩어리로 절제하게 된다. 상장간막동맥 우측에는 하췌십이지장동맥을 포함하여 2~3개의 췌장으로 연결되는 동맥지가 있으므로 이를 1개씩 주의해서 결찰해야한다. 때로 상장간막동맥에서 직접 분지되는 우간동맥분지가 있을 수 있으므로 이 경우 우간동맥을 보존하도록 주의해야 한다. 신경총 절제시 술후의 림프루를 방지하기 위해 박리 후 남을 쪽은 결찰하도록한다. 상장간막동맥주위신경총박리 후 췌두부는 췌두부신경총 및 복강신경총을 따라 복강동맥근부와 우복강신경

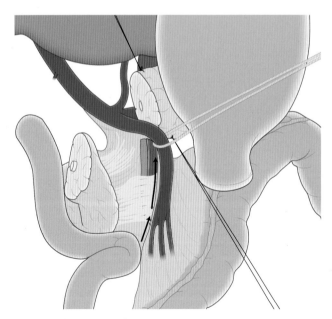

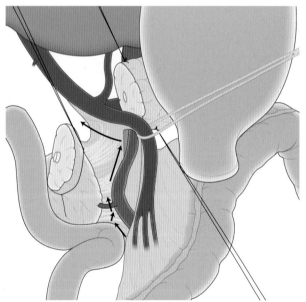

그림 7. 상장간막 정맥과 문맥을 정맥 견인기로 좌측으로 당기고 구상돌기, 신경총과 하췌십이지장동맥 등 작은 혈관 구조들을 결찰하고 절단한다.

그림 8. 간문맥 및 상장간막정맥을 정맥견인기를 걸어 좌측으로 견인하면서 상장간막동맥과 복강동맥 근부 우측의 신경총을 췌두부와 한덩어리로 절제한다.

절에 이어져 있는 상태가 된다. 여기서 복강동맥근부 우측을 노출시켜 복강동맥 주위신경총 우측을 췌두신경총과 함께 포함하여 절제한다(그림 8).

10. 재건

1) 췌공장문합술

우측 횡행결장간막에 공장을 통과시킬 수 있는 크기의 적당한 통로를 만든 뒤 폐쇄절단된 공장의 절단부를 횡행결장후방으로 통과시켜 췌공장문합술 및 담관공장 문합술을 할 수 있을 만큼 적절히 당겨올려 위치시킨다. 췌장단부는 공장내로 함입될 췌장단부의 길이를 고려하여 봉합하기 쉽도록 췌장단부에서 췌장 후면 및 상하연을 1.5~2.0 cm 정도 박리해둔다. 주췌관을 확인하고 주췌관의 협착을 방지하기 위해 삽입할 5-8 Fr. 굵기의 소아용 영양관 (infantile feeding tube)을 준비한다. 저자의 경우 공장의 측부를 통해 췌장단부를 함입하는 방식으로 췌공장 문합을 시행하는데 4-0 prolene 봉합사를 공장후벽에서 췌장단부, 그리고 다시 공장전벽을 통과하는 U자형태의 3~4개의 봉합사를 걸어 췌장단부를 공장내부로 함입 고정하는 modified inverted mattress 방식을 사용한다. 이 방법은 전단력(tangential shear force)을 감소시켜 손상을 줄일 수 있고 다른 문합방식들에 비해 쉽다는 장점이 있다. 하지만 췌장단면에서 출혈이 발생할 수 있는 단점이 있어 봉합전 췌장절단부의 출혈유무를 반드시 확인하고 출혈부위를 확실히 봉합 결찰하여 지혈을 해두어야 한다. 우선 공장의 측면에 췌장절단면 크기에 맞추어 전기소작기를 사용하여 공장을 개방한다. 췌장절단면의 길이에 따라 3개 혹은 4개의 봉합사를 사용할 것인지를 결정한다. 대부분의 경우 4개의 U자 형태의 봉합사를 사용한다. 주췌관에 삽입할 튜브를 복벽을 관통시켜 복강내로 위치시키고 공장말단하부에 구멍을 뚫어 공장내로 다시 통과시켜둔다. 양측끝 부분에 모두 바늘이 준비된 4-0 prolene 봉합사를 사용하는데 공장내부 점막부에서부터 공장벽의 전층을 관통하여 장막층으로 그리고 췌장절단부를 관통시킨다. 같은 봉합사의 반대쪽을 역시 공장내 점막에서 시작하여 췌장을 관통시켜 1개의 U자형 단위를 만든다. 공장내로 통과시켜 둔 튜브를 주췌관내

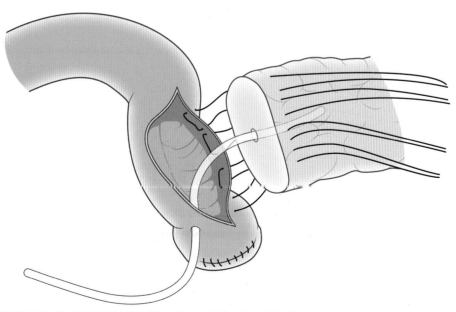

그림 9. 4-0 prolene 봉합사로 공장내부 점막에서부터 공장벽과 췌장절단부를 관통시킨다. 결찰된 3-0 prolene 봉합사를 공장내부에서 외부로 관통시켜 견인할 수 있게 한다.

로 삽입한 다음 통과시킨 공장벽에 흡수봉합사(5-0 chromic cat gut)를 사용하여 관통 고정한다. 췌장절단부 상하연에 견인 목적으로 결찰해둔 3-0 prolene 봉합사를 공장앞쪽벽의 내부에서 외부로 관통시켜 둔다(그림 9). 그 후 이전에 췌장을 통과 시켜 둔 U자형 4-0 prolene 봉합사들을 사용하여 전벽봉합을 시작하게 된다. 공장앞쪽벽의 외부에서 내부로 즉 장막에서 근육층을 관통한 뒤 다시 점막에서 장막으로 내부에서 외부로 전층을 관통시켜 둔다. 견인목적으로 공장을 관통시켜 둔 3-0 prolene 봉합사를 견인하여 췌장단부가 공장내부로 당겨져 들어가게 한뒤 U자형 봉합사들을 각각 공장앞쪽벽에서 결찰하여 고정시킨다. 마지막으로 양측 모서리부분을 4-0 prolene 봉합사를 사용하여 봉합을 마무리 한 뒤 배액용 튜브삽입부위 공장 벽을 seromuscular suture방식으로 튜브를 공장벽에 다시 고정시켜준다(그림 10).

2) 담관공장문합술

담관암의 경우 담관이 확장되어 있어 저자의 경우 담관공장문합시 단속봉합보다는 연속봉합방식을 한다. 우선 담관의 크기 에 맞추어 전기소작기를 사용하여 공장을 개방한다. 4-0 PDS 사용하며 양측 모서리부에 각각의 봉합사를 담관과 공장에 걸 어둔다. 좌측모서리는 외부에서 내부로 관통하여 결찰이 내부에서 이루어지도록 하며 우측의 경우 내부에서 외부로 관통하여 결찰이 외부에서 이루어지도록 한다. 우선 좌측모서리의 봉합사를 내부에서 결찰한 후 한쪽 봉합사를 결찰부 옆에 공장의 내 부에서 외부로 관통시키고 나중에 담관 공장 문합부의 전벽을 연속봉합할 용도로 견인하여 둔다. 나머지 한쪽의 봉합사를 이 용하여 공장과 담관 벽을 내부에서 연속봉합한다. 연속봉합으로 주행하던 봉합사가 우측 모서리에 도달하면 공장 벽을 관통 시켜 공장의 외부로 나오게 한다. 미리 걸려 있던 4-0 PDS 봉합사를 외부에서 결찰하고난 후 다시 후벽을 연속봉합하고 공 장 외부로 나온 봉합사와 결찰한다. 우측 모서리 부분의 봉합이 용이하게 하기 위해서는 우측 모서리에서 결찰된 실 한가닥을 이용하여 우측 모서리에서부터 담관의 외부에서 내부로 공장의 내부에서 외부로 통과시켜 전벽의 4분의 1정도를 주행하여 봉 합사가 공장의 외부로 나오게 하여 남겨 둔다. 좌측 모서리 부분에 견인된 봉합사를 이용해 문합부의 전벽을 역시 동일한 방

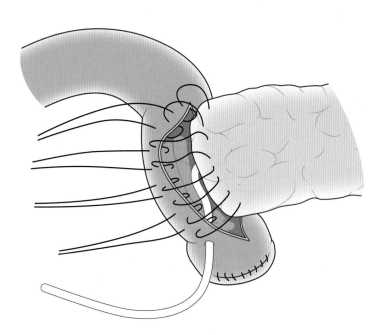

그림 10. 췌장을 통과한 U자형 4-0 prolene 봉합사들을 사용하여 전벽봉합을 시작한다. 공장을 관통시켜 둔 3-0 prolene 봉합사를 견인하여 췌장 단면부가 공장내부로 당겨져 들어가게 한뒤 U자형 봉합사들을 각각 공장앞쪽벽에서 결찰하여 고정시킨다.

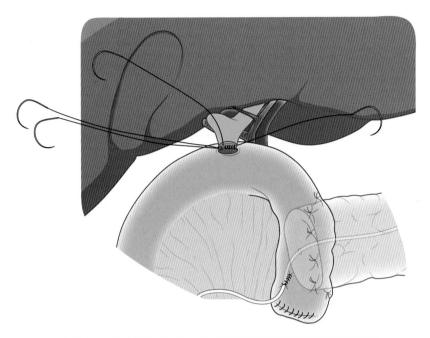

그림 11. 담관이 확장되어 있는 경우 연속봉합방식으로 담관공장문합을 한다.

식으로 전벽의 나머지 4분의 3을 연속 봉합하여 주행하여 마지막으로 봉합사가 담도측으로 나오게 한 후 공장측으로 나온 봉합상와 결찰하여 봉합을 완료한다(그림 11).

3) 십이지장공장문합술

저자는 십이지장 공장은 문합부위는 횡행결장간막 개구부에서 원위부 40 cm 정도의 거리에서 시행하며 공장을 횡행결장의 앞쪽으로 올려 4-0 PDS를 사용하여 연속봉합한다. 개방된 십이지장부위의 크기에 맞추어 공장의 측면을 전기소작기를 사용하여 개방한다. 십이지장 우측과 공장 개구의 근위부, 좌측과 개구 원위부 양측 모서리에 4-0 PDS를 전층을 통과시켜 걸어두는데 4-0 PDS의 양쪽 바늘이 장벽의 전층을 외부에서 내부로 통과시켜 장 내부에서 결찰한다. 먼저 우측 모서리에서 봉합사를 결찰한 후 하나의 봉합사 바늘을 공장의 내부에서 외부로 통과시킨 후 나중에 장의 전벽을 연속봉합하는 용도로 견인해 두고 좌측 모서리의 봉합사는 견인하여 십이지장과 공장이 봉합 하기 용이하게 근접하도록 한다. 우측 모서리의 다른 한 쪽 봉합사를 이용하여 장 내부에서 십이지장과 공장의 연속 봉합 주행으로 장 후벽을 봉합한다. 연속주행이 끝에 도달하면 좌측모서리 부분의 봉합사 역시 내부에서 결찰하고 후벽을 연속봉합 해온 봉합사와 다시 결찰한 후 십이지장의 전층부터 내부에서 외부로 통과한 후 공장의 외부에서 내부로 연속 봉합하여 전벽의 4분의 1정도를 extramucosal continuous running 방식으로 주행한 후 봉합사를 십이지장을 통과한 채로 남겨 둔다. 문합부의 우측 모서리부분에 남아 있는 봉합사로 extramucosal continuous running 방식으로 장의 전벽을 연속 봉합하여 전체 길이의 4분의 3끝에 도달하면 공장측 외벽으로 실을 통과시켜 남아 있던 십이지장 측의 봉합사와 결찰하여 봉합을 완성한다. 마지막으로 4-0 PDS 봉합사를 사용하여 봉합이 느슨하거나 필요하다고 판단되는 곳의 장막근육층을 단속 봉합법으로 강화한다(seromuscular reinforcement)(그림 12).

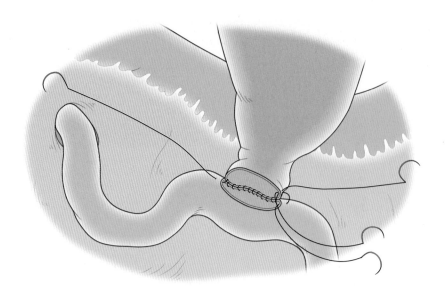

그림 12. 십이지장 공장 연속 봉합법; 십이지장 공장 우측 모서리 내부에서 결찰한후 후벽을 연속봉합하여 끝에 도달하면 좌측모서리 봉합사와 내부에서 결찰하고 하나의 실을 십이지장 내부에서 외부로 통과한 후 공장과 십이지장을 연속봉합하여 전벽의 4분의 1정도까지 주행한다. 문합부의 우측 모서리에 남아 있는 봉합사로 extramucosal continuous running 방식으로 장을 연속 봉합하여 끝에 이르면 반대측에 남아 있던 봉합사와 결찰하여 봉합을 완성한다.

11. 배액관의 삽입 및 폐복

공장을 통과시킨 횡행결장장간막의 통로 및 트라이츠(Treitz) 인대 주변부의 공장 절단 후 만들어진 통로는 복강내 탈장이 발생할 수 있으므로 봉합하여 폐쇄시킨다. 출혈 유무를 확인하고 출혈부위는 소작 지혈 또는 봉합지혈을 시행한다. 담관-공장문합부 우측 및 췌공장문합부 상부에 각각 Jackson-Pratt 배액관을 유치한 후 폐복한다.

참고문헌

1. 김영훈 옮김. 담도외과-요점과 맹점-. 서울: 바이오메디북 2006
2. 김선회, 서경석. 간담췌외과학. 제3판. 서울: 도서출판의학문화사 2013
3. Pierre-Alain Clavien, Michael G. Sarr, Yuman Fong. Atlas of Upper Gastrointestinal and Hepato-Pancreato-Biliary Surgery. New York: Springer 2008

Chapter 3

간췌십이지장절제술

| ◢ 황 신 |

1. 개요

간췌십이지장절제술은 간절제술과 췌십이지장절제술의 두가지 주요수술이 결합된 형태이고, 미만성 간외담도 종양과 췌장 주위 림프절 침윤을 동반한 담낭암이 주요 수술 대상이다. 각각의 단일 수술에 비해 수술위험도가 높기 때문에 간침윤 정도에 맞추어 간절제 범위를 섬세히 조절하고, 췌장 문합부의 누출에 대비해서 간동맥 주위의 과도한 신경총 박리는 피하는 것이 좋고, 다수의 배액관을 효과적으로 삽입하여 복강내 합병증 발생에 대비해야 한다.

2. 적응증과 금기증

원칙적인 수술 적응증은 미만성 간외담도 종양과 췌장주위 종양 침윤을 동반한 진행성 담낭암의 두 가지이다.

수술전 영상진단상 미만성 간외담도 종양으로 보이지 않던 경우라도 간문부쪽 확대담도절제시 수술 중 냉동절편검사상 담도절제연 종양 양성이 나오면 간절제의 대상이 되고, 또한 췌장실질 내 총수담관 쪽으로 깊이 침윤되어 췌장쪽 확대담도절제술시 담도절제연 종양 양성이 나오면 췌십이지장절제술의 대상이 된다. 따라서 양측 담도 절단연에서 모두 종양 양성이 나오면 간췌십이지장절제술의 적응증이 된다. 그러나 간췌십이지장절제술은 간측 절제연에 미세 종양이 남는 등의 비근치적인 치료로 시행하기에는 수술위험도가 상대적으로 높기 때문에 간절제 후 간내담관측 절제연에서 종양 음성이 나올 가능성이 높은 경우에만 시도할 수 있다.

진행성 담낭암에서 췌장두부 주위 림프절 전이에 의한 췌장 침윤 등으로 인해 간외담도절제 만으로는 충분한 범위의 림프절 곽청과 종양 제거를 할 수 없는 경우에는 췌십이지장절제술을 동반 시행할 수 있다. 담낭암이 간실질을 깊게 침윤하여 간 내전이의 위험이 있거나 대동맥주위 림프절 전이가 의심되는 경우에는 조기 재발의 위험이 높기 때문에, 간췌십이지장절제술을 시행하여 원발 종양의 육안적 절제 및 림프절 곽청이 가능하게 보이더라도 수술 위험도와 예후를 감안하여 수술 여부를 신중히 결정해야 한다.

3. 수술전 평가 및 절제 디자인

간췌십이지장절제술은 미리 계획된 경우와 수술 중 확대수술로 결정된 경우의 두 가지 형태로 나눌 수 있다.

미리 계획된 수술인 경우 간우엽절제시 간실질절제율이 60%이상인 경우에는 수술후 간기능부전을 방지하기 위해 우측문맥색전술을 시행하는 것이 좋다. 수술 중 결정된 경우에는 간우엽절제는 간실질절제율이 60%이하인 경우에만 시행하는 것이 안전하다. 대량 간절제 자체가 간기능부전을 일으킬 뿐만 아니라 대량 간절제에 따른 간기능 저하는 췌십이지장절제 부위의 회복 지연과 감염 발생 등에 큰 영향을 준다.

담도암에서 간절제의 이유가 간측 담도절제연 확보인 경우에는 좌간절제나 중앙구역절제를 시행하면 간실질절제율을 낮출 수 있다. 간절제 이유가 담낭암에서 간침윤 종양 제거인 경우에는 담낭간상부 확대절제부터 중앙구역 부분절제 등을 통해 2 cm정도의 간측 절제연만 확보하더라도 예후에는 큰 영향을 주지 않는다. 담낭암에서는 간문부 담관암과는 달리 미상엽 담도를 침윤하는 경우는 드물기 때문에 미상엽을 동반절제하지 않아도 된다. 췌장관이 확장되지 않으면서 췌장실질이 정상인 경우 등 간췌십이지장절제술 후 췌장문합부 누출의 위험이 높다면, 우간동맥이 침윤된 경우 간동맥 절제 및 재건을 하게되면 췌장액 누출에 의해 동맥문합부가 파열될 위험이 있기 때문에 유의해야 한다. 문맥 침윤은 3 cm 정도까지는 절제 후 단단문합이 가능하다. 문맥 절제 후 무리하게 당겨서 문합부에 장력이 걸리면 문맥 협착이 발생할 위험이 높아지기 때문에, 더 길게 절제하는 경우에는 동종혈관을 이용하거나 자가혈관을 이용하여 간치술을 시행할 수 있다.

췌십이지장절제 시에는 췌장문합부 누출의 위험은 대개 췌장 실질의 상태에 따라 결정된다. 만성췌장염이 동반되거나 췌장관이 확장된 경우에는 위험도가 상대적으로 낮기 때문에 공격적인 간동맥주위 신경총 절제가 허용된다. 반면 정상 췌장인 경우에는 간동맥주위 신경총을 전장에 걸쳐 완전히 벗겨내는 것은 가능하면 피하는 것이 좋다.

4. 수술 방법

담낭암이 광범위하게 침윤되어 중간 부위에서 절단시 종양세포가 퍼질 위험이 있는 경우를 제외하고는 간췌십이지장절제 수술시 간-담도-췌두십이지장을 꼭 한 덩어리로 절제할 필요는 없다.

미만성 담도암에서는 담도 절제연 확인을 위해 간외 담도를 절단하기 때문에 간측과 췌장측 두 부분으로 나누어 절제를 시행한다. 간절제는 간문부 담도 침윤 양상에 따라 달라지는데, 좌측간내담관이 상대적으로 길어서 종양음성 절제연을 얻기가 용이하기 때문에 우간절제를 포함하는 우측 간췌십이지장절제술이 흔히 시행된다(그림 1). 그러나 수술전 미리 계획된 경우가 아니라면 간실질절제율 60%이상인 우간절제는 피하는 것이 좋다. 미만성 담도암의 종양 진전 특성상 미상엽은 동반절제되어야 한다. 따라서 좌간절제 및 미상엽절제는 우선적으로 선택할 수 있는 방법이다. 간실질보존 간절제술로는 내구역절제 및 미상엽절제가 대표적인데(그림 2), 간절제수술이 까다롭고 좌우측 간내담관을 모두 재건해야 하는 단점이 있지만(그림 3), 간실질절제율이 15%정도로 낮기 때문에 간기능부전의 위험이 거의 없는 장점이 있다. 이 수술 범위는 간문부 주요 혈관의 침윤이 없으면 거의 대부분의 경우에 시행이 가능하다. 미만성 담도암에서는 췌장내 담도의 벽침윤 정도가 심하지 않기 때문에 통상적인 췌십이지장절제술을 시행하게 되는데, 정상 췌장인 경우에는 문맥에서 좌측으로 2~3 cm정도 더 췌장을 절제하여 상장간막정맥과 비장정맥 문합부를 완전히 노출시킨 후 췌장 체부에서 췌장문합을 시행하는 것이 문합부 누출 위험을 줄이는데 도움이 된다.

진행성 담낭암에서는 전이성 림프절이 췌장 실질을 직접 침윤하지 않았다면 대개 림프절 곽청만 시행한다. 담도절제 만으로도 수술 시야는 비교적 잘 확보되기 때문에 췌장 두부 주위 림프절 곽청이 가능한다. 전이성 림프절이 국소적으로 췌장실질을 침윤한 경우에는 림프절을 벗겨내는 수준에서 소량의 췌장실질을 같이 제거할 수 있다. 최근의 제7판 AJCC 담낭암 병기 분류상 췌장주위림프절 전이는 2군 림프절 전이로 분류되고, 그 자체만으로도 제 IV병기에 해당하기 때문에 수술후 불량한 예후를 감안하면 림프절 곽청을 위해 췌십이지장절제술을 같이 시행하는 경우는 드물다. 수술전 영상진단에서 명백하게 보이지 않는 정도의 십이지장 및 위장 유문부 직접침윤은 대개 국소절제가 가능하기 때문에 췌십이지장절제술의 대상이 되지 않는다. 담낭관과 연장선상에서 총담관이 광범위하게 침윤된 경우에는 췌십이지장절제술의 대상이 되기도 한다. 담낭암 암종이 림프

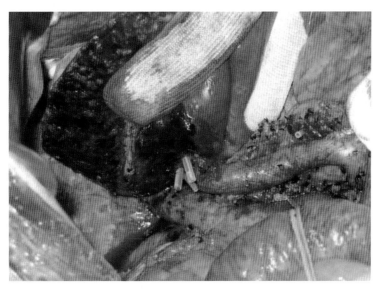

그림 1. 미만성 담도암에서 시행된 우측 간췌십이지장절제술의 절제 범위. 간우엽과 미상엽이 절제되고 잔존 좌간에 3개의 담관이 노출되어 있다. 수술전 우측 문맥색전술을 시행하여 좌간이 상당히 커져있다. 대동맥주위 림프절 곽청을 위해 좌신정맥을 혈관루프로 걸어놓았다.

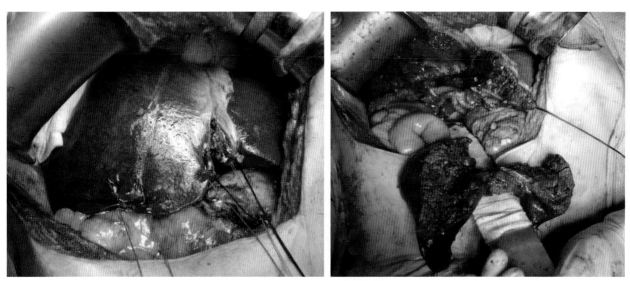

그림 2. 미만성 담도암에서 시행된 간실질 보존 간절제술의 절제 범위. 4번 간분절 전체와 미상엽이 절제되었다.

절 전이는 심하지 않으면서 주변부를 광범위하게 침윤한 경우에는 육안적 완전절제를 위해 췌십이지장절제술을 같이 시행할 수 있는데, 큰 담낭 종괴 자체는 담낭암이 황색육아종성담낭염과 병발한 경우도 드물지 않다. 진행성 담낭암에서는 대개 중앙 간절제 등의 간실질보존 간절제가 주요간절제보다 흔히 시행된다. 우간을 절제해야 하는 경우에는 담낭의 위치상 확대우엽절제가 되기 때문에 간실질절제율의 정확한 평가가 필요하다.

5) 수술시 주의사항 및 문제점

간췌십이지장절제술 후 발생하는 주요합병증은 간기능부전과 췌장문합부 누출이고, 일단 발생하면 간절제와 췌십이지장절

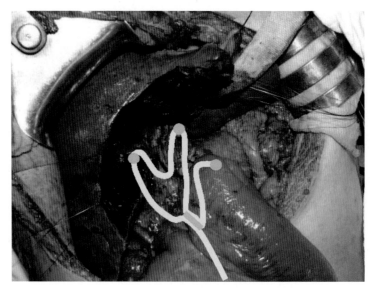

그림 3. 미만성 담도암에서 시행된 간실질 보존 우측 간췌십이지장절제술의 절제 범위. 4번 간분절 복측, 5번 간분절 및 미상엽이 절제되었고, 유문부보존 췌십이지장절제가 시행되었다. 사진은 췌–공장 문합 후 담도재건을 준비하는 장면이다. 표시된 그림처럼 좌우 양측 담관을 편하게 연결하기 위하여 공장측 문합부의 간격을 충분히 띄우고, 췌–공장 문합을 통해 공장내로 흘러나온 췌장액이 담도 문합부를 거쳐 지나가지 않도록 하기 위해 중간에 Braun문합을 시행한다.

제 단독 시행시보다 훨씬 위중한 경과를 거치기 때문에 합병증의 방지에 유의해야 한다.

간기능부전은 과다한 간절제가 주요 선행 원인이고, 우간절제가 시행되지 않는 한 거의 발생하지 않는다. 간실질절제율 60%이상인 우간절제가 필요한 경우에는 수술전 문맥색전술을 시행하여 절제율을 낮추는 것이 좋다.

췌십이지장절제에 따른 췌장문합부 누출은 정상 췌장인 경우에는 발생율이 상당히 높다. 이러한 위험이 있는 경우에는 과도한 동맥주위 박리를 피해서 동맥이 췌장액에 노출되더라도 어느 정도 견딜 수 있도록 하는 것이 좋다. 간동맥 박리부에는 fibrin glue를 두툼하게 도포해서 보호 피막을 형성할 수도 있고, 대망조직을 분리하여 대망 절편을 만들어서 총간동맥과 췌장문합부 사이에 밀어넣어 문합부 누출에 대비할 수 있다. 그러나 이러한 보호책은 일단 문합부 누출이 발생한 경우에는 효율적이지 않기 때문에, 사전에 효율적으로 작동하는 복강내 배액관을 삽입해야 한다. Jackson-Pratt 형태의 배액관은 구조상 췌장액 누출에 따른 농양성 체액에 대해서는 배출 효과가 떨어진다. 따라서 좀더 신뢰성이 있는 Penrose배액관이나 Cigarette 배액관을 다수 삽입하는 것이 효과적이다. 배액관을 우측에서 췌장관 문합부 주위로 삽입하면 췌장구부 절제부에 고이는 것의 배출이 어렵기 때문에, 적어도 하나의 배액관을 좌상복부에서 십이지장이 제거된 경로를 따라서 간문부쪽으로 삽입하는 것이 효과적이다.

간췌십이지장절제술에서 가장 중요한 점은 적절한 대상 환자의 선정이다. 추가적인 간절제나 췌십이지장절제를 시행하여 완전 절제를 통한 예후 향상을 기대할 수 있어야 한다. 간절제 범위를 축소할 수 있거나 만성췌장염이 동반된 경우에는 수술 위험도가 낮아지기 때문에 수술 대상이 확대되고, 반대로 대량 간절제가 필요하거나 정상 췌장인 경우에는 수술 위험도가 높아지기 때문에 수술 대상을 좀더 신중히 정해야 한다.

6) 결론

간췌십이지장절제술은 우간절제를 동반하는 우측 간췌십이지장절제술 뿐만 아니라 다양한 범위의 간절제가 표준 또는 유문부보존 췌십이지장절제술과 병행 시행된다. 이 확대수술의 대상 질환은 매우 제한적이고 상대적으로 수술 위험도가 높다.

췌십이지장절제술은 절제 범위가 대개 일정하지만, 간절제 범위는 질병에 따라서 다양하게 결정된다. 확대절제술을 통해 예후 향상을 기대할 수 있는 환자에서 수술위험도가 허용가능한 수준일 때 시행할 수 있고, 수술 위험도를 낮추기 위해 수술전 정확한 평가와 합병증 방지를 위한 섬세한 술식이 필요하다.

참고문헌

1. Ebata T, Yokoyama Y, Igami T, Sugawara G, Mizuno T, Nagino M. Review of hepatopancreatoduodenectomy for biliary cancer: an extended radical approach of Japanese origin. J Hepatobiliary Pancreat Sci 2014;21:550–555

2. Lim CS, Jang JY, Lee SE, Kang MJ, Kim SW. Reappraisal of hepatopancreatoduodenectomy as a treatment modality for bile duct and gallbladder cancer. J Gastrointest Surg 2012;16:1012–1018

3. Kaneoka Y, Yamaguchi A, Isogai M. Hepatopancreatoduodenectomy: its suitability for bile duct cancer versus gallbladder cancer. J Hepatobiliary Pancreat Surg 2007;14:142–148

4. Ebata T, Nagino M, Nishio H, Arai T, Nimura Y. Right hepatopancreatoduodenectomy: improvements over 23 years to attain acceptability. J Hepatobiliary Pancreat Surg 2007;14:131–135

5. Kaneoka Y, Yamaguchi A, Isogai M, Kumada T. Survival benefit of hepatopancreatoduodenectomy for cholangiocarcinoma in comparison to hepatectomy or pancreatoduodenectomy. World J Surg 2010;34:2662–2670

6. Seyama Y, Kokudo N, Makuuchi M. Radical resection of biliary tract cancers and the role of extended lymphadenectomy. Surg Oncol Clin N Am 2009;18:339–359

7. Hwang S, Ha TY, Kim JS, Cheong O, Kim KH, Lee SG. Clinical application of sution-type cigarette drain for hepatopancreatoabiliary surgery. J Korean Surg Soc 2004;67:428–431

8. Hwang S, Lee SG, Lee YJ, Park KM, Jeon HB, Min PC. Liver regeneration following extended liver resection combined with pancreatoduodenectomy. Korean J Hepatobiliary Pancreat Surg 1998;2:73–78

9. Seyama Y, Kubota K, Kobayashi T, Hirata Y, Itoh A, Makuuchi M. Two-staged pancreatoduodenectomy with external drainage of pancreatic juice and omental graft technique. J Am Coll Surg 1998;187:103–105

췌장수술

Chapter 1

췌십이지장절제 및 림프절 곽청술

| 🖊 ▶️ 윤동섭, ▶️ 장진영 |

이 수술의 주 적응 질환에는 췌두부암, Vater씨 팽대부암, 원위부 담관암, 십이지장암 등이 있으며, 수술적 절제를 필요로 하는 만성췌장염이나 췌두부를 포함한 팽대부주위 양성 종양에서도 시행할 수 있다. 수술 진행 순서는 첫째, 개복과 절제 가능 확인단계, 둘째, 병소 및 림프절 제거단계, 셋째, 절단된 장기들의 재건단계로 구분하여 기술하고자 한다.

1. 개복과 절제 가능성의 확인

상부 정중 절개를 배꼽 위까지 가한 후 간 전이 및 복막파종 등이 관찰되지 않으면 배꼽 이하까지 절개를 연장하고 견인기를 걸어 좋은 시야를 확보한다. 국소적 절제 가능성의 확인을 위하여는 Kocher 수기를 시행하여 병변이 하대정맥, 대동맥과 완전히 박리됨을 확인하고, 대망을 횡행결장에서 분리하여 췌장 전면을 노출시킨 후 상장간막정맥과도 완전히 박리됨을 확인하여야 한다. 두 과정의 시행 순서는 술자에 따라 차이가 있으나 Kocher 수기를 먼저 시행하는 경향이 높은 것 같다.

1) Kocher 수기 시행 범위 및 구체적인 방법

Kocher 수기를 하기 전 우측결장의 간 만곡부가 간우엽에 밀착되어 있는 경우는 먼저 분리하여 하방으로 내려야만 십이지장 제3부까지를 완전히 유동화하여 노출시킬 수 있다. 십이지장 외측을 따라 Winslow 공으로부터 횡행결장 장간막 근부까지 복막을 절개한다. 십이지장을 거상하면서 췌두부 후면을 하대정맥과 분리하고 대동맥과 좌신정맥이 완전히 노출되도록 한다. 이때 췌장 전면과 대장간막을 더 분리하여 상장간막정맥이 노출된다. 후복막 박리는 십이지장 4분절과 상부 공장을 Treiz 인대에서 박리하여 분리하는 것까지 진행하게 된다. 하대정맥, 대동맥 주위 림프절 곽청도 이때 같이 시행하게 된다. 이 과정에서 하대정맥으로 직접 연결되는 우측 난소정맥, 고환정맥이 손상되지 않도록 주의해야 한다.

2) 췌장전면 노출, 췌장 경부와 SMV 박리 및 췌장 상연에서 총간동맥 박리

대망을 횡행결장에서 분리하여 대낭망을 열고 췌장의 전면으로 접근해 간다. 위 후면과 췌장 전면을 박리하고 소낭으로 접근하게 된다. 췌장의 하연에서 중결장정맥을 따라 상방으로 조심스럽게 분리하면 상장간막정맥 전면이 노출된다. 이때 중결장 정맥이 손상되지 않도록 세심한 주의를 기울여야 하며 간혹 이 단계에서 짧은 위결장정맥간이 손상 출혈하는 경우가 있으므로 분리 결찰한다. 이 과정에서 우위대망정맥 부위가 노출되게 되며 상장간막 정맥으로 유입되는 부위에서 절단한다. 이때 상장간막 정맥의 전면이 노출되며 상장간막정맥, 문맥의 전면에는 정맥분지가 없으므로 끝이 둔한 켈리지혈 겸자로 췌장부 후면과 상장간막정맥을 조심스럽게 분리한다. 이 과정이 끝나면 췌장상연에서의 총간동맥 주변 박리가 진행되게 된다.

2. 병소 절제와 림프절 제거

장기의 절제 순서는 담관, 십이지장, 췌장의 순서로 시행된다. 술자에 따라서는 담관보다 십이지장 절제를 먼저 시행하여 위를 좌측으로 견인 후 간십이지장인대 부위 박리를 시작하기도 한다.

1) 간십이지장인대 부위 박리 및 담관 절제

간십이지장인대의 간 경계부위의 장막을 절개하여 하방으로 박리해가며 총간관, 우간동맥, 좌간동맥, 고유간동맥을 노출시킨다. 담낭의 절제는 담낭동맥을 기시부에서 절단하고 담낭관은 절단하지 않고 담낭을 간상에서 분리하여 담낭이 절제표본에 붙어 있게 한다. 담관의 절단은 보통 총간관에서 시행한다. 이때 총간관 바로 뒤로 주행하는 우간동맥이 다치지 않도록 세심한 주의를 기울여야한다. 잘려서 열린 총간관은 불독 혈관 겸자로 잡아서 수술 중에 담즙이 복강 내로 유출되는 것을 방지한다. 근위부 담관 절단부를 반지처럼 절제하여 동결절편검사를 의뢰한다. 담관을 절단한 후에는 담관 우측 후방에 있는 림프절 (12b)을 제거한다. 주요 혈관들은 혈관 테이프로 견인하며 박리를 진행한다. 총간동맥의 주행을 완전히 노출시키고 우위동맥을 기시부에서 결찰하고 고유 간동맥에서 상부 방향으로 우간동맥, 좌간동맥을 주위 조직과 분리하여 골격화 시킨다. 술자에 따라 우위동맥을 보존하는 경우도 있다. 다음으로 위십이지장동맥을 노출시킨다. 절단 전에 우간동맥과 고유간동맥이 위십이지장동맥에서 기시하는 변이가 없는지 확인하여야 한다. 위십이지장동맥은 수술 중 처리하는 가장 큰 혈관이며 수술 후에는 가성 동맥류가 잘 생기는 부위이므로 이중, 삼중으로 잘 결찰하여야 한다. 위십이지장동맥을 절단 후 간십이지장인대 내의 문맥과 간동맥을 남기고, 그 외의 모든 림프절(12a 12b 12c 12p)과 결체조직을 곽청한다(그림 1).

2) #6 림프절 곽청과 십이지장절제

위대만부에서 혈류를 잘 보존하며 #6 림프절을 포함한 조직들을 유문부에서 원위부로 3~5 cm의 십이지장 부위까지 잘 박리한 후 우위대망동맥과 우위대망정맥을 이중 결찰 한다. 이 부위에서 자동봉합기로 십이지장 절제를 실시하고 위를 좌측으

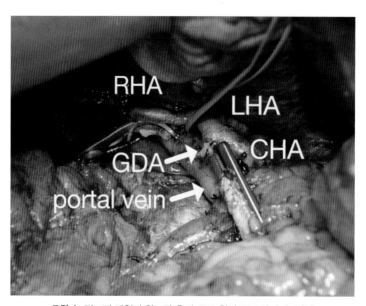

그림 1. 림프절 곽청이 완료된 후의 주요 혈관 구조와 수술 범위

로 견인한다.

3) 췌장절제, 구상돌기 및 상장간막정맥 후면 분리

췌경부의 절단은 문맥의 직상부에서 하는 것이 기술적으로 가장 용이하나 종양의 위치에 따라 그보다 좌측에서 절단해야할 경우도 있다. 췌장 절단에는 주로 칼을 사용하고, 췌장 절단 중 출혈을 줄이기 위해 겸자로 잡고 절단할 수도 있지만 췌장의 상태(texture)에 따라 주의를 기울여야 한다. 절제 후에는 투명한 췌액이 나오는 것을 확인 후 절단면 동결절편검사를 시행하며 절단면은 췌장관이 봉합되지 않도록 세심한 주의를 기울이며 출혈 부위를 봉합 결찰하여 꼼꼼히 지혈한다. 지혈 후 췌두부를 우측으로 견인하면서 문맥, 상장간막정맥은 혈관 테이프나 정맥 견인기를 이용해 반대측으로 적절히 견인하며 상방에서부터 상췌십이지장정맥, 하췌십이지장정맥 등을 포함해 문맥으로 유입되는 작은 분지들을 결찰, 절단한다. 구상돌기는 문맥-상장간정맥 후방의 췌장 조직으로 보통 상장간동맥 우측에 연해 있다. 절단 시 상장간막동맥 사이의 신경총과 하췌십이지장동맥 등 작은 맥관 구조들을 절단하고 결찰 한다. 상부 공장 기시부를 유동화시킨 후 Treiz 인대 하방 15내지 20 cm 부위에서 공장을 절제하면 모든 표본이 한 덩어리로 제거된다.

3. 재건법

췌장, 담도, 십이지장과 공장의 문합은 많은 변형 술식이 있으나 공장 단단을 결장 뒤로(retrocolic) 중결장동맥보다 우측의 결장간막에 마든 구멍으로 끌어올려 췌장과 담도에 먼저 문합하고 십이지장(위)문합은 간관공장 문합부에서 40 cm 이상 원위부에 시행하여 장 내용물이 역류되는 것을 최대한 방지하는 Child type의 재건술이 널리 이용된다(그림 2).

췌공장문합법은 공장단을 췌단단에 문합하는 방법 dunking method과 췌단단을 공장의 측면에 문합하는 단측방법이 있다. 가장 많이 사용되는 단측 방법은 췌관점막문합법으로 공장에 작은 구멍을 내고 췌관에 직접 문합하는 방법이다. 췌문합부위의 췌관에 개구 상태를 어느 기간 유지시켜주기 위해 내경의 크기에 따라 3~8 Fr 튜브를 사용할 수 있다(그림 3). 간관공장 문합은 췌장문합부에 긴장이 가해지지 않도록 췌공장 문합부위 원위부 공장을 총간관에 적절히 위치를 선정하고 4-0 흡수 봉합사를 사용하여 단층, 단속봉합한다.

모든 문합이 끝나면 복강을 잘 닦아낸 후 출혈 부위가 없는지 세심하게 살핀 후 배액관을 췌공장문합부 후면과 간관공장문합부 후면에 거치 시킨 후 폐복한다.

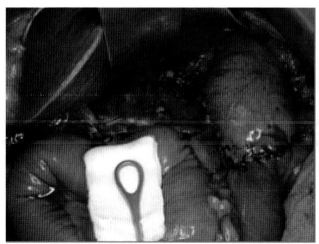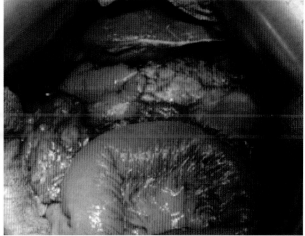

그림 2. Child 방법으로 재건한 후의 수술 소견

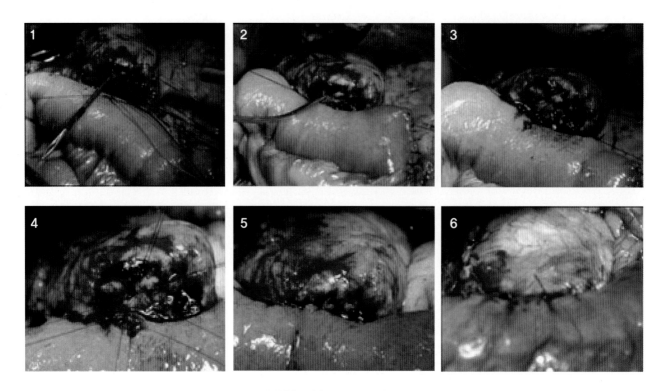

그림 3. 췌관 공장문합술 방법

참고문헌

1. 김선회, 서경석. 간담췌 외과학 3rd ed. 의학문화사 2013
2. 대한외과학회. 외과수술 아틀라스. 군자출판사 2014
3. 왕희정, 김경식. 간담췌 고난도 외과수술.군자출판사 2013
4. Blumgart LH. Surgery of the liver, biliary tract, and pancreas 4th ed. Saunders Elsevier 2007
5. Evans DB. Operative techniques in general surgery. W.B.Sauners Company 2001

Chapter 2

원위부 췌절제술(RAMPS)

| ✎ 윤성수, 이동식 ▶ 김홍진 |

1. Radical Antegrade Modular Pacnreatosplenectomy (RAMPS)란?

췌체부암 및 췌미부암에 적용되어온 전통적인 원위췌절제술을 시행할 경우 췌후면 절제연 음성 및 1군 림프절을 완전 절제하기 어려운 경우가 많다는 점을 근거로 췌장 경부를 우선 절제한 후 우측에서 좌측으로 주변 연부조직 및 림프절을 포함하여 일괄 절제하는 radical antegrade modular pacnreatosplenectomy (RAMPS)라는 수술법이 소개되었다. RAMPS는 췌후면 절제연을 부신 전방 혹은 후방으로 하느냐에 따라 anterior RAMPS와 posterior RAMPS로 구분되며, 위십이장 림프절, 췌하부 림프절, 위비장 림프절, 비문부 림프절, 복강동맥, 상장간막동맥 및 대동맥주위 신경주위조직 절제를 목표로 하는 술식이다.

2. 수술법

1) 진단적 복강경

수술 전 검사에서 발견되지 않은 간전이 및 복막전이들을 발견하여 불필요한 수술을 줄이기 위해 시행한다.

2) 절개

술자의 취향 및 환자의 체형에 따라 달리 할 수 있으나, 좌상복부의 비스듬한(oblique left upper quadrant) 절개를 정중선 넘어서 까지 확대하여 사용하거나 마른 체형의 경우 정중절개를 추천한다.

3) 췌장노출

위와 대장사이의 대망을 절개하고, 위와 비장사이의 단위동맥을 위에 인접하여 절제하여 췌장과 비장을 노출 시킨다.

4) 췌장경부절단

췌장 경부 부근의 췌장 하연의 후 복막을 박리하여 상장간막정맥을 발견하고, 췌장후면과 상장간막 정맥사이를 최대한 박리한다. 소망을 열고 고유간 동맥을 찾고 공통 간동맥과 위십이지장동맥쪽으로 박리하면서 고유간동맥과 문맥 좌측연의 임프절과 공통 간동맥 주변의 림프절을 박리하고, 공통 간동맥을 췌장상연으로부터 유동화 시킨다. 이 과정에서 우위 동맥을 절제하는 것이 림프절 박리 및 주변 혈관 구조의 노출을 용이하게 한다. 위십이지장 동맥을 오른쪽으로 당기면서, 문맥의 앞쪽면을 췌장 상연에서 박리하고, 췌장하연에서 상장간막정맥과 췌장 후면의 박리를 연장하여 췌장 경부와 상장간막정맥, 문맥사이의 터널을 완성한다. 췌장경부를 절제하는 방법은 술자의 선호에 따르나, 술 후 췌장액 누출방지를 위해 췌장의 경도와 두께를 고려하여 자동 봉합기를 선택하고, 2~3분에 걸친 clamping, firing 후 2분 정도 기다렸다가 절단을 시행하는 술식을 선호하는 경향이 있다.

5) 복강동맥림프절 박리

고유 간동맥 주변 림프절 박리의 연장선에서 복강동맥 주변의 림프절 박리를 시작하되 좌위동맥의 절제는 상황을 보고 판단하여야 한다. 좌위동맥을 절제하면 복강동맥 주변의 림프절 절제 및 노출이 쉬워지나, 좌간동맥이 좌위 동맥에서 기원하는 경우는 절제하는 것을 권하지 않고, 우위동맥을 이미 절제한 경우 RAMPS 시행 후 위장의 혈류 장애가 걱정이 되기도 한다. 상장간막정맥에서 비정맥을 미리 절제하고 적출될 췌장을 위쪽 아래쪽으로 견인하면서 수술을 진행하면 총강동맥 주변의 림프절 절제가 용이하며, 관상정맥은 위의 소망 주변에서 다시 절제하는 것이 림프절 박리에 도움이 된다.

6) 안쪽절제면 형성

복강동맥으로부터 비장동맥의 기시부를 절제 한 후, RAMPS 술식의 안쪽절제면을 형성하여야 한다. 미상엽 주변의 후복막에서 횡격막의 왼쪽 다리 쪽의 박리가 위쪽 상연이 되고, 비장동맥 절제면 좌측, 상장간막동맥 좌측 및 대동맥 좌측연을 박리하여, 아래쪽 안쪽 절제면으로 하고 대동맥 주변 및 상장간막 동맥 좌측연의 림프절 절제를 시행한다.

7) 후면박리범위결정

종양의 위치와 후복막 침윤 상태에 따라 부신의 절제 여부를 결정하여야 한다(그림 1).

(1) 부신앞면 박리(Anterior RAMPS)

좌신정맥이 RAMPS 술식의 절제 하연 기준점이 된다. 상장간막 동맥 및 대동맥 좌측연 주변의 림프절 및 주변조직을 절제하면서 대동맥 좌측에서 좌신 정맥을 발견하여야 한다. 부신 정맥을 보존하고 부신 앞쪽으로 절제를 시작하고, 신장 위쪽의 Gerota's fascia 일부를 절제하고, 하장간막 정맥을 절제하고, 비신 인대를 절제한다. 췌장을 위쪽 및 좌측으로 견인하면서 후복막의 연부조직과 함께 비장을 동반 절제한다(그림 2).

(2) 부신후면박리(posterior RAMPS)

종양의 부신 침범이 의심되거나, 부신 주변 후 복막으로 깊이 침범한 경우 부신을 동반 절제하면서 RAPMS를 시행하여야 한다.

좌신정맥이 역시 기준점이 되며, 부신정맥과 하장간막 정맥을 절제하고 신장 상연 Gerota's fascia와 부신을 같이 절제하고 비신인대를 절제하여야 한다. 췌장을 위쪽 및 좌측으로 견인하면서 후복막의 연부조직과 함께 비장을 동반 절제한다(그림 3).

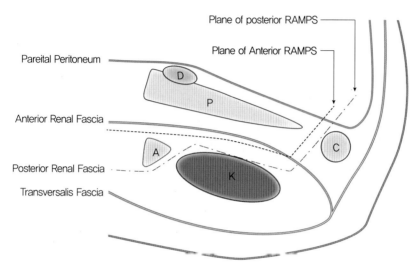

그림 1. Position of fasciae and organs in the left retroperitoneum and the plane of the posterior margin of the radical antegrade modular pan-
creatosplenectomy procedure. A, left adrenal; C, splenic flexure of colon; D, fourth part of duodenum; K, left kidney; P, pancreas

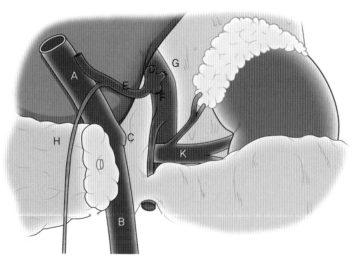

그림 2. Drawing of operative bed at conclusion of procedure in which dissection plane is anterior to adrenal gland. A, Portal vein; B, superior
mesenteric vein; C, stump of splenic vein; D, celiac artery; E, common hepatic artery; F, stump of splenic artery; G, stump of left gastric artery;
H, gastroduodenal artery; J, superior mesenteric artery; K, renal vein; M, adrenal vein.

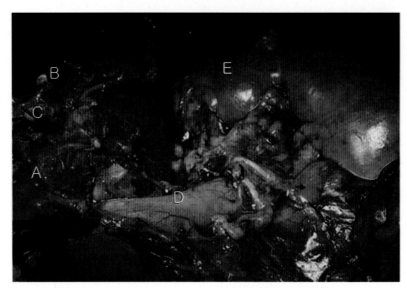

그림 3. Real picture taken after posterior RAMPS. A, aorta; B, left gastric artery; C, splenic artery; D, renal vein; E, kidney

8) 주변장기합병절제

위장, 대장 및 대장간막 등의 주변 조직 국소 침윤이 있는 경우 동반절제한다.

참고 문헌

1. Steven M. Strasberg, MD, Jeffrey A. Drebin, MD, PhD, and David Linehan, MD, St. Louis, Mo. Radical antegrade modular pancreatosplenectomy. surgery 2003;133:521-7
2. Steven M Strasberg, MD, FACS, David C Linehan, MD, FACS, William GHawkins. Radical Antegrade Modular Pancreatosplenectomy procedure for Adenocarcinoma of the Body andTail of the Pancreas: Ability to ObtainNegative Tangential Margins. J Am Coll Surg 2007;204:244-249
3. Hyo Jun Park, Dong Do You, Dong Wook Choi Jin Seok Heo, Seong Ho Choi. Role of Radical Antegrade Modular Pancreatosplenectomyfor Adenocarcinoma of the Body and Tail of the Pancreas. World J Surg 2014;38:186-193
4. 김선회, 서경석. 제 3판 간담췌 외과학. 서울: 도서출판의학 문화사 2013;917-8

Chapter 3

비장보존 원위부 췌절제술

| ✎ 김용훈 |

1. 머리말

1) 용어

비장보존 원위부 췌절제술은 비장정맥과 동맥에 손상을 주지않고 비장을 보존하는 방법과 비장 동, 정맥을 절제하고 단위혈 관(short gastric vessel)을 남기면서 비장을 보존하는 방법이 있다. 후자에서 수술 후 비장의 부분적인 괴사가 발생할 수 있 지만 최근장기 추적보고에서 비장경색은 1.9%에서 발생하였고 25% 환자에서 위정맥류가 생겼지만 실제로 위장관 출혈이나 비 장기능항진증을 보인 예는 없었다. 오히려 수술 시간이 짧고 출혈량이 적고 합병증이 적어 재원기간을 줄일 수 있는 장점이 있 다(그림 1). 여기에서는 비장 동정맥 보존 비장보존 원위부 췌절제술만 언급하기로 한다.

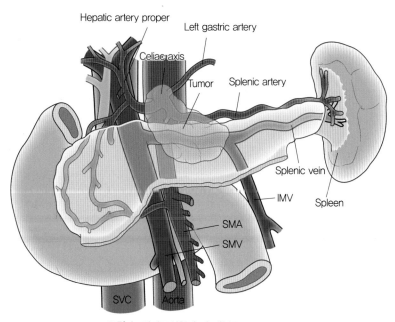

그림 1. 췌장주위혈관 및 해부구조

2) 정의

원위부 췌절제술에서 췌장 절개부위는 종양의 위치에 따라 달라질 수 있으나 통상적으로 문맥–상장간정맥의 좌측면 상부 췌장에서 절제 하는 것을 의미한다.

3) 적응증

췌장 체부 및 미부에 존재하면서 주위장기 침윤이 없는 양성종양, 췌장 낭성종양 및 경계성 악성 종양 중에서 외과적 절제 가 필요한 경우에 실시 할 수 있다.

2. 수술방법

1) 절개창

개복하는 방법은 정중절개를 시행하거나 좌측 늑골하절개를 시행할 수 있으며, 환자의 상태나 종양의 위치 및 해부구조에 따라 중앙 상복부 절개나 우측 늑골하 절개를 추가 확장할 수도 있다.

2) 췌장의 노출 및 종양위치 확인

복강내 전체를 탐사한 후에 위결장인대를 충분히 분리하여 열고 위 후벽과 췌장 전면 및 췌장 두부, 체부, 미부와 비장 문부까지 충분한 시야가 확보되도록 한다. 이때 단위 혈관과 위대망동맥궁이 손상되지 않도록 주의 깊게 박리를 시행한다(그림 2A, B).

췌장을 절제하는 순서는 근위부에서 먼저 절단한 후 비장 문부를 향해 박리하는 방법이 있고 비장 문부에서 췌장미부를 분리해 가면서 근위부(좌측에서 우측 방향으로) 췌장쪽으로 들면서 박리하는 방법이 있으나, 후자인 경우 초기 췌장과 비장을 분리할 때 비장 문부의 작은 비장 분지 정맥의 손상 가능성이 많기 때문에 우측에서 좌측 방향으로 절제 박리하는것이 안전하다.

근위부 췌장에서 절제되어야 할 정상 췌장부위를 선택하고 여기서부터 췌장을 싸고 있는 복막을 상하 췌장 경계부위를 따라 분리해 나간다. 췌장 예상 절제면 각각 양쪽 상하경계 부위에 지지봉합(stay suture)을 시행한다. 지지 봉합한 췌장을 상부

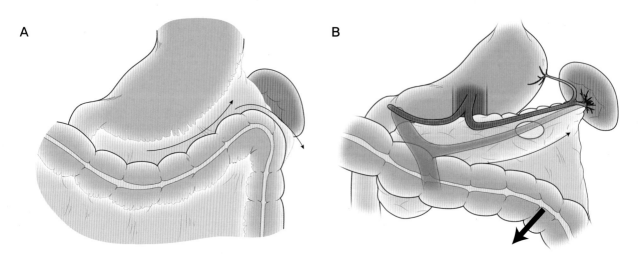

그림 2. A: 위결장인대를 충분히 분리하여 췌장의 전면부를 노출한다. B: 횡행결장과 비장을 분리하여 아래쪽으로 떨어뜨려 시야를 확보한다.

로 들면서 췌장 후면을 무딘박리를 해서 비장정맥이 확인될때까지 시행한다. 비장정맥은 췌장 후면에서 췌장 실질의 상부 깊은 곳에서 원위부를 따라 평행하게 주행한다. 만약 비장정맥을 찾기가 어렵다면 췌장 경부 아래쪽에 문맥-비장정맥(portal vein-splenic vein)경계 부위를 확인하고 여기서부터 비장 문부(hilum)쪽을 따라 박리를 하면 훨씬 쉽게 확인할 수 있다. 비장동맥은 일반적으로 췌장 상부 경계를 따라 위치하는 경우가 많다. 비장 동맥과 정맥을 따로 혈관 루프로 걸어두고 난후 췌장을 먼저 절제하고 원위부로 박리를 할 수 있다.

> **Tip** 주의사항
> 1. 위결장 인대를 분리하여 횡행결장을 아래로 떨어뜨리고 췌장 전면부를 충분히 노출한다.
> 2. 위대망 동맥궁이 손상되지 않도록 주의한다.
> 3. 췌장 절단면 후면을 박리하여 테이핑하고 상하 지지봉합을 시행한다.
> 4. 췌장 절단 후 우측에서 비장 문부로 들면서 박리를 진행한다. 췌장을 위로 들어올릴 때 과도하게 힘을 주어 비장정맥의 분지가 찢어지지 않도록 주의한다.

3) 췌장 절단 방법

췌장 예상 절단면을 정하고 겸자를 이용하여 췌장 후면을 터널링 한 후에 umbilical tape을 췌장 뒤쪽에서 걸어 둔다. 절제면 상부 하부에 각각 지지 봉합을 시행하고 위쪽으로 당기면서 췌장을 절개한다. 절개는 보통 전기소작기를 이용하여 절개시작하며 주췌관의 정확한 확인을 위해 주췌관 주위에서 나이프를 이용하여 마지막 절개를 시행한다(그림 3).

이외에 전기소작기 대신으로 초음파 소작기를 이용하여 췌장을 절단하거나, 자동봉합기로 단번에 절제할 수도 있다.

> **Tip** 주의사항
> 1. 췌장절제시 전기소작기 또는 초음파 소작기로 절제하는 경우 주췌관을 확인할수 없는 경우가 있으므로 주췌관 주위에서 나이프로 절제하여 췌관을 확인하고 결찰 할 수 있도록한다.

4) 췌장절단면 처리방법

원위부 췌장 절제술 후 가장 흔한 합병증은 췌장루이다. 절제 후 남은 췌장 절제면 처치와 분할된 췌관에서 췌액의 누출을 방지하기 위한 여러 방법들이 문헌에 보고되고 있으나 췌장루를 일관성있게 줄일 수 있는 방법은 없다. 보고에 의하면 췌장 절제술 후에 남는 절단면 처리에 관하여 손으로 결찰 봉합하는 방법과 자동봉합기를 이용한 방법을 비교한 메타분석에서 두군 가에 췌장루 발생율에 있어서 통계적으로 유의한 차이는 없었다. 유럽에서 시행한 다기관 전향적 비교 연구에서도 앞이 두가지 방법을 비교하여 두 군간의 췌장루 발생에 있어서 유의한 차이를 확인하지 못하였다. 필자는 자동봉합기로 절단하거나 주췌관 및 절단면을 봉합 결찰한 후 파이브린 sealant 를 노포하는 방법을 선호한다.

⑴ 주췌관의 직접적인 결찰 또는 봉합결찰: 췌장 절단을 수술용 칼로 하는 경우 남는 절단면을 단속적 매트리스봉합을 시행하고 fish-mouth 형태로 봉합한다. 이때 주췌관을 확인해서 따로 묶는 것이 중요하다(그림 4).

⑵ 자동봉합기를 이용한 방법: 췌장이 비교적 말랑말랑하고 그렇게 두껍지 않은 경우 자동봉합기로 절단하는 것이 좋고 이것은 봉합라인이 촘촘하게 3열로 일관되게 절단면을 잡아주기 때문에 미세한 췌장관의 누출을 방지할 수 있다. 췌장의 두꺼운 정도에 따라 적절한 높이의 자동봉합 카트리지를 사용하면 되고 제조 회사별로 색깔을 달리하여 공급하기 때문

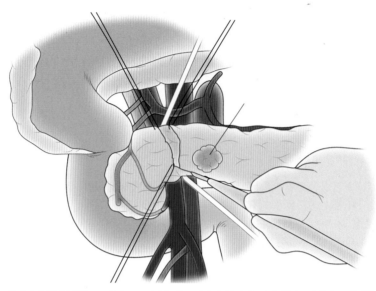

그림 3. 췌장절단예상부위를 U-테이프로 걸어올리고 절단면 상하에 지지봉합을 시행하고 절단할 준비를 한다

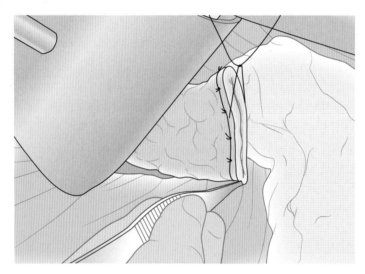

그림 4. 췌장의 남은 절단면을 fish mouth 형태로 절단하고 비흡수성 봉합사로 단속 봉합을 시행하여 췌장루 발생을 예방한다.

에 상황에 맞는것을 선택하면 된다.

(3) 기타방법으로 주췌관과 공장을 문합하여 장내로 췌액을 배액하는 방법, 췌장의 남는 절단면을 대망, 공장, 혹은 간 겸 상인대로 덮는 방법들이 보고되고 있다.

(4) Fibrin sealant를 보조적으로 이용하여 봉인하는 방법: 상기 가, 나 방법으로 절단면을 처리한 후 추가적으로 fibrin sealant를 도포하여 췌장루를 방지할 수 있다.

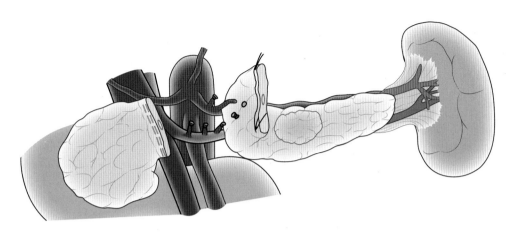

그림 5. 비장동정맥 보존 원위부 췌장 절제술시 췌장절단 후 우측에서 좌측으로 췌장을 들면서 박리를 진행한다. 비장정맥 분지가 손상가지 않도록 과도한 견인은 피한다.

5) 비장 정맥으로부터 췌장 박리

췌장을 절단한 후에 제거되어야 할 췌장의 단면을 왼쪽 위로 들면서 박리를 진행한다. 통상 비장 정맥으로부터 나오는 작은 분지들은 약하고 췌장 실질에 짧게 들어가는 경우가 많기 때문에 절제 분리할 때 심각한 출혈을 유발할 수 있다. 작은 정맥 분시 양쪽을 결찰하고 분리할수도 있으나 분시가 짧아서 공산이 나오지 않는 성우에는 남는 쪽은 봉합사로 설찰하거나 헤노스타틱 클립으로 잡고 제거되는 췌장쪽을 초음파 소작기로 지혈 절단하면 안전하고 빠르게 박리할 수 있다. 비장정맥에서 박리 도중 정맥 분지에서 출혈이 있는 경우 당황하지 말고 비흡수성 monofilament 5-0 를 이용하여 혈관 봉합 결찰을 시행할 수 있다. 박리를 근위부에서 원위부(비장문부)로 가면서 진행하고 췌장 미부가 비장 문부와 분리될 때까지 박리를 진행 할 수 있다(그림 5). 이때 수술이 마무리 단계라 방심하게 되거나 위쪽으로 과도하게 견인하는 경우 비장 문부 위 아래쪽에 단위 혈관이나 좌위대망 혈관(left gastroepiploic vessel)이 찢어져서 출혈할 수 있으니 조심하여야 한다. 비장을 수술시야쪽으로 유동화(mobilizing)시켜서 오른쪽으로 들어 올리는 것은 피하는 것이 좋은데 이것은 오히려 비장의 의인성 손상의 위험을 높일 수 있다.

3. 마무리 및 수술 후 관리

췌장 절제술이 완료되고 난후 수술 시야에서 출혈이 없는지 다시 한번 확인하고 의심스러운 부분이 있으면 결찰 및 전기소작기로 지혈을 꼼꼼히 한다. 보존된 비장정맥의 작은 분지에서 출혈이 없는지도 확인한다. 생리 식염수로 복강을 충분히 세척하고 비장 뒤쪽이나 위장 뒤쪽에 거즈가 없는지 확인 후 밀폐형 흡입 배액관을 남는 췌장 절제면 주위에 위치 시키고 위장과 대망으로 췌장 전면부를 덮고 개복된 복벽을 봉합한다.

수술 직후 환자의 혈역학적 상태를 모니터링하면서 급격한 출혈이 없는지를 확인한다. 배액관을 통한 배액의 양상(색깔, 점도, 배액량)을 매일 확인하고 배액관액의 아밀라제 수치를 확인하여 췌장루 발생 유무를 관찰한다.

참고문헌

1. Warshaw AL. Conservation of the spleen with distal pancreatectomy. Arch Surg 1988;123:550-553

2. Jain G, Chakravartty S, Patel AG. Spleen-preserving distal pancreatectomy with and without splenic vessel ligation: a systematic review. HPB (Oxford) 2013 Jun;15(6):403-10

3. Ferrone CR, Konstantinidis IT, Sahani DV, Wargo JA, Fernandez-del Castillo C, Warshaw AL.Twenty-three years of the Warshaw operation for distal pancreatectomy with preservation of the spleen. Ann Surg 2011 Jun;253(6):1136-9

4. Wilson C, Robinson S, French J, White S. Strategies to reduce pancreatic stump complications after open or laparoscopic distal pancreatectomy. Surg Laparosc Endosc Percutan Tech 2014 Apr;24(2):109-17

5. Knaebel HP, Diener MK, Wente MN, Büchler MW, Seiler CM. Systematic review and meta-analysis of technique for closure of the pancreatic remnant after distal pancreatectomy. Br J Surg 2005 May;92(5):539-46

6. Diener MK1, Seiler CM, Rossion I, Kleeff J, Glanemann M, Butturini G, Tomazic A, Bruns CJ, Busch OR, Farkas S, Belyaev O, Neoptolemos JP, Halloran C, Keck T, Niedergethmann M, Gellert K, Witzigmann H, Kollmar O, Langer P, Steger U, Neudecker J, Berrevoet F, Ganzera S, Heiss MM, Luntz SP, Bruckner T, Kieser M, Büchler MW. Efficacy of stapler versus hand-sewn closure after distal pancreatectomy (DISPACT): a randomised, controlled multicentre trial. Lancet 2011 Apr 30;377(9776):1514-22

Chapter 4

복강경 췌십이지장절제수술

| ✏️ ▶️ 김송철, 송기병 |

1. 환자의 자세 및 투관침(trocar)의 위치

환자는 앙와위 또는 우측위 자세로 준비하며 10~30도 정도 reverse Trendelenberg 자세를 취하면 수술시야 확보에 도움이 된다. 비위관과 및 도뇨관을 삽관한다. 수술 중 혈전예방을 위한 스타킹 착용과 예방적 항혈전제 투여를 권장한다. 술 자측과 제1 조수 측에 두 개의 모니터를 놓고 사용한다. 술 자와 복강경을 잡는 제 2 조수는 환자의 오른쪽에 위치하며, 제1 소수와 간호사는 환자의 왼쪽에 서서 수술을 진행한다. 그 외 lithotomy 자세도 이용할 수 있다. 이 경우 술자는 환자 다리 사이에 위치하며, 조수들은 각각 환자의 측면에 서서 수술을 보조한다.

복강경 췌십이지장 절제술에서는 일반적으로 5개의 투관침(12 mm 2개, 5 mm 3개)을 사용한다.

12 mm 투관침을 배꼽 바로 좌측에 삽입한다. 이산화 탄소를 주입하여 기복강을 만들며, 복압은 가능한 12 mmHg 이하로 유지한다. 30도 경사각의 카메라를 이용하여 복강내 시야를 확보한 후 나머지 4개의 투관침 추가로 삽입한다. 트로카의 위치는 그림 1과 같다.

2. 절제술

1) 간문맥의 확인과 십이지장(위장)의 절제

먼저 복강 내 전체를 관찰하여 간 표면이나 골반강 등에 전이소견 및 기타 특이 소견이 없는지 확인한다. 수술 중 간 내 의심병변이나 원발병소의 확인을 위해 복강 내 초음파를 이용할 수 있다. 대망을 횡행결장에서 분리하여 소망낭을 열고 췌장의 전면을 전체적으로 확인한다. 췌장의 하단을 박리하여 상장간막 정맥을 노출시키고, 췌장 후면의 간문맥 주변 연 조직을 박리한다. 이 과정을 통해 췌장 후면으로 부터 간문맥-상장간막 정맥이 분리된다. 다음으로 십이지장을 우선 절제하는 것이 이 후 술기 진행에 도움이 된다. 위간인대 소망을 좌외구역 직하에서 열고 우위동맥을 찾아 결찰한다. 십이지상을 따라 올라가는 우측위대망 혈관을 결찰한 후 유문부 2 cm 하방의 십이지장을 복강경 스테플러로 절단한다. 이 과정 후 위장을 복강내 우상부로 밀어서 좀 더 좋은 수술 시야를 확보할 수 있다. 총간동맥주위 림프절 후방에서 총간동맥의 주행을 확인할 수 있으며, 총간동맥과 위십이지장 동맥 그리고 췌장의 위쪽 모서리가 이루는 삼각형 구조 뒤쪽에서 간문맥을 확인할 수 있다(그림 2). 이 부위에서 췌장 하단의 상장간막 정맥까지 관통해서 나일론 테이프(umbilical tape)을 감아 췌장 후면을 간문맥-상장간막정맥에서 들어 올려 췌장경부의 절단을 용이하게 한다.

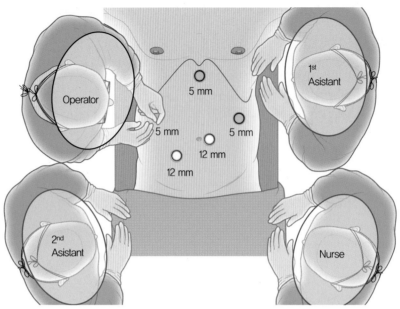

그림 1. 복강경 췌십이지장 절제술을 위한 투관침의 위치. 5mm 크기의 투관침 3개(수술자의 왼손용: 환자의 우측측면에 1개, 조수자: 환자의 좌측측면과 측상부에 각 1개씩)와 12mm 투관침 2개(우 하복부: 복강경 카메라를 위해 1개, 수술자의 오른손용: 환자의 배꼽주위에 1개)가 필요하다.

2) 우측결장 및 십이지장 유동화 및 상장간막 정맥의 확인

우측 결장의 간만곡부를 간우엽에서 분리하여 하방으로 충분히 내린다. 제 1 조수는 우측 결장을 아래로 밀어 술자가 십이지장을 충분히 박리할 수 있도록 돕는다. 술자는 십이지장 굴곡부위를 박리하여 십이지장 3부까지 충분히 유동화 한다. 상장간막 정맥을 확인하고 위결장 정맥간(gastrocoloic trunk) 또는 우측위대망 혈관을 결찰한다. 십이지장을 Treitz 인대 부위까지 충분히 박리하여 십이지장의 제3-4부를 유동화 한다. 이러한 Kocher 수기는 좌측신장정맥과 대동맥이 보일 때까지 진행한다.

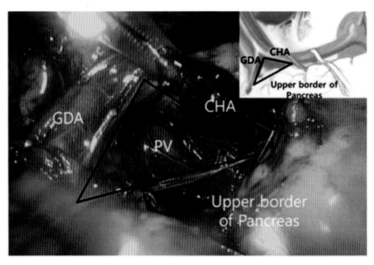

그림 2. 총간동맥과 췌장의 위쪽 모서리 그리고 위십이지장 동맥이 삼각형 구조를 이루며, 이 부위가 췌장의 목부위를 관통하는데 있어서 중요하다. 이 삼각형의 부위는 간문맥으로부터 췌장을 분리하기 위하여 조심스럽게 박리되어야 하며, 췌장을 절제하기에 앞서, 면테이프를 이용하여 췌장을 감아 위쪽방향으로 들어올린다.

3) 간문부의 박리

　담낭 절제술을 시행한다. 간십이지장 인대의 장막을 절제하여 총담관을 확인한다. 이때, 총담관 뒤쪽 또는 우측으로 주행하는 우간동맥 등 간동맥 분지의 손상에 주의해야 한다. 복강경 수술 중에는 간문부를 만져볼 수 없기 때문에 수술 전 CT등을 주의 깊게 확인하는 것이 중요하다. 간문부 2~3 cm 하방에서 총담관을 절단한다. 총담관 절제 부위에서 동결 절편검사를 시행한다. 절단된 총담관은 복강경 혈관 겸자로 물어두고 담즙이 복강 내로 유출되는 것을 방지한다.

　췌장의 상단에서 총간동맥과 위십이지장 동맥의 주행을 확인한다. 위십이지장 동맥을 분리 후 Hem-o-lock 또는 금속 클립으로 결찰후 절단한다. 위십이지장동맥과 총담관을 분리한 후 주변 조직을 깨끗이 박리하면 췌장 상단에서 간문맥이 쉽게 노출된다. 간 문맥 주변의 연조직들은 harmonic scalpel을 통하여 쉽게 박리할 수 있다.

4) 췌장 경부의 분리

　췌장 후면과 간문맥-상장간막정맥 사이를 나일론 테이프로 감아 들어올린 후 췌장경부를 절단한다. 이와 같이 췌장을 들어올리면 췌장을 절제하는 동안 문맥이 손상되는 것을 예방할 수 있다. 저자는 출혈을 최소화 하기 위해 harmonic scalpel로 췌장을 절단하는 것을 선호한다. 췌장 하단면에서부터 위쪽 방향으로 절단하며, 췌관 부근에서는 췌관 손상에 주의하여 세밀하게 진행하고, 췌관은 복강경용 Metsenbaum (Endoshear)으로 절단한다. 췌장 절단면에서 동결조직검사를 시행한다. 췌장 절단면은 세밀하게 지혈해야 술 후 출혈이나 췌장공장문합의 부전을 예방할 수 있다. 안전한 췌장 공장 문합을 위해 잔여 췌장의 절단면중 1~2 cm 정도 다듬어 문합을 준비하는 것이 중요하다.

5) 근위부 공장의 절단

　장간막으로 부터 근위부공장을 분리한다. 우선 하장간막 정맥이 손상되지 않도록 주의하면서 십이지장의 제3부위가 보일 때까지 Treitz 인대를 절개한다. Treitz 인대로부터 하방 10~15 cm 까지 정도의 공장을 장간막 혈관궁을 따라 분리한다. 공장은 복강경 스테플러를 이용하여 절단한다. 이 술기 후 공장을 후십이지장 강을 통해 끌어 당긴 후 Treitz 인대의 우측편에서 상장간막 정맥의 후면 분리를 계속한다.

6) 상장간동맥과 췌장 구상돌기사이 절단

　이 단계는 가장 기술적으로 어려운 부분이며 적당한 절제연 확보를 위해 중요한 단계이기도 하다. 췌장의 경부를 절단 하면 문맥으로 배액되는 관상정맥과 상췌십이지장 정맥 및 하췌십이지장 정맥을 포함하여 문맥과 상장간정맥의 분지를 확인할 수 있다. 검체를 우측면으로 당기면 공장의 첫 번째 정맥과 췌장의 구상돌기의 분지 정맥을 확인할 수 있다. 나일론 테이프(또는 vessel loop)을 비장정맥 바로 위의 문맥과 상장간막 정맥에 각각 걸어서 당기면 박리에 도움이 될 뿐 아니라 문맥과 상장간막 정맥에서의 예상치 못한 출혈에 효과적으로 대처할 수 있다. 개복술에서와 달리 상장간막 정맥의 후면 분리는 하방에서 상방으로 진행하는 것이 보다 쉽다. 이 술식에서 harmonic scalpel을 사용하는 것이 유용하지만, 장간막 남는 쪽은 외과용 클립으로 결찰하는 것이 안전하다.

　첫 공장정맥 분지들을 처리하고 상장간동맥 부위의 연부조직을 박리하면 한 개 혹은 두 개의 하 췌십이지장 동맥을 확인할 수 있다. 췌십이지장 동맥들은 금속 클립으로 결찰 한 후 절단한다. 상장간동맥과 구상돌기 사이의 연부조직 박리 범위는 종양의 악성여부에 따라 달라진다. 췌장선암이 아닌 경우 구상돌기에 가까운 부위에서 박리하며, 췌장선암의 경우 적절한 절제면을 얻기 위해 상장간동맥 오른쪽의 신경림프 연부조직을 완전히 절제를 하여야 한다. 절제가 끝나면 검체를 검체 봉투에 넣고 배꼽 옆의 트로카 삽입부를 3 cm 정도 더 확장하여 제거한다. 담낭 검체 봉투도 이때 제거한다.

3. 절제 후 재건술

췌두부 절제술 후 복강경 재건술은 술자에 따라 많은 변형 술식이 있지만 여기서는 술자의 방식에 국한하여 설명하겠다. 복강경 재건술 시 술자를 포함한 조수들의 위치는 절제술 할 때의 위치와 동일하며, 같은 트로카를 이용한다. 먼저 30 cm 정도의 분리된 공장 loop를 결장 뒤, 중결장 동맥 우측의 결장 간막에 만든 구멍으로 끌어올려 췌단면을 공장 측면에 문합하는 단측 췌공장 문합을 시행한다. 췌장공장 문합은 췌관의 크기가 정상일 경우 주로 dunking 방법을 사용하며, 췌관이 늘어난 경우(3.5 mm 이상) 췌관 점막 문합(duct to mucosa) 방식을 사용한다. 대부분의 췌공장 문합에서 내배액관을 삽입한다. 췌장 실질과 공장의 장막을 prolene 4-0를 사용하여 한차례 봉합하고, 장막과 근육층(dungking 방법에서는 장막에서 점막까지)을 한차례 더 2중 봉합한다. 췌관 점막 문합은 PDS 5-0를 사용하여 췌관과 공장 점막을 봉합한다. 다음으로 췌공장 문합부위의 원위부 공장을 총간관에 단측 문합한다. 간관 공장문합은 술자의 기호나 총간관의 크기에 따라 여러가지 술식이 있을 수 있다. 필자의 경우 대개는 prolene 5-0를 이용하여 단층, 연속봉합한다. 경우에 따라 단속봉합이나 knot pusher를 이용하여 체외에서 단속봉합 할 수도 있다. 위 공장 문합은 간관공장 문합부에서 30 cm 이상 원위부에서 시행한다. 체내에서 복강경 스테플러를 이용하여 찍는 경우도 있지만 필자의 경우 대부분 배꼽 옆의 트로카 삽입부를 3 cm 정도 더 확장하여 그 자리로 검체를 빼내고 위 공장 문합을 시행한다. 배액관은 췌공장 및 간관공장 문합에 삽입한다.

참고문헌

1. Gagner M, Pomp A. Laparoscopic pylorus-preserving pancreatoduodenectomy. Surg Endosc 1994;8:408-410
2. Kendrick ML, Cusati D. Total laparoscopic pancreaticoduodenectomy: feasibility and outcome in an early experience. Arch Surg 2010;145:19-23
3. Kim SC, Song KB, Jung YS, et al. Short-term clinical outcomes for 100 consecutive cases of laparoscopic pylorus-preserving pancreatoduodenectomy: improvement with surgical experience. Surg Endosc 2012
4. Kooby DA, Chu CK. Laparoscopic management of pancreatic malignancies. Surg Clin North Am 2010;90:427-446

Chapter 5

복강경 췌미부절제술

| 🖊️ ▶️ 강창무 |

1. 개요

문헌고찰을 통한 복강경 췌미부절제술의 역사를 살펴보았을 때, 복강경 췌미부절제술을 처음으로 소개한 것은 1994년 Soper 등이 돼지의 췌장에서 복강경을 이용한 췌미부절제술을 성공적으로 시행함을 보고하면서 그 임상적 적용가능성을 제시하였다. 이어 1996년 Ganger 등과 Cuschieri 등이 실제 임상에서 복강경 췌미부절제술 12예와 5예를 각각 보고하면서, 현재 이 술식이 활발히 임상에 적용될 수 있는 발판을 마련해 주었다. 국내에서는 2000년도에 윤 등이 증례를 처음으로 발표하면서 시작되었으며, 이어 민 등이 2003년 '비장 및 비장 혈관보존 복강경 원위부 췌장 절제술'을 국내에서 최초로 2예를 보고하면서, 기능보존 미세침습적 췌장절제술의 문을 열기 시작하였다. 본문에서는 복강경 췌미부절제술의 술기적인 면과 특별히 고려 할 점들에 대해 기술해 보고자 한다.

2. 적응증과 금기증

본 술식은 계획적으로 췌미부절제술을 필요로 하는 췌체부 근위부, 혹은 췌미부에 발생한 양성 혹은 경계성종양의 외과적 치료에 적합하며, 잘 선택된 췌미부암에서도 그 효과를 볼 수 있다. 하지만, 종양이 너무 큰 경우이거나 주요 혈관에 접해 있는 경우, 수술 중 출혈, 주요 혈관 및 주변장기 손상 등의 합병증이 있을 수 있으므로 술자의 경험과 술기에 따라 조심스럽게 적응증을 정해야 한다.

3. 수술 전 평가 및 절제 디지인

다른 수술도 마찬가지겠지만, 복강경 췌미부절제술을 시행함에 있어서 수술 전 평가는 다음같이 크게 두 가지로 생각한다.

1) 환자 상태 파악

이는 전신마취를 환자들이 잘 견딜 수 있는가에 대하여, 일반적으로 개복수술 때와 마찬가지로 시행하는 생체기능 평가이다. 특히, 복강경 췌미부절제술은 기복강에 장기간 수술해야 하므로, 술자는 환자의 심폐기능에 대해 한 번 더 신경 써서 수술

전 준비를 할 필요가 있다. 또한, 그런 경우, 수술 중 하지 쪽에 정맥의 정체로 인한 하지정맥혈전 및 폐색전증에 대비하여, 수술 중 하지순차적압박기와 수술 후 48시간이내, 저분자 헤파린을 고려한다. 또한, 비장절제술이 동반될 가능성이 큰 환자들에 대해서는 수술전 7~10일전, 수술 후 심한 감염증에 대비하여 백신주사를 적극 고려한다.

2) 종양 상태 파악

보통 환자들은 정확한 진단과 종양의 범위를 판단하기 위해, 수술 전 많은 영상의학적 검사를 시행하지만, 종양의 위치 및 다른 장기, 특히 혈관과의 관계를 파악하는 데는, 복부전산화 단층촬영(CT)이 유용하다. 특히, 현재, 최적의 CT 영상을 얻는 기법이 많은데, 췌장부위를 정밀하게 얻은 CT라면 많은 도움을 얻는다. 이러한 CT영상을 바탕으로 술자는 췌장 종괴의 위치, 주요 혈관과 분지혈관들의 주행 및 변이, 종양과 비장혈관들과의 관계, 그리고 췌장미부와 비장문부와의 관계를 확인하면서, 수술 전 적절한 췌장절제의 위치(췌장에 목에서 절제할 것인지 아니면 체부에서 절제할 것인지, 비장혈관 보존 비장보존술식이 가능할 것인지, 비장혈관 절제 비장보존술실이 더 유리할 것인지, 비장동반절제의 가능성은 없는지에 대하여 계획을 세우게 된다.

4. 수술방법

1) 환자 자세

대부분 외과 의사들이 후복막에 있는 췌장 체부와 미부로 접근하기 위해서 우와위(right lateral decubitus) 자세를 선호하기도 하지만, 저자는 다음과 같은 이유로 앙와위(supine) 자세를 권하고 싶다.

일단 수술 준비가 간단하다. 우와위(right lateral decubitus) 자세를 취하느라 수술 전 불필요한 에너지를 낭비하지 않는다.

우와위는 중력을 이용하여 수술시야를 확보하는 유용한 방법이지만, 이렇게 되면 복강경 수술 시, 보통 개복하여 앙와위 자세로 시행하는 수술 조건과는 다른 상황이 된다. 따라서 복강경 수술이라 할지라도 supine 자세를 취함으로 수술자는 개복 때와 똑 같은 수술시야 및 조건에서 수술을 하기 때문에, 초심자라도 복강경 수술에 적응이 빠를 수 있다.

우와위는 중력에 의해서 장이나 대망이 췌장 두부 쪽으로 몰려 췌장 전체를 다 관찰 할 수가 없으나, 앙와위 자세를 취하면, 췌장의 두부에서부터 미부까지 췌장 전체를 관찰 할 수 있다.

따라서, 상장간맥정맥-비장저맥-간문맥(SMV-SV-PV confluence)와 췌장을 박리하여, 췌장 목 부분을 절제하는 아전(subtotal) 췌미부절제술까지 용의하게 할 수 있어, 복강경 췌미부절제술의 적응증을 더 확대 할 수 있으며, 이는 뒤에서 언급할 췌장암에서 췌미부절제술을 적용할 때, 중요한 술기가 된다.

복강경 수술을 하다가 여러 가지 이유로 개복해야 하는 경우 빨리 전환하여 조치하기가 용이하다.

또한, 우와위로는 비장 무게로 인하여 비장이 췌장미부를 누르고, 췌장미부와 함께 비장이 복강 쪽으로 쏠려 비장보존 술식을 하기가 어려울 수 있지만 비장절제술을 동반한 췌미부절제술시에는 유용하다. Supine 자세는 비장보존 췌미부절제술을 시행하기가 수월하다.

결과적으로 환자를 앙와위 자세로 하고 필요에 따라서 환자 수술대를 움직이면(Head-up & Left-up) 췌미부절제술을 위한 복강경 수술시야가 적절히 확보된다. 술자에 따라서는 환자 다리 사이에 서서 수술을 진행하기도 하지만, 저자는 환자의 오른 편에 서서 수술을 진행하는데, 일반적인 복강경 췌미부절제술을 위한 수술실 배치는 아래 그림과 같다(그림 1).

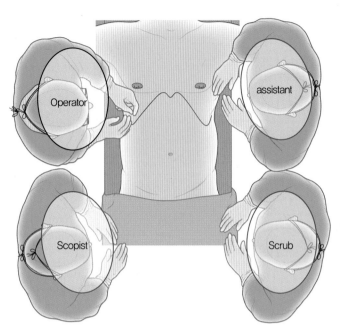

그림 1. 복강경 췌미부절제술시 수술실 인력 배치도 및 환자 자세

2) 투관침의 위치

투관침의 위치는 췌미부에 있는 종양의 위치에 따라 달라 질 수 있는데, 췌장 꼬리 쪽에 종양이 있어서 비장문부와 접하여 비장절제를 동반해야 하는 경우는 보통 1개의 복강경용 투관침과 2개의 복강경 기구를 위한 투관침으로 수술이 가능하고, 병변이 췌장 체부에 있거나 췌장의 목에서 절제하는 아전 췌미부절제술을 시행하고자 할 때는, 아래 그림과 같은 한 두 개의 추가적인 투관침이 수술을 용이하게 한다(그림 2). 과거에는 투관침 삽입상처 부위를 작게 하고자 투관침의 크기도 되도록이면 복강경을 삽입할 부위에 12 mm투관침을 제외하고는 12 mm대신 5 mm것을 선호하는 경향이 있었으나, 최근에는 12 mm투관침을 적절히 사용하면, (1) 복강경 카메라의 위치를 수시로 바꾸면서, 수술적 접근을 다각도로 진행할 수 있는 장점이 있으며, (2) 복강내로 필요에 따라 거즈를 끊임 없는 복강경 시야하에 집어 넣으면서 능동적으로 수술할 수 있을 뿐 아니라, (3) advanced 복강경 수술을 하기에 적합한 큰 기구들을 유용하게 사용할 수 있는 장점이 있어서, 최근 12 mm 투관침의 활용을 적극적으로 하고 있는 편이다.

3) 췌장으로의 접근

이는 개복이든, 복강경이든 같은 개념일 것이다. 위를 좌상방으로 가볍게 들어 올리면서 위결장인대를 초음파 절삭기로 절제하면 위 후벽을 보면서 그 뒤에 위치한 췌장으로 접근을 할 수 있다. 수술 전 비장을 동반 절제할 계획이 아니라면, 다른 비장보존 술식을 대비하여 위결장인대와 비장결장인대는 미리 처리하지 않고 위 주변의 큰 혈관들은 손상되지 않게 조심해서 보존한다.

4) 췌장의 절제

(1) 자동 문합기

췌장을 절제할 때, 자동문합기의 사용이 기존의 방법과 비교하여 췌장관련 합병증 및 사망률발생에 큰 차이가 없다는 다기

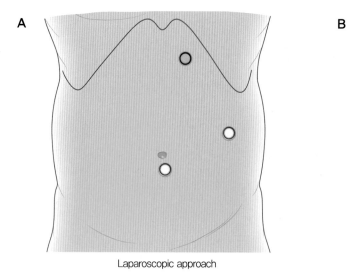
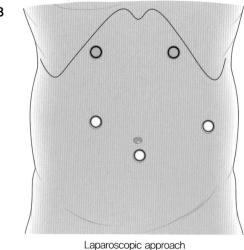

그림 2. 복강경 췌미부절제술시 투관침의 위치. A: 병변이 췌장꼬리 쪽에 있고 비장절제술을 동반해야 하는 경우 B: 병변이 췌장체부 쪽에 있거나, Subtotal 췌미부절제술이 필요한 경우

관 전향적 임상연구가 발표되면서, 췌장절제에서도 자동문합기의 사용이 증가하게 되었고, 특히, 복강경 자동문합기가 도입되면서, 대부분의 복강경 췌장절제에서도 쉽고 편하게 사용되고 있다. 최근 자동문합기를 췌장절제에 사용함에 있어서 췌장실질을 천천히 시간을 갖고 압박하고 절제하는 것이 췌장관련 합병을 줄일 수 있다는 연구가 보고 됨을 보고, 저자도 복강경 자동문합기를 이용하여 췌장절제를 시행할 때, 되도록 시간을 갖고 천천히 압박하여 절제하려고 노력하고 있다. 또한, 자동문합기의 크기에 따른 췌장절제술에 있어서 안전성을 연구한 보고에서는 혈관용 자동문합기가 췌장절제 후 합병증을 의미 있게 줄였다는 보고가 있었지만, 저자는 두께가 중간 혹은 두꺼운 조직에 적합한 자동문합기로 절제 후 크기가 3~3.5~4(mm)로 되는 자동문합기를 이용하여 췌장을 절제하고 있다.

(2) 초음파절삭기

경우에 따라서, 자동문합기를 사용하기에 공간이 부족하거나, 췌장을 먼저 절제를 하여야 박리가 쉬워질 것으로 사료되는 경우에는 초음파절삭기를 이용하여 췌장을 절제하는 경우도 있다. 이런 경우 저자는 수술이 끝내기 전, 가급적 췌장절단면을 봉합사로 봉합하여 오므려 준다. 그 외, 다른 여러 가지 에너지 장비를 이용한 췌장절제의 가능성을 연구한 논문들이 나오고 있지만, 이러한 수술기법에 대한 효과는 향후 근거중심적 접근을 통하여 조심스럽게 검증되어야 할 것으로 사료된다.

5) 표준 췌미부절제술(Standard Distal Pancreatectomy; Modified Lasso Technique)

여기서 이야기하는 "Standard" 라 함은 저자가 앞으로 기술하는 술식이 "표준" 술식이라는 뜻이 아니라, 후에 기술할 췌장의 목에서 절제하는 아전/확대 췌미부절제술(subtotal/extended distal pancreatectomy)에 대비한 수술 범위를 설명하기 위해 사용하였음을 밝히는 바이다. 따라서, 여기서 언급한 "Standard 췌미부비장절제술"의 의미는 비장동맥 기시부 좌측에서 절제되는 췌미부비장절제술(50% 이하 췌미부절제술)을 의미하고, 여기에서는 저자가 임상에서 실제로 사용하고 있는 modified Lasso technique에 대해 기술해 보고자 한다.

일반적으로 개복하에서든, 복강경하에서든 췌미부비장절제술을 위해서는 각각의 비장혈관들은 췌장과 박리하여 결찰하고 절단 한 후에, 췌장을 절제함으로 췌미부비장절제술을 완성하는데(그림 3A), 특히, 복강경으로 이러한 조작을 일일이 하기에는 좀 어려울 수 있고, 시간도 많이 소요될 수 있다. 따라서 복강경 수술의 편의성을 위해, Velanovich는 'Lasso' technique 을 발표한 바 있다. 이는 복강경췌미부절제술을 시행할 때, 후복막에서 췌장과 함께 비장혈관들(비장동맥 및 비장정맥)을 penrose drain으로 한꺼번에 걸어 들어올린 후, 복강경용 자동문합기로 췌장과 비장혈관들을 한꺼번에 절제하는 술기로 비교적 쉽게 적용될 수 있어서(그림 3B), 복강경 췌미부절제술의 적응증을 확대 할 수 있을 것이라고 주장하였다. 하지만, 그 이후로 더 이상의 공식적인 후속연구가 발표되고 있지 않다.

　저자는 이 술식을 실제 임상에서 비장절제술에 변형하여 적용해 오고 있다. 즉, 췌-비장인대를 후복막에서 들어올려, 복강경용 자동문합기로 비문(spleen hilum)에 있는 비장혈관들을 한꺼번에 처리하여 절제하는 방법인데, 수술은 비교적 쉽고 단순하지만, 불행하게도 한 환자에서 수술 후 비장동맥에서 출혈을 경험한 적이 있다. 비록 중재 영상의학과의 도움으로 재 수술 없이 혈관 조영 및 코일색전으로 해결은 되었지만, 그 이후로 복강경용 자동문합기로 비문에 있는 비장혈관들을 한꺼번에 처리하기 전에 반드시 그 앞쪽 비장동맥을 박리하여 외과적 매듭이나 복강경용 클립을 적용하여, 수술 후 재출혈이라는 합병을 막고자 노력하고 있다. 그렇다면 원조 lasso 기법 또한, 이러한 출혈관련 합병증과 동반될 수 있을 여지가 있으므로, 보다 안전하고 쉬운 복강경 췌미부비장절제술을 위해서 췌장과 비장혈관들을 복강경용 자동문합기로 한꺼번에 처리하기 보다는 그 전에 비장혈관들(특히 비장동맥)을 먼저 박리하여 클립처리를 한 후, 그 원위부에 있는 췌장과 비장혈관들에 대해 Lasso기법을

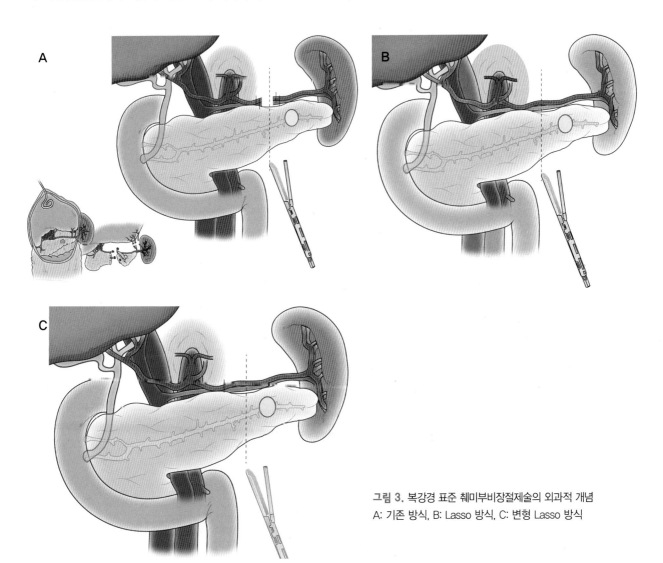

그림 3. 복강경 표준 췌미부비장절제술의 외과적 개념
A: 기존 방식, B: Lasso 방식, C: 변형 Lasso 방식

적용하는 것이 안전하고 쉬운 복강경 췌미부비장절제술이 되리라 사료된다(변형 Lasso기법, 그림 3C).

6) 아전 췌장미부 절제술

경우에 따라서 절제되어야 할 췌장의 병변이 췌장 목 부위에 있다든지, 근위부 췌체부에 위치하고 있다면, 완전한 병변을 안전하게 제거하기 위해서는 SMV-SV-PV confluence위에 놓여 있는 췌장의 목 부위를 박리하여(그림 4) 췌장의 목을 절제해야 하는 아전/확대(subtotal/extended) 췌미부절제술을 해야 할 때가 있다. 췌장의 목 부분을 복강경으로 박리할 수 있다는 것은 다음과 같은 큰 임상적 의미를 갖는다. (1) 복강경 췌미부절제술의 확대적용이 가능하게 되었다는 점과, (2) 복강경 췌십이지장절제술을 시행하기 위한 기본술기가 된다는 점이다.

췌장의 목 부분과 SMV-SV-PV 유합부 사이는 일반적으로 혈관이 없는 공간으로 알려져 있으나, 염증이 동반되어 있는 경우, 간혹 췌장에서 직접 들어가는 작은 혈관이 있는 경우도 있어 박리시 주의를 요한다. 췌장의 목을 박리할 때 SMV를 찾는 것이 중요한데, 술자 마다 선호하는 방법이 다르겠지만, 저자는 우위대망정맥을 따라 조심스럽게 박리하면서 들어가다 보면, SMV와 만나는 부분을 찾을 수 있는데, 경우에 따라서, 곧장 췌장의 목 부분으로 생각되는 부위에서 SMV를 곧장 찾는 경우도 있다.

일단 SMV를 찾게 되면 췌장의 목과 SMV-SV-PV 유합부 사이는 앞서 언급한 대로 대부분 무혈관 영역이므로 췌장의 목 부분을 왼손 복강경 기구로 들쳐 올리면서 복강경용 흡인기를 이용하여 무단 박리를 조심스럽게 하면 췌장의 목과 SMV-SV-PV 사이의 공간을 만들고, 나일론 테이프로 췌장목을 걸어 올리면 췌장 목 부위 절제를 위한 준비는 끝난다. 이때, 주의하지 않으면 총간동맥이 췌장의 목과 같이 걸리는 경우가 있으므로 췌장의 목을 박리하기 전에 췌장의 목 상연을 총간동맥에서 조심스럽게 박리하여 췌장 목 상연과 총간동맥사이의 공간을 확인한 후(그림 5), 췌장의 목을 위에서 설명하듯이 박리하면 더 쉽고 안전하게 췌장의 목을 박리해 낼 수 있다.

또한 이 부위에서 췌장에서 비장정맥이나 상장간막정맥으로 들어가는 작은 혈관들은 결찰을 하는데, 특히 췌장 쪽의 혈관은 클립을 사용하지 않는 것을 권하고 싶다. 이는 대부분의 혈관이 크지 않아서 복강경용 에너지 디바이스로 결찰 될 뿐 아니라, 간혹 췌장 쪽에 클립을 사용하여 결찰 한 부위가 후에 복강경용 자동문합기가 적용되어 절제가 되어야 하는데, 사용한 클립 때문에 자동문합기의 작용이 어렵게 되는 경우가 있을 수 있어, 주요 혈관 쪽은 클립을 이용하지만 췌장 쪽의 혈관은 클

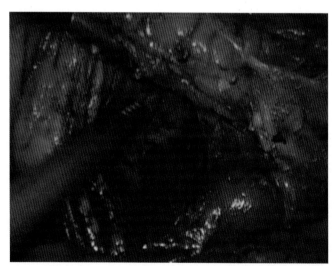

그림 4. 췌장목 부분을 상장간막정맥-비장정맥-문맥 합류부로부터 박리하는 모습

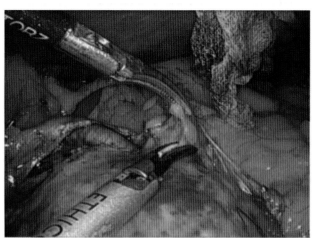
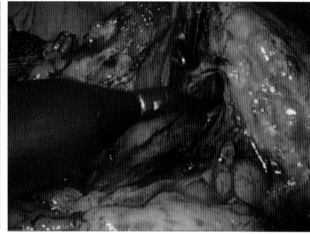

그림 5. 췌장목 부분을 안전하게 박리하는 방법

립 없이 대부분 에너지 디바이스로 조절하는 것이 좋을 수 있다(그림 6).

아전/확대 췌미부절제술시 비장을 동반절제하기 위해서는 비장혈관을 처리해야 하는데, 이 경우, 비장동맥은 복강동맥에서 기시하는 부분에서 절제를 해야 하고, 비장정맥은 상장간막정맥과 만나는 부분에서 절제를 해야 하는데, 클립만을 이용할 수도 있겠지만, 만일을 대비해서 복강경 클립을 적용하기 앞서 복강 내 외과적 매듭을 한 후 시행하도록 하는 것이 나중에 클립을 적용하기에도 용이하고 안전할 수 있다(그림 7). 췌장을 후 복막에서 박리할 때, 하장간막정맥이 상장간막정맥으로 들어가는 경우는 큰 문제가 되지 않지만, 비장정맥으로 들어가는 경우는 췌미부절제를 시행하는 도중에 후복막쪽에서 비장정맥으로 들어가는 하장간막정맥은 따로 결찰해야 한다.

대부분 양성 혹은 경계성 종양이 췌장 목부위 혹은 근위부 췌체부에 위치해 있는 경우가 subtotal/ extended 복강경 췌미부절제술의 적응증이 될 것이므로, 특별한 경우를 제외하고 처음부터 비장절제술을 시도한다기 보다는, 가능한 기능보존 술식, 즉 비장보존 췌미부절제술, 혹은 복강경 중앙췌장절제술을 고려하는 것이 좋을 듯하다. 췌장암에서의 아전/확대 췌미부절제술의 적용은 뒤에 잠시 언급해 보도록 하겠다.

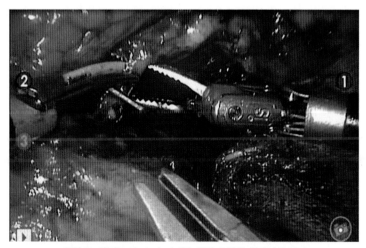

그림 6. 췌장목 박리 및 절제를 위한 유용한 혈관처리 방법

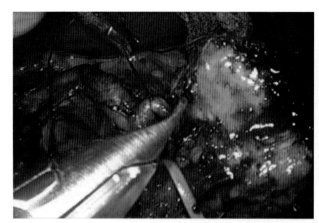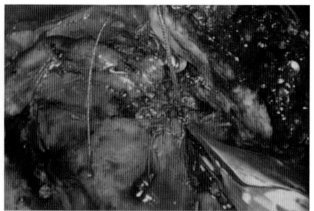

그림 7. 비장동맥 및 비장정맥을 안전하게 처리하는 방법

7) 비장보존 술식

　비장은 우리 몸에서 가장 큰 면역기관이다. 과거에는 췌장 미부와 비장과의 밀접한 해부학적인 관계에서 오는 수술의 용이성과 편이성을 위해서 비장절제술은 췌미부절제술시 같이 시행되어 왔다. 하지만 비장의 기능이 하나씩 밝혀지고 있으면서, 최근 비장을 보존하는 췌장미부절제술을 하려는 노력이 늘어가고 있다. 현재까지 알려져 있는 비장을 보존하는 술식에는 다음과 같이 두 가지의 방법이 있을 수 있다.

(1) 비장혈관보존(Splenic vessel-conserving, SVC): 해부학적으로 비장혈관은 비장과 췌장에 혈액을 동시에 공급하기 때문에, 비장보존을 위한 술식으로서 비장혈관보존 비장보존 췌미부절제술은 원칙적인 수술이라고 할 수 있다(비디오 2). 하지만, 비장혈관에서 췌장으로 혈액을 공급하는 작은 혈관들을 복강경으로 하나하나 박리하여 결찰한다는 것은 그리 쉬운 일이 아니며, 많은 시간과 노력, 그리고 고도의 수술기술을 요구하는 까다로운 술식이다. 특히, 췌장염이 동반되어 있다든지, 종양이 커서 비장혈관과 광범위하게 맞닿아 있는 경우 비장혈관보존을 시도하다가 대량출혈을 만나게 되어 비장절제술을 동반해야 하는 경우가 많다. 최근에는 특수한 에너지 기구나 로봇을 이용하여 효과적으로 비장보존술식을 시행할 수 있다는 분석이 나오고 있는 가운데, 새로운 수술기법과 기구의 발전에 힘입어 향후 비장보존술식은 점점 더 용이하게 시행될 수 있을 것으로 사료된다.

(2) 비장혈관절제(Splenic vessel-sacrifice, SVS): 1988년 Warshaw는 비장보존을 하는 방법으로 수술의 편이성을 높이려는 의도에서 비장혈관을 절제하는 비장보존술식, 소위 Warshaw술식을 소개하였는데, 앞서 간단히 언급한 바와 같이, 만성 췌장염이 동반되어 있는 경우, 비장혈관을 보존하면서 비장보존 췌미부절제술이 술기적으로 매우 어렵기 때문에, 절제될 췌장미부와 접하고 있는 비장 동맥과 정맥을 같이 절제하는 술식으로 비장의 혈류 공급은 단위혈관(short gastric vessel)과 좌위대망동맥으로 담당하게 하는 방법이다. 이 술식은 다음 두 가지의 문제점을 가지고 있을 수 있으므로, 이 술식을 시행하기에 충분한 수술에 대한 이해와 고찰이 필요하다.

　첫째는 비장경색의 위험성이 있다는 것이다. Warshaw가 발표한 원저에서도 이 술식 후 4%(25명 중 1명)에서는 비장경색으로 인한 비장농양으로 비장절제술을 추가 해야 했다고 하면서, 비장이 큰 경우에는 이 술식을 적용하기를 제한하고 있다.

　둘째, 비장정맥 절제로 정맥순환에 장애로 인한 위 주변부 측부혈관의 발달로 위장관 출혈의 위험성이 있을 수 있다. 하지만, Warshaw 그룹이 정리한 지난 23년간의 그들의 경험으로 비추어 볼 때, 158명의 Warshaw 술식 환자 중, 단 3명(1.9%)의 환자에서만 비장경색으로 인하여 비장절제술을 시행하였으며, 65명의 추적관찰중인 환자들 중 16명(25%)만이 위주위 측부 혈관들(정맥류)이 생겼지만, 임상적인 위장관 출혈이나 비장기능항진증은 관찰되지 않음을 보고 하면서, 이 수술이 안전한 술식이라고 주장하였다.

[비디오 문헌 1]

Laparoscopic extended (subtotal) distal pancreatectomy with resection of both splenic artery and vein.
Choi SH, Kang CM, Kim JY, Hwang HK, Lee WJ. Surg Endosc. 2013 Apr;27(4):1412-3. doi: 10.1007/s00464-012-2605-9. Epub 2012 Dec 12.

Pylorus- and spleen-preserving total pancreatoduodenectomy with resection of both whole splenic vessels: feasibility and laparoscopic application to intraductal papillary mucin-producing tumors of the pancreas.
Choi SH, Hwang HK, Kang CM, Yoon CI, Lee WJ. Surg Endosc. 2012 Jul;26(7):2072-7. doi: 10.1007/s00464-011-2113-3. Epub 2012 Jan 12.

5. 특이사항

1) 근치적 췌장원위부절제술

췌장암에서 복강경 수술을 적용했을 때, 개복수술과 비교하여 얻을 수 있는 이론적인 장점은, (1) 수술 후 회복에 있어서 염증반응을 줄여 잠재적 잔존 암세포의 진행을 방지 할 수 있고, (2) 수술 후 빠른 회복으로 수술 후 보조적 항암치료를 빨리 시작할 가능성이 크다는 것이다. 앞으로, 췌장암에 대한 복강경 및 로봇을 이용한 근치적 췌미부절제술에 대한 장기생존율과 그 효능에 대한 연구도 계속 발표될 전망이다.

[비디오 문헌 2]

Robotic anterior RAMPS in well-selected left-sided pancreatic cancer.
Choi SH, Kang CM, Hwang HK, Lee WJ, Chi HS. J Gastrointest Surg. 2012 Apr;16(4):868-9. doi: 10.1007/s11605-012-1825-6. Epub 2012 Jan 19.

Laparoscopic modified anterior RAMPS in well-selected left-sided pancreatic cancer: technical feasibility and interim results. Choi SH, Kang CM, Lee WJ, Chi HS. Surg Endosc. 2011 Jul;25(7):2360-1. doi: 10.1007/s00464-010-1556-2. Epub 2011 Feb 7.

2) 로봇 췌장원위부절제술

이론적으로 로봇은 기존의 복강경 수술시스템이 가지고 있는 단점들, 예를 들어, 2차원의 수술시야, 원근감의 결여, 복강내 움직임의 제한, 손떨림 현상의 증대, 좌우반대현상-지렛대 효과 등을 극복하고, 보다 효과적이며, 안전한 미세침습수술을 실현하고자 개발되었다. 그 결과 로봇 수술이 가지고 있는 장점인 3차원의 수술시야, 복강 내에서 자유로운 수술기구의 움직임, 손 떨림이 없음, 지렛대 효과의 제거 등은 정교한 복강경 기술이 필요한 수술에 매우 유용할 수 있다. 이러한 관점에서 보았을 때, 비장보존 췌미부 절제술(SpDp) 로봇수술의 최적의 적응증이라 사료된다. 특히, 비장혈관 비장보존 췌미부절제술(SVC-SpDP)는 비장혈관들에서 췌장으로 분포하는 미세한 혈관들을 복강경 술기로 효과적이고 안전하게 결찰하기 위해서는 고도의 정교한 조작이 필요한데, 로봇이 가지고 있는 특성은 이러한 수술적 조작에 유용하다. 뿐만 아니라, SVS-SpDP를 시행 할 때도, 췌미부를 비장문부의 혈관에서 어느 정도 박리하여 안전하게 비장혈관들을 절제하는 술식에도 유용할 수 있다. 실제로 저자는 복강경 수술과 비교해서 로봇 수술이 시간이 많이 걸리지만, SpDP를 계획하고 수술을 시작하였을 때, 로봇을 이용한 환자들에서 비장보존 성공률이 통계적 유의성을 보여주었다(95% vs 64%, p=0.027).

참고문헌

1. Yoon DK HH, Kim YW, Choi YM: A case report of laparoscopic distal pancreatectomy. J Korean Endosc Laparosc Soc 2000;3:4

2. Min SK HH, Choi YM: Laparoscopic spleen preserving distal pancreatectomy with the conservation of the splenic artery and the vein. J Korean Surg Soc 2003;64:5

3. Velanovich V: The lasso technique for laparoscopic distal pancreatectomy. Surg Endosc 2006;20:1766–1771

4. Kang CM, Lee SH, Lee WJ: Minimally invasive radical pancreatectomy for left-sided pancreatic cancer: Current status and future perspectives. World J Gastroenterol 2014;20:2343–2351

5. Magge D, Gooding W, Choudry H, Steve J, Steel J, Zureikat A, Krasinskas A, Daouadi M, Lee KK, Hughes SJ, Zeh HJ, 3rd, Moser AJ: Comparative effectiveness of minimally invasive and open distal pancreatectomy for ductal adenocarcinoma. JAMA Surg 2013;148:525–531

6. Kang CM, Kim DH, Lee WJ, Chi HS: Conventional laparoscopic and robot-assisted spleen-preserving pancreatectomy: Does da vinci have clinical advantages? Surg Endosc 2011;25:2004–2009

복강경 췌중앙절제술

| [아이콘] [아이콘] [아이콘] 윤유석 |

1. 서론

췌중앙구역 절제술은 췌장 경부나 이에 가까운 체부에 위치한 병변을 가진 환자들에서 원위췌장절제술이나 췌십이지장절제술을 대체할 수 있는 방법으로 제시되었다. 1984년 Dagradi와 Serio에 의해 처음 행해졌으며, Warshaw가 12개의 사례를 발표한 이후 널리 시행되었다. 췌중앙구역 절제술의 장점은 다른 췌절제술에 비해서 많은 부분의 췌실질을 남길 수 있어서 췌장의 외분비, 내분비 기능을 보존할 수 있고, 심부 위장관 및 담관, 비장을 보존할 수 있다는 것이다.

2. 적응증

췌장 경부나 경부에 가까운 체부에 국한된 양성 혹은 저악성도 종양이나 췌관협착, 국한성 만성 췌장염 등이 적응증이 된다. 절제 범위는 우연으로는 위십이지장동맥의 왼쪽으로부터 좌연으로는 절제 후 남겨진 원위부 췌장의 길이가 대략 6cm 이상이 남는 정도이다.

3. 환자 자세

환자를 앙와위 자세로 수술대에 고정하고 흉곽 아래부터 치골상부까지 소독하도록 한다. 복강경 수술의 경우 reverse Trendelenburg 자세에서 왼편을 올리고, 술자와 scopist는 환자의 오른편에, 보조의는 환자의 왼편에 선다.

4. 절개

개복수술의 경우 상복부 정중절개로 개복하고, 필요한 경우 횡측 절개를 함께 시행할 수 있다. 절개 이후 견인구로 양측 늑골을 걸어 거상하고 충분한 시야를 확보한다. 복강경 수술의 경우 배꼽아래에 12mm 투관침을 넣어 카메라 port로 사용하고, 우측 늑골연 아래에 5mm, 이와 배꼽 중간부위에 12mm 투관침을 넣어 수술자의 working port로 사용한다(그림 1). 좌상복부에는 한두개의 5mm 투관침을 넣어 보조의를 위한 port로 사용한다. 카메라는 30도 이상 내지는 flexible fibescope을 이용하는 것이 췌장 상연 부위를 잘 보여줄 수 있다.

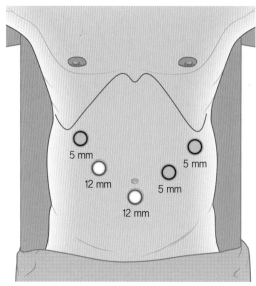

그림 1. 투관침의 위치

5. 수술 과정

1) 췌장으로의 접근 및 노출

횡행결장으로부터 대망을 분리하고 위후벽과 췌전면 사이를 위십이장동맥이 노출될 때까지 박리하여 췌장의 전면을 노출시킨 후 병변을 확인한다(그림 2).

수술시야 확보를 위해 충분히 대망을 박리하고 위대망혈관을 보존하면서 이에 가깝게 박리하여 적은 양의 대망을 남기는 것이 대망이 수술시야를 가리는 것을 방지할 수 있다. 복강경 수술의 경우 위후벽을 Vicryl 2-0으로 봉합하여 복벽에 고정하면 수술 시야 확보를 위해 하나의 투관침 삽입하는 것을 생략할 수 있다.

필요한 경우 종양의 위치와 정확한 절제연 결정을 위해 술중 초음파를 시행한다.

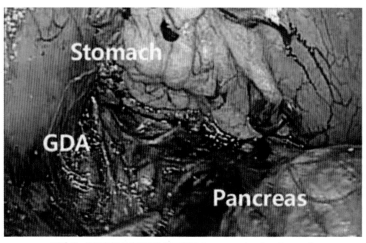

그림 2. 위후벽으로부터의 박리(GDA; gastroduodenal artery).

2) 췌장 상연의 박리

먼저 보조의가 췌장을 아래로 견인한 상태에서 췌장 상연을 박리하고 총간동맥을 노출시킨다. 접근을 위해 먼저 노출된 위십이지장동맥을 따라가면 쉽게 총간동맥을 찾을 수 있고 이를 어느 정도 박리 후 고무밴드를 걸어 둔다. 총간동맥을 따라 복강동맥이 나올 때까지 췌장 상연을 박리해 둔다(그림 3).

3) 췌장 하연의 박리 및 상장간막 정맥 노출

상장간막정맥(SMV)으로 접근하기 위해 술자가 췌장 하연을 위로 들면서 췌장 하연을 따라 후복막을 절개한다. 견인시 췌실질보다는 췌장 주위의 연부조직을 잡거나 어느 정도 박리 후 췌장에 지지봉합하여 이를 견인하는 것이 췌장 실질의 손상으로 인한 출혈을 줄이는데 도움이 된다. 췌장 하연의 박리시 상장간막정맥이나 비장정맥이 노출될 때까지는 되도록 췌장 실질에 가깝게 박리하는 것이 이들 혈관이나 그 분지들의 손상을 줄일 수 있다.

일단 상장간막정맥이 노출되면 췌장 후면을 상장간막정맥 앞면을 따라 간문맥을 향해 박리를 한다. 상장간정맥-간문맥의 앞면은 분지들이 없으므로 흡입기나 켈리 겸자 등으로 쉽게 터널링할 공간을 확보할 수 있다(그림 4). 상장간막정맥(SMV)과 췌후면 사이에 터널링할 공간이 확보되면 췌장을 umbilical tape로 걸어둔다. 자동봉합기를 위해 보다 큰 공간이 필요한 경우는 umbilical tape로 췌장을 견인하면서 간동맥, 상장간막정맥, 비장정맥으로로부터 박리를 더 시행한다.

4) 근위부 췌장 절제

지혈과 함께 향후 절제될 췌장을 견인할 목적으로 5-0 굵기의 실로 췌장을 통째로 결찰한 후 그 근위부를 메스나 이용하여 췌장을 절제한다. 이 부위에서는 주췌관이 췌장 절단면의 중간내지 하부에 위치하므로 절단면 상부를 전기소작기로 어느 정도 절제한 후 남는 췌장을 메스로 절단하면 출혈을 줄일 수 있다. 경우에 따라서는 자동봉합기를 이용하여 절제할 수도 있다. 단면의 출혈은 전기소작기나 봉합결찰로 지혈한다. 두측의 주췌관은 5-0 prolene으로 봉합결찰하고 췌실질은 봉합 폐쇄한다.

복강경 수술의 경우 회전가능한 내시경 자동봉합기로 절단하거나 일자형의 자동봉합기를 사용하는 경우에는 카메라를 우측 port로 옮기고 봉합기는 배꼽 port로 삽입하여 췌장을 절단한다. 카트리지는 췌장의 경도와 두께에 따라 선택하되 적어도

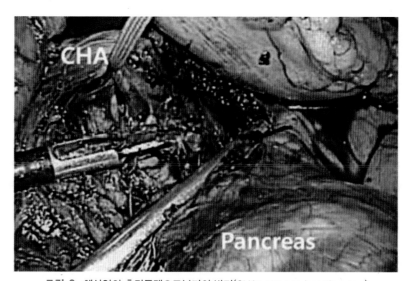

그림 3. 췌상연의 총간동맥으로부터의 박리(CHA: common hepatic artery)

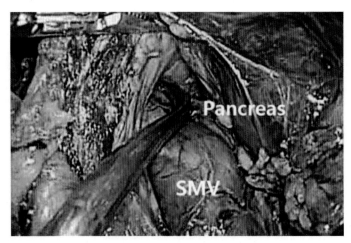

그림 4. 췌후면과 상장간막정맥간의 박리(SMV; superior mesenteric vein)

purple(Covidien®)나 gold(Ethicone®)이상의 카트리지를 사용해야 자동봉합기로 인한 췌실질의 손상을 줄일 수 있다.

5) 원위부 췌장박리

절단된 췌장을 위로 들면서 왼쪽으로 박리를 계속해 나가며, 후면의 비장동맥 또는 비장정맥으로의 작은 분지가 있다면 결찰 절제를 해둔다. 복강경 수술의 경우 크기가 작은 혈관의 경우 ultrasonic shear나 advanced bipolar system을 이용하여 절제 할 수 있다. 비장동맥을 박리할 경우에는 출혈에 대비하여 고무밴드로 비장동맥의 기시부에 테이핑을 해두면 도움이 된다(그림 5, 6, 7).

6) 원위부 췌장절제

종양으로부터 충분한 경계를 확보한 후에 왼쪽 경계의 췌장을 절제한다. 이 부위에서 췌관은 췌단면의 주로 가운데에 위치 하고 있고, 절제하는 방법은 근위부 췌장절제와 같다. 췌후면이 앞으로 나오게 미측췌절단면을 약간 경사지게 절단하고, 미측

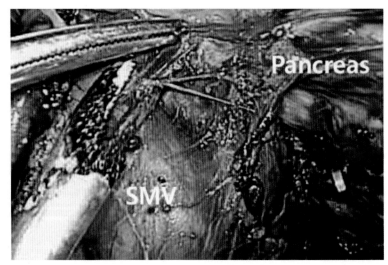

그림 5. 근위부 췌장절제 후 상장간막정맥으로부터 췌장의 박리(SMV; superior mesenteric vein)

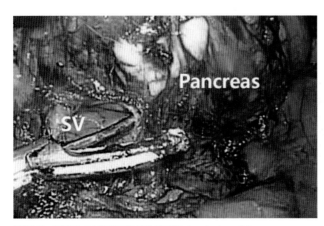

그림 6. 췌후면과 비장정맥간의 박리(SV; splenic vein)

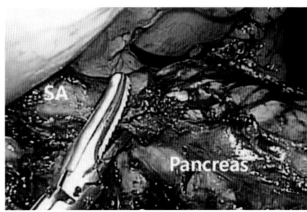

그림 7. 근위부 췌장절제 후 비장동맥으로부터 췌장의 박리 (SA; splenic artery)

췌 후면을 비장동맥, 비장정맥과 충분하게 박리하여두면, 장과의 문합을 쉽게 할 수 있다. 주췌관이 확보되면 coronary dialtor로 확인한 후 5-0 PDS를 이용하여 봉합 해놓는 것이 문합시 주췌관을 찾는데 도움이 될 수 있다.

복강경 수술의 경우 ultrasonic shear나 CUSA®를 이용하여 췌실질을 어느 정도 박리 후 췌관이 있을 것으로 예상되는 부위는 가위로 절단하고 출혈이 있는 부위를 전기소작기로 지혈한다. 절제면의 출혈을 줄이기 위해 원위부 췌장을 ultrasonic shear로만 절제하면 췌관을 찾기 힘들 경우가 있다(그림 8).

7) 췌장-장 문합

췌장의 재건술로 췌공장 문합과 췌위문합을 할 수 있다. 췌위문합은 추가적인 공장-공장 문합술이 필요없이 한 번의 문합으로 췌장의 절제부위에서 수술을 마칠 수 있다는 장점이 있지만 장기적으로 췌장위축으로 인한 잔존 췌장의 기능저하 가능성이 있다. 다양한 문합방법이 있지만 여기서는 저자가 주로 하는 단측(end-to-side) 점막대점막문합법(duct-to-mucosa)의 췌-공장 문합술을 기술한다.

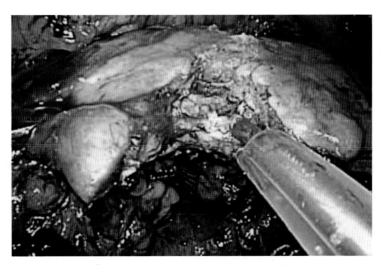

그림 8. CUSA®(cavitron ultrasonic aspirator)를 이용한 원위부 췌장의 절제

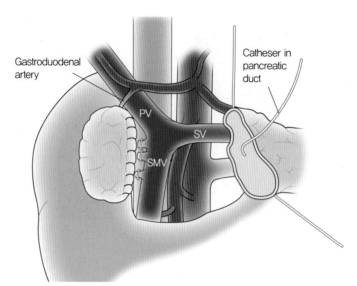

그림 9. 췌중앙구역 절제 후 모습(PV; portal vein, SMV; superior mesenteric vein, SV; splenic vein)

(1) 개복수술

Treitz 인대에서 40 cm 정도에서 Roux limb을 만들기 위해 장간막을 박리하고 GIA를 이용하여 소장을 절제한다. GIA로 절단한 단면은 black silk 3-0를 이용하여 연속 봉합한다. 혈관이 없는 대장의 장간막을 전기소작기를 이용하여 구멍을 만들어 Roux limb을 올린 후 췌관공장문합술을 시행한다.

췌단면 후벽과 공장의 장막근층을 4-0 prolene등의 비흡수성 봉합사로 위에서 아래방향으로 연속봉합을 한 후 3-0 silk로 고정한다. 췌장의 췌관을 확인하여 맞은편의 공장에 표시를 하고 전기소작기를 이용하여 장막을 제거하고 근육층을 통하여 점막을 끌어올린 후 점막을 아주 조금 절제한다. 췌관의 크기에 따라 4~10개의 stitch를 넣을 수 있고 봉합사는 5-0 PDS를 사용한다. 췌관 후면과 개구한 공장의 점막을 5-0 PDS을 이용하여 단속문합한다. 12(환자의 머리방향), 6시(환자의 다리방향) 방향의 봉합사 결찰은 바깥쪽에 위치하게 out-in, in-out으로 stitch 하도록 하고, 후벽의 봉합사 결찰은 문합부 안쪽에 위치하게 한다. 9시 방향의 봉합사는 결찰 이후에 끊지 않고, stent를 고정하는데 쓰도록 한다. 후벽을 봉합하고 알맞은 크기의 internal stent를 넣고 9시 방향의 봉합사로 봉합 결찰하여 고정한다. 남은 췌관 전면과 공장의 점막을 5-0 PDS을 이용하여 단속문합한다.

췌관과 공장점막의 문합이 끝나면 췌실질 전벽과 공장장막근층을 후방 봉합 후 고정해 두었던 4-0 prolene을 이용하여 연속봉합하고 문합을 종료한다. 췌실질의 전벽을 문합할 때에는 췌장단면의 췌관분지에서 분비되는 체액저류를 줄이기 위해 최대한 췌실질 후벽 문합부위와의 간격을 줄일 수 있도록 한다.

췌공장문합부에서 50cm 하방에 단측 공장-공장문합술을 시행한다.

(2) 복강경수술

복강경 수술의 경우 췌관이 작아 점막대점막문합법이 힘든 경우 2층 합입법의 췌공장문합술을 시행한다.

췌관을 확인하여 스텐트를 삽입한 후 꿰매어 고정하고, Treitz 인대 30cm 정도 하방에서 자동봉합기를 이용하여 절제하여 올린 공장과 단측형식으로 봉합한다. 췌후면실질과 공장의 장근막층을 비흡수성 봉합사를 이용하여 연속봉합하고 췌실질의 절단면 길이만큼 공장을 개구한 다음, 췌후면 실질과 공장 후벽을 비흡수성 봉합사를 이용하여 연속봉합한다. 췌전면과 공장

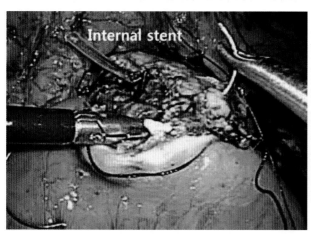

그림 10. 연속봉합을 이용한 췌공장문합

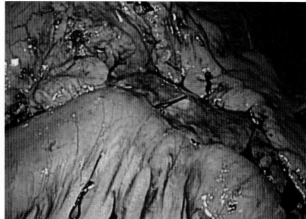

그림 11. 췌공장 문합술을 마친 모습

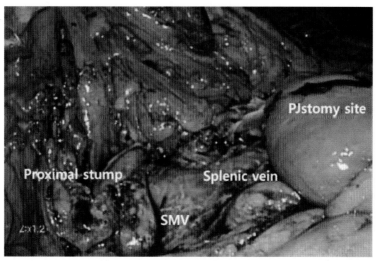

그림 12. 복강경 췌중앙절제술을 마친 모습(SMV: superior mesenteric vein)

전면도 동일 방식으로 2층의 문합을 한다(그림 10, 11, 12).

　췌공장문합부위 40cm 원위부에서 자동 봉합기를 이용하여 측-측 공장-공장문합술을 시행하고 개구부는 Vicryl®등의 흡수성 봉합사를 이용하여 연속봉합한다.

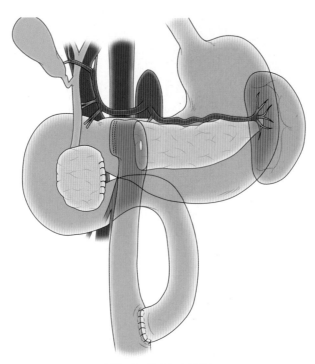

그림 13. 췌장공장 문합술

Chapter 7

팽대부 선종에서 경십이지장 팽대부절제술

| 🖊 허진석, 권우일, ▶️ 허진석 |

1. 개요

팽대부에 생기는 종양은 절제가 치료의 핵심을 이룬다. 팽대부암은 물론이거니와 선종이라 하더라도 25~60%에서 암종이 동반되어 있을 수 있으며, 암종으로 전환될 수 있는 전암병변이기 때문에 절제가 불가피하다. 팽대부의 절제 방법으로는 내시경유두절제술, 경십이지장 팽대부절제술, 췌십이지장절제술 등이 있다. 팽대부암에서의 표준 절제술은 물론 췌십이지장 절제술이다. 하지만 선종과 같은 양성병변이나 일부 초기 팽내부암에서의 표준 절제술에 대해서는 논란이 있다. 경십이지장 팽내부 절제술은 광범위 근치적 수술에 비해 수술시간과 수술 후 입원기간이 짧으며, 합병증 발생율 및 사망률 또한 낮기 때문에 팽대부의 양성병변에서 적합한 수술이라고 여겨지고 있다.

최근에 내시경유두절제술이 발달되면서 국소절제술의 또 하나의 대안으로 부상하였지만, 충분한 절제연 확보라는 면에 있어서 불리한 시술이다. 그러므로 경십이지장 팽대부절제술은 당분간은 대표적인 팽대부 국소절제술로 유용성을 지닐 것으로 보인다.

2. 적응증 및 금기증

경십이지장 팽대부절제술은 팽대부에 발생한 융모선종(villous adenoma), 관상융모선종(tubulovillous adenoma), 고도 형성이상(high grade dysplasia)이 있는 선종, 그리고 상피내암(carcinoma in situ)이 동반된 선종에서 시행될 수 있다.

선암의 경우 재발의 가능성 및 림프절 전이 때문에 논란이 되고 있다. T1 종양(암세포가 팽대부 내부 또는 오디괄약근 내에만 있는 경우), G1-2, 고분화암, 용종형, 3 cm 이하 종양 등의 조건이 맞으면 시도해 볼 수 있다고 주장되기도 한다. 하지만 T1에서 조차 림프절 전이가 드물지 않으며, 재발의 위험이 큰 관계로 일반적으로 추천할 수는 없다. 그럼에도 불구하고 환자의 상태가 췌십이지장절제술과 같은 근치적 수술에 적합하지 않을 경우 근치적 혹은 고식적 목적으로 경십이지장 팽대부절제술을 시행할 수 있다.

3. 수술전 평가

내시경역행담췌관조영검사(ERCP)는 진단 및 수술 방침 결정에 중요한 역할을 한다. ERCP 중 측시형 내시경으로 병변을 확인할 수 있다. 특히, 대칭성의 소실, 표면 점막의 미란이나 궤양, 유두부의 probing시 단단하게 느껴지는 것은 선종보다는 선암을 더 시사한다. 또한 ERCP를 통하여 조직학적 진단이 가능하여 ERCP는 중요한 수술전 평가 방법이다.

이 외 내시경초음파검사(EUS)는 ERCP를 통한 진단이 어려울 때 팽대부종양의 진단과 국소 침윤 여부를 확인하는 데에 매우 유용하다.

4. 수술 방법

1) 절개

앙와위 자세로 준비하여 전신마취를 시행한다. 절개는 수술 중 소견에 따라 췌십이지장절제술로의 전환 가능성을 고려하여 중앙절개 형태로 시행한다. 중앙절개는 위로는 검상돌기부터 시작하고 아래로는 배꼽 위까지 시행하면 수술 시야 확보는 충분하다. 충분히 시야가 확보되지 않을 경우 필요에 따라 연장할 수 있다. 절개 후 복강 내 다른 이상 여부를 확인하기 위해 골반강, 복벽, 복막, 장간막, 간 등을 살펴보고 만져본다.

2) Kocher 술식

Kocher 수기를 충분히 시행하여 십이지장과 췌두부를 하대정맥의 좌연까지 수동시킨다. 하방으로는 대장간막과 박리하여 십이지장 3부까지 충분히 노출되도록 한다. 십이지장이 충분히 수동되어야 유두부로의 접근이나 십이지장 절개 및 패쇄가 용이하게 이루어 질 수 있다.

3) 십이지장의 절개

종양이 크거나 수술전에 내시경역행담도배액관(ERBD)을 설치했다면 이를 촉지하여 유두부의 위치를 확인할 수 있다. 촉지되지 않는 경우 유두부는 보통 십이지장 제2부 끝부분에 위치하므로 십이지장 제2부 아래 1/3 부위에 절개를 가하면 된다. 절개하려는 부위에 지지사를 걸고 장간막면 반대쪽에 약 3~4 cm 크기의 종절개를 전기소작기를 이용하여 가하여 십이지장 내강을 노출시킨다. 절개선의 상단과 하단에 추가로 지지사를 걸어 견인하면 유두부를 쉽게 노출시켜 놓을 수 있다(그림 1).

4) 유두부의 절제

유두부 3시와 9시 방향에 절제하려는 선의 안팎으로 지지사를 적용하여 유두부 절제부위에 충분한 긴장력이 생기도록 한다. 수술자와 보조의가 겸자로 적절한 방향과 힘으로 유두부를 견인시키면서 전기소작기로 유두부 주변을 돌아가며 절제한다. 절제 시 담췌관 합류부를 포함하여 유두부의 전층이 절제되도록 해야한다. 충분한 절제가 이루어졌다면, 절제연에서 총담관 하부와 주췌관을 확인할 수 있다(그림 2). 필요에 따라서 췌관과 담관을 추가 절제하여 동결절편 검사를 시행한다.

5) 췌관과 담관의 성형

유두부의 충분한 절제가 이루어졌다고 판단되면 췌관과 담관이 하나의 공통관을 형성할 수 있도록 해주어야 한다. 췌관과 담관을 5-0 폴리다이옥사논(polydioxanone, PDS) 봉합사를 이용하여 하나의 공통관으로 만든다(그림 3). 봉합 방법은 술자의 선호에 따라서 연속적(continuous) 또는 단속적(interrupted) 봉합법으로 시행할 수 있다.

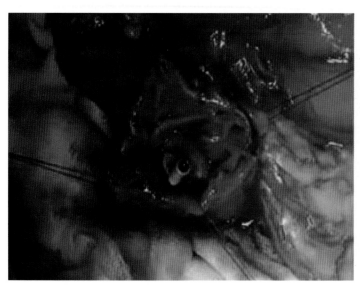

그림 1. 십이지장 2부 하단에 종절개를 시행하고 사방으로 십이지장 벽을 견인하면 유두부가 쉽게 노출된다.

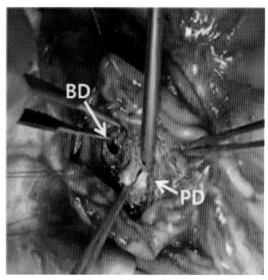

그림 2. 충분한 절제가 이루어지면 깊은 절제면에 담관(BD)과 췌관(PD)이 따로 확인된다.

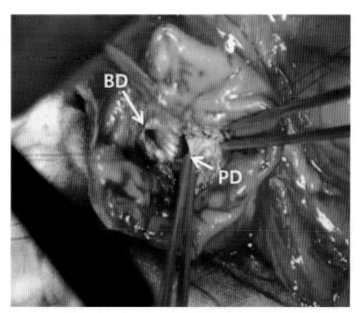

그림 3. 5-0 PDS 봉합사를 이용하여 담관(BD)과 췌관(PD)를 하나의 공통관으로 성형한다.

6) 췌담관 공통관의 십이지장 내 재이식

췌관과 담관의 공통관을 십이지장 점막과 봉합한다. 5-0 PDS 봉합사를 이용히여 공통관을 돌아가면서 십이지장 점막에 비연속적으로 봉합한다(그림 4). 시행이 끝나면 후복막쪽을 확인하여 십이지장 결손이 없는지를 확인하고, 결손이 있다면 필요에 따라 봉합한다.

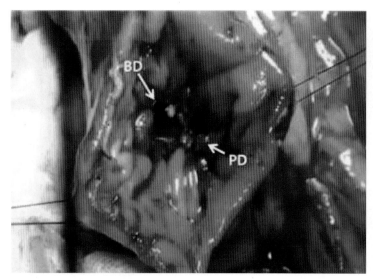

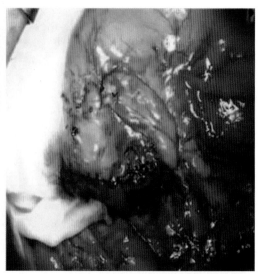

그림 4. 췌관(PD)과 담관(BD)의 공통관이 십이지장에 재이식되어 있고, 담관과 췌관 모두 개구부가 잘 유지되어 있다.

그림 5. 십이지장 절개부의 봉합 후 사진. 이 경우 종절개를 횡봉합하였으나, 종봉합하여도 협착은 드물다.

7) 십이지장 절개부의 봉합

모든 술기가 끝나면 췌관과 담관의 개존성을 확인한다. 확인 후 십이지장 절개부를 2층으로 봉합한다(그림 5). 협착이 우려될 경우에는 종절개를 횡문합하여 장성형술을 할 수도 있지만, 십이지장의 경우 종절개 후 종봉합하여도 술 후 협착이 초래되는 경우는 드물다.

8) 배액관삽입 및 복부 봉합

십이지장을 원위치로 복구시킨 후 복강 세척을 시행한 후 배액관을 삽입한다. 배액관을 삽입할 때, 십이지장 봉합부 근처에 거치하되 십이지장 봉합선과 배액선이 서로 붙지 않도록 조심해야 한다.

Tip   수술의 요점

1. Kocher 수기를 충분히 하여 십이지장 및 유두부가 충분히 노출될 수 있도록 한다.
2. 충분한 깊이로 팽대부를 절제해야 하며, 절제 후 담관과 췌관이 따로 노출됨을 확인해야 한다. 관은 약 1 cm 까지 절제될 수 있다.
3. 재건이 완료되면 췌관과 담관의 개존성을 확인하여야 한다.
4. 후복막으로 십이지장 천공이 없는지 확인하여야 한다.

---

5. 결론

경십이지장 팽대부절제술은 팽대부 선종 치료에 필요한 수술이며, 근치적 수술이 가능하지 않은 일부 선암 환자에서 시행할 수 있는 수술이다. 내시경유두절제술이 발달되었으나 절제연 확보면에서 제한점이 있기 때문에 경십이지장 팽대부절제술을 완전히 대체할 수는 없을 것이다. 팽대부 종양의 치료 영역에서 경십이지장 팽대부절제술의 역할은 계속 될 것으로 여겨지므로 외과의사로서 이 수술법에 대해서 숙지할 필요가 있다.

참고문헌

1. 박상재. 팽대부 종양. 김선회, 서경석 eds. 간담췌외과학 3판, 서울: 의학문화사 2013;922-30

2. de Castro SM, van Heek NT, Kuhlmann KF, Busch OR, Offerhaus GJ, van Gulik TM, Obertop H, Gouma DJ. Surgical management of neoplasms of the ampulla of Vater: local resection or pancreatoduodenectomy and prognostic factors for survival. Surgery 2004;136:994-1002

3. Friess H, Ho CK, Kleeff J, Büchler MW. Pancreaticoduodenectomy, distal pancreatectomy, segmental pancreatectomy, total pancreatectomy, and transduodenal resection of the papilla of Vater. In: Blumgart LH ed. Surgery of the Liver, Biliary Tract, and Pancreas, 4th ed. Philadelphia, Saunders; 2007;877-903.

4. Paramythiotis D, Kleeff J, Wirtz M, Friess H, Büchler MW. Still any role for transduodenal local excision in tumors of the papilla of Vater? J Hepatobiliary Pancreat Surg 2004l11L239-44

5. Posner S, Colletti L, Know J, Mulholland M, Eckhauser F. Safety and long-term efficacy of transduodenal excision for tumors of the ampulla of Vater. Surgery 2000;128:694-701

6. Winter JM, Cameron JL, Olino K, Herman JM, de Jong MC, Hruban RH, Wolfgang CL, Eckhauser F, Edil BH, Choti MA, Schulick RD, Pawlik TM. Clinicopathologic analysis of ampullary neoplasms in 450 patients: implications for surgical strategy and long-term prognosis. J Gastrointest Surg 2010;14:379-87

췌십이지장절제수술에서 요긴한 요령; 혈관합병절제

| 📝 📺 김송철, 황대욱 |

1. 동맥합병절제

1) 우간동맥 및 고유간동맥 절제 및 위십이지장동맥 간치술

우간동맥 및 총간동맥이 상장간막동맥에서 기시하는 변이는 드물지 않은 것으로 보고되어 있으며, 이들 동맥이 췌두부내로 주행하는 경우 췌십이지장절제술 도중 근치적절제를 위해 동맥절제를 해야하는 경우가 드물지 않다. 부우간동맥(accessory right hepatic artery)에 종양침윤이 있는 경우에는 이를 합병절제하여도 특별한 문제가 없으며, 대치우간동맥(replaced right hepatic artery)의 경우에도 간내 측부순환이 보존되거나 간피막동맥을 통해 추후 측부순환이 형성되어 간동맥혈류에 큰 문제를 초래하는 경우는 드물다. 하지만 대치총간동맥으로의 종양침윤이 있는 경우에는 절제 후 간동맥혈류 확보를 위한 문합이 필수적이며, 자가혈관 혹은 인공재료를 이용하여 단단문합을 고려할 수 있다.

혈관변이가 없는 경우에도 종양침윤으로 인한 총간동맥 혹은 고유간동맥의 절제가 필요한 경우가 있으며, 이러한 경우에 위십이지장동맥의 절단단을 충분한 길이로 확보하여 이를 이용함으로써 간동맥혈류를 확보할 수 있다. 위십이지장동맥의 절단단을 확보할 수 없는 경우에는 위에서 상술한 바와 같이 자가혈관 혹은 인공재료를 사용하여 단단문합을 고려할 수 있다.

2) 복강동맥절제를 동반한 원위췌절제술(Distal pancreatectomy with celiac axis resection (DP-CAR, Appleby operation))

복강동맥 자체 혹은 복강동맥에서 총간동맥/좌위동맥/비장동맥이 기시하는 부분을 종양이 직접 침범한 경우에는 복강동맥 합병절제를 고려할 수 있다. 이때 주의 및 고려하여야 할 부분은 대동맥에서 복강동맥이 기시하는 부분에 약 5 mm정도의 종양침범이 없는 구간이 확보되어야 하고, 상장간막동맥으로의 종양침윤이 없어야 하며, 위십이지장동맥이 보존되어야 하는 점이다. 이는 종양학적 측면에서 절제면 음성을 확보하면서 안정적인 절단단 처리를 위한 전제조건이라 하겠다. 이 수술을 고려하는 대부분의 경우에서 복강동맥 기시부를 전방에서 접근하여 확인하기는 어렵기 때문에, Kocher 술식을 이용해 대동맥 및 복강동맥 기시부를 확인 후 절제하는 것이 도움이 된다. 이후 상장간막동맥 우선접근법(SMA first approach)으로 상장간막동맥의 주변으로의 침윤여부를 확인한 후, 위십이지장동맥의 좌측연을 따라서 췌장실질을 절제하고 이후 복강동맥 주변을 일괄절제한다. 경우에 따라 문맥합병절제를 함께 진행하여야 하는 경우에는 췌장실질을 절제하기 전에 미리 문맥 원위/근위부를 박리하여 확보한 이후 췌장실질을 절제하면 문맥절제문합을 용이하게 할 수 있다.

2. 문맥합병절제

1) 단단문합술

상장간막정맥 또는 문맥 침범이 단면의 1/3 이하인 경우 쐐기형 절제 후 일차봉합, 자가혈관/인공혈관 등을 이용한 패치가 가능하며, 그 이상인 경우에는 절제길이가 3~5 cm까지는 절제 후 일차 봉합이 가능하다. 이때 주의해야 할 점은 문맥 또는 상장간막정맥의 절제부 근위/원위부로 충분한 박리가 되어야 문합부 주변으로 발생하는 장력을 줄일 수 있다는 것이다. 문맥-상장간막정맥-비장정맥 합류부를 절제하는 경우, 비장정맥을 문합해 주는 것이 추후 발생할 수 있는 left-sided portal hypertension을 예방할 수 있는 한 방법이다. 일반적인 혈관문합의 방법과 크게 다르지 않으며, 5-0 또는 6-0 크기의 비흡수성 단섬유 봉합사(prolene, surgipro 등)를 사용하고, growth factor를 반영하는 것이 필요하다.

2) 이식편 삽입(Interposition grafting)

상장간막정맥 혹은 문맥으로의 종양침범 길이가 5 cm을 넘어서는 경우에는 이식편의 삽입을 고려할 수 있다. 문합의 방법 자체에는 큰 차이가 없으나, 사용하는 이식편에 따라 그 특성을 고려하여 문합하는 것이 중요하다. 문합부에 발생하는 장력에도 주의하여야 하지만, 이식편의 길이를 너무 길게 하여 문합부 주변으로 꼬임(kinking)이 발생하지 않도록 실제 절제길이의 0.6~0.7 정도 비율로 이식편을 준비하는 것이 적절하겠다.

(1) 자가혈관

이미 많이 알려져있고 실제 적용되고 있는 내경정맥, 좌측 신장정맥 및 복재정맥을 절제, 사용하는 방법이다. 많은 경우에서 이들 정맥을 절제하고 난 후 실제 길이가 많이 단축되므로, 이를 충분히 고려하여 결정한다. 생물학적 적합성을 고려할 이유가 없고, 혈전형성으로 인한 혈관폐쇄 비율이 낮으며, 문합부 협착비율이 낮은 등 여러가지 측면에서 가장 우수한 이식편이다.

(2) 뇌사자 혈관(Cadaveric vessels)

자가혈관과 특성은 동일하다. 하지만, 간/신장/췌장 이식 등에 사용할 목적으로 미리 준비되어 있는 경우가 아니라면 사용할 수 없다.

(3) 이종이식편(xenogenic graft) : bovine pericardial patch

Gore-Tex®와 마찬가지로 생물학적 적합성이 우수하며 알러지 반응이 없으며, 즉시 사용가능하고 술자의 의도대로 크기와 형태를 결정할 수 있다. 재질의 경직도면에서는 Gore-Tex보다 자가혈관에 더 가까운 장점이 있어 추후 발생할 수 있는 협착의 가능성을 줄일 수 있고 혈역학적으로도 자가혈관과 유사하다. 경직도가 자가혈관과 Gore-Tex®의 중간정도인 만큼 봉합 후 growth factor의 결정이 쉽지 않은 단점이 있고(필자는 0.3~0.5 정도로 이용한다), 역시 이식편의 사용으로 인한 감염의 단점이 있다.

(4) 인공이식편 : Polytetrafluoroethylene(PTFE, Gore-Tex®) grafts

Gore-Tex®는 알러지 반응이 없고 생물학적 적합성이 우수하며 혈전형성비율이 낮은 편이나, 인공물을 사용함으로서 피할 수 없는 조직부적합성, 감염, 피막형성이 미약한 단점이 있다. 하지만, 술자의 의도대로 크기와 형태를 결정할 수 있고, 봉합으로 인한 길이의 단축이 거의 없으며, 일정한 형태를 유지할 수 있다는 장점이 있어 자가혈관을 이용하기 어렵거나, 다른 이식편을 이용하기 어려운 경우에 사용할 수 있는 방법이다.

참고문헌

1. Kim SC. Surgical management of pancreatic cancer. Korean journal of Gastroenterology 2008;51(2):89-100

2. Michels NA. Newer anatomy of the liver and its variant blood supply and collateral circulation. Am J surg of surgery 1966;112(3):337-47

3. Yoshitomi H, Kato A, Shimizu H, Ohtsuka M, Furukawa K, Takayashiki T, et al. Tips and tricks of surgical technique for pancreatic cancer: portal vein resection and reconstruction(with videos). J Hepatobiliary Pancreatic Sci 2014;21(9):E69-74

4. Kamenskiy AV, Mactaggart JN, Pipinos, II, Gupta PK, Dzenis YA. Hemodynamically motivated choice of patch angioplasty for the performance of carotid endarterectomy. Annals of Biomedical Engineering 2013;41(2):263-78

췌십이지장절제 후 재건수술에서 요긴한 요령; 췌공장문합술

| ✏️ ▶️ 안승익, ▶️ 김형철 |

종양의 위치와 췌공장문합을 시행할 것을 고려하여 췌장을 절단하고나서 췌장의 절단면에서 출혈이 있으면 전기소작과 봉합결찰을 이용하여 지혈을 한다. 대개 췌장절단면의 상단면에는 비장동맥에서 분지된 작은 동맥이 있고, 하단면에는 췌장횡동맥의 분지가 지나가므로 봉합결찰하여 지혈하는 것이 필요하다.

병리조직이 제거되고 나서 횡행결장의 결장간막(transverse mesocolon)에 구멍을 낸 후 이를 통하여 절단된 공장고리(transected jejunal loop)를 통과시켜서 췌장의 절단면과 공장의 장간막반대편(antimesenteric border)을 근접시킨다.

단측(end-to-side) 2겹 문합을 시행하게 되는데, 절단된 췌장단면의 후연과 공장을 3-0 견사를 이용하여 단속봉합하여 문합부 후층을 완료한다. 봉합과 봉합의 사이는 3~4 mm 이내로 하여, 췌장의 상단에서 하단까지 약 6~9회정도 봉합을 하며 봉합사의 바늘은 공장의 장막근육층과 췌장피막을 통과한 후 결찰한다. 이때에 4-0 prolene으로 연속봉합하여 시간을 단축시키기도 한다.

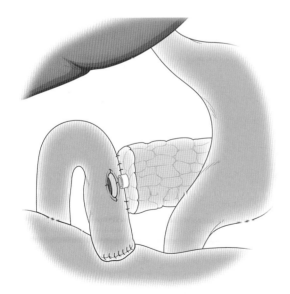

그림 1. 췌장단면의 후연과 공장을 단속봉합함. 공장절개창에 4군데 봉합하여 장막과 점막을 근접시킴.

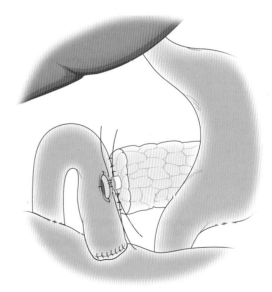

그림 2. 췌관의 후연과 공장절개창의 전층을 봉합함.

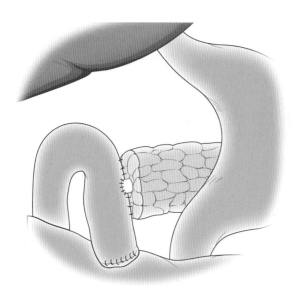

그림 3. 췌관과 공장 절개창의 전연을 봉합함.

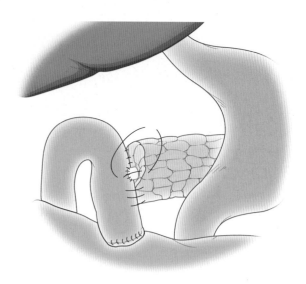

그림 4. 췌장단면의 전연과 공장을 단속봉합함.

췌관에 마주보이는 공장의 지점을 전기소작기를 이용하여 구멍을 낸다. 췌관이 작아서 아주 작은 구멍을 내야하는 경우에는 소작기의 끝부분을 보통 사용하는 납작한 첨단을 사용하는 것보다 침첨단을 사용하는 것이 편리하다. 공장에 생성된 절개창이 점막층까지 뚫린 것을 확인한 후, 나중에 췌관의 점막과 봉합을 할 때 공장의 전층이 봉합이 되지않고 점막이 빠지는 것을 막기 위하여 공장절개창에 4-0 견사를 이용하여 약 4군데 봉합하여 장막과 점막을 근접시킨다(그림 1).

5-0 prolene을 이용하여 췌관의 후연과 공장 절개창의 전층을 봉합한다. 췌관크기에 따라 차이가 있겠으나, 대부분 45°의 간격으로 봉합을 시행하여 췌관과 공장절개창의 상단과 하단사이에 5바늘을 꿰매게 된다. 이때 5-0 나 6-0 흡수성 단섬유 봉합을 사용하기도 하며, 봉합을 할 때마다 결찰하지 않고 5 바늘을 다 꿰맨 후에 한꺼번에 결찰하는 방법이 권장된다(para-chuting technique)(그림 2).

결찰을 시행한 후 췌관공장후연의 문합이 완성되면 췌관의 크기에 맞는 소아용 급식튜브를 췌관에 2~3 cm정도로 삽입하고, 후연의 가운데 봉합실을 이용하여 튜브를 고정한다. 이후 췌관공장절개창의 전연을 5-0 prolene을 이용하여 3~4바늘을 적용하여 봉합한다(그림 3).

췌관공장절개창의 문합이 완성되면 췌장단면의 전연과 공장을 3-0 견사를 이용하여 단속봉합하여 문합부 전층을 완료한다(그림 4). 이때에도 4-0 prolene으로 연속봉합하여 시간을 단축하기도 한다. 두 개의 폐쇄성 흡인배액관(Jackson-Pratt)을 문합부 상단과 하단에 위치한다.

참고문헌

1. Langrehr JM, Bahra M, Jacob D, Glanemann M, Neuhaus P. Prospective randomized comparison between a new mattress technique and Cattell (duct-to-mucosa) Pancreaticojejunostomy for pancreatic resection. World J Surg 2005;29:1111-1119

2. Suzuki S, Kaji S, Koike N, Harada N, Hayashi T, Suzuki M, Imaizumi T, Hanyu F. Pancreaticoduodenectomies with a duct-to-mucosa pancreaticoje-junostomy anastomosis with and without a stenting tube showed no differences in long-term follow up. J Hepatobiliary Pancreat Sci;2011:18:258-262.

3. Batignani G, Fratini G, Zuckermann M, Bianchini E, Tonelli F. Comparison of Wirsung-jejunal duct-to-mucosa and dunking technique for pancreato-jejunostomy after pancreatoduodenectomy. Hepatobiliary Pancreat Dis Int 2005;4(3):450-455

4. Kim WS, Choi DW, Choi SH, Heo JS, Kim MJ, Song SC, Lee HG, You DD. Clinical validation of the ISGPF classification and the risk factors of pancre-atic fistula formation following duct-to-mucosa pancreaticojejunostomy by one surgeon at a single center. J Gastrointest Surg 2011;15:2187-2192

5. Suzuki S, Kaji S, Koike N, Harada N, Tanaka S, Hayashi T, Suzuki M, Hanyu F. Pancreaticojejunostomy of duct to mucosa anastomosis can be per-formed more safely without than with a stenting tube. Am J Surg 2009;198:51-54

6. Carol E. H. Scott-Conner. Chassin's Operative Strategy in General Surgery. 4th Edition. New York : Springer 2014

7. 박용현, 김선회, 이건욱, 서경석. 간담췌외과학. 2판 의학문화사 2006

췌십이지장절제 후 재건수술에서 요긴한 요령; 췌관외배액술

| 🖊 ▶️ 박동은, 🖊 ▶️ 강구정 |

1. 경공장(transjejunal) 췌관외배액술 - 박동은

1) 배경

췌공장문합시 췌스텐트삽입의 유용성에 대해서 여러가지 이견이 있으나 최근의 전향적 무작위배정 다기관연구 결과에서는 췌스텐트를 사용한 경우 췌장루의 발생이 유의하게 줄어든다고 보고하였다. 췌스텐트삽입은 스텐트를 짧게 췌관과 공장내강에 걸치게하는 내배액법과 경공장이나 경간으로 하여 췌외로 길게 뽑는 외배액법으로 나눌 수 있다. 내배액법은 관리가 쉬운 반면 스텐트가 췌관공장문합부위에 남아있으면서 잔여췌장의 위축을 일으킬수 있으며 외배액법은 췌장액을 외부로 배액시켜 문합에 안정성을 높일 수 있으나 튜브의 관리가 복잡한 단점이 있다. 어떤 방법을 선택하는가는 술자의 선호도에 따라 다를 수 있는데, 최근 보고된 외배액법과 내배액법을 비교하는 전향적 무작위 연구에서는 수술후 췌장루의 발생이 배액방법에 따라 다르지 않다고 보고하였다.

저자의 경우에는 스텐트삽입을 모든 경우에 적용하지 않고 췌장이 부드러워 쉽게 찢어지는 경우와 췌관의 직경이 3 mm 이하로 작아 문합이 어려운 경우에 선택적으로 시행하며 주로 외배액술을 사용하고 있다.

2) 수술 술기

췌공장문합의 방법에 따라 스텐트삽입의 순서가 다른데 함입법(dunking)의 경우에는 췌관 절단시 스텐트를 삽입하여 췌관과 함께 결찰하며, 췌관점막문합(duct-to-mucosa)에서는 먼저 췌공장후면의 문합이후에 스텐트를 삽입한다. 여기서는 주로 관점막문합법에서의 스텐트삽입에 대해서 설명하겠다.

관점막문합법에도 여러가지 변형된 술식들이 있으나 최근에 저자는 Grobmyer등이 주장한 소위 novel pancreaticojejunostomy술식을 주로 사용한다. 이 술식의 요점은 잔여 췌장의 실질 전층을 공장과 매트리스봉합하는 것으로 췌장을 공장에 단단하게 고정시켜 봉합부위의 파열을 방지하는 것이다.

(1) 췌장전층과 공장의 장막-근층 후면의 단속봉합

먼저 흡수성 봉합사(2-0, 3-0 Vicryl®)의 바늘을 겸자를 이용 편평하게 만든다. 췌장 단단에서 약 1 cm 정도 떨어진 곳에서 췌장전층을 관통한 후 공장의 장막-근층 후면을 수평매트리스 봉합하고 다시 췌장실질의 처음 시작 부위에서 약 1~2 mm 떨어진 곳으로 나오게 한다. 봉합사를 결찰하지 않고 바늘이 달린 상태에서 겸자에 걸어 둔다. 간격을 0.75 cm 정도로 하여

4~6개의 단속봉합을 하는데 여기에서 주의해야 할 것은 수췌관이 함께 봉합되지 않도록 하는 것이다. 가는 딤색자를 췌관내에 넣어 두는 것이 이를 예방할 수 있는 방법의 하나다(그림 1).

(2) 췌관점막문합 및 췌스텐트삽입

췌관에 대응되는 공장부위에 전기소작기나 메스를 이용하여 작은 구멍을 내고 췌관점막문합을 준비한다. 문합에 앞서 스텐트를 유치해야 하는데 췌관의 내경에 따라 3-8 Fr 실라스틱 튜브를 사용할 수 있는데 저자는 주로 신생아용 영양액 주입관 (feeding tube)을 사용한다. 미리 낸 구멍을 통해 가는 탐색자를 집어 넣고 10 cm이상되는 하부 공장까지 진행시킨 후 공장부위를 뚫어 스텐트 경공장 출구를 만든다. 탐색자와 스텐트를 실크로 봉합한 후 잡아당겨서 스텐트 끝부위를 문합부 구멍 밖으로 꺼내고 겸자로 잡아 놓는다. 다음으로 관점막문합을 시행하는데 흡수성 봉합사(5-0 PDS)로 후면에 3개 정도의 단속봉합을 한다. 미리 빼 놓은 스텐트를 췌관에 집어 넣는데 2~3 cm이상이 되지 않도록 유의하여야 하는데 너무 깊이 집어 넣으면 술후 췌장염을 일으킬 수 있기 때문이다. 후면 봉합에 사용되고 남은 봉합사를 이용하여 스텐트를 결찰, 고정한 후 3~4개 정도의 단속봉합으로 전면의 관점막문합을 시행한다(그림 1).

(3) 췌장과 공장의 장막-근층 전면 봉합 및 스텐트 외부 배액, 경공장(transjejunal)

걸어두었던 흡수성봉합사(3-0 Vicryl®)를 잡아 당긴 후 너무 심하게 당기지 않으면서 결찰하고 바늘은 그대로 둔다. 후면봉합사를 모두 결찰한 후 남아있는 바늘을 이용하여 공장의 장막-근층 전면 봉합을 시행한다. 후면에서 처럼 수평매트리스 봉합을 한 후 바늘 끝을 췌장의 처음 시작된 부위쪽으로 빼내어 결찰하고 자른다(그림 2).

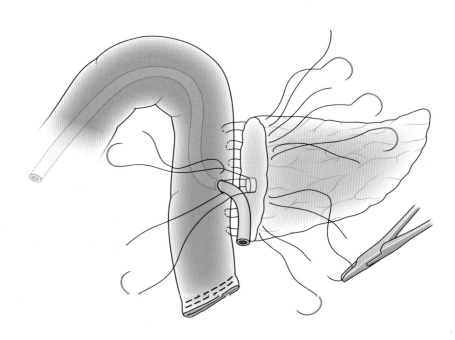

그림 1. 췌장전층과 공장의 장막-근층 후면의 단속봉합 및 관점막 봉합. 먼저 아래그림에 나오는 것처럼 바늘을 수평으로 편다. 췌장단단에서 약 1cm정도 떨어진 곳에서 췌장실질을 전면에서 후면으로 관통한 후 공장 후면을 수평매트리스봉합한다. 다시 췌장후면에서 전면으로 바늘을 관통하여 처음시작부위에서 약 1~2mm정도 떨어진 곳으로 나오게 한 후 결찰하지 않고 겸자에 걸어둔다. 이런 방법으로 4~6개의 봉합을 하는데 췌관이 포함되지 않게 주의한다. 췌관과 대응되는 공장에 작은 구멍을 만든 후 그곳으로 가는 철사를 집어 넣고 하부 약 10cm정도 공장으로 뺀 후 외부배액관과 결찰하여 문합부의 구멍으로 빼낸다. 흡수성봉합사(PDS 5-0)로 관점막 후면 봉합을 시행하고 결찰 후 스텐트를 췌관내에 삽입한다. 스텐트를 관점막 봉합후 남은 실로 단순 결찰하여 고정한다. 다음으로 관점막 전면봉합을 완성한다.

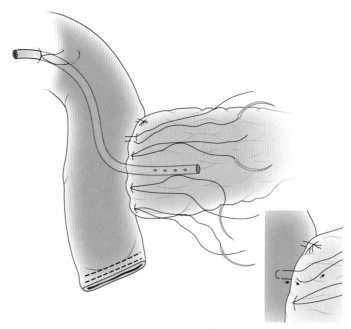

그림 2. 췌장과 공장의 장막–근층 전면봉합 및 스텐트 고정. 겸자에 걸어 두었던 봉합사를 이용하여 공장의 장막–근층을 수평매트리스봉합하고 바늘로 췌장막을 포함하여 일부 실질을 뜬 후 결찰한다. 스텐트가 빠져 나온 부위의 공장을 쌈지봉합하여 고정하고 그 위에서부터 약 3~5cm 정도의 장막–근층봉합을 시행한다.

다음은 외부배액관을 고정하는 순서이다. 췌공장문합부위 하방으로 약 10 cm 정도 공장에서 빠져 나온 배액관 주위를 쌈지봉합(purse string suture)하여 고정하고 위조루술(gastrostomy)에서처럼 배액관을 3~5 cm정도 장막–근층 봉합하여 덮는다. 오른쪽 옆구리 적당한 부위의 피부를 절개하여 배액관을 체외로 빼내고 흡수성 봉합사를 사용하여 배액관이 빠져나온 공장의 장막과 벽측 복막을 쌈지봉합한다.

3) 수술후 관리

배액은 담즙백등을 사용하여 수동배액(natural drain)한다. 1일 배액량은 환자에 따라 다르나 대개 저자의 경우에는 맑은 물 같은 성상의 췌액이 1일 기준 100~200 ml 정도로 배액되었다. 배액 색깔이 담즙성으로 변하는 경우가 있는데 이런 경우는 첫째, 췌관내 스텐트가 자연적으로 빠져 공장내에 위치하는 경우와 둘째, 췌공장문합부의 누출이 발생하는 경우이다. 이런 경우에는 복부CT를 촬영하여 확인하는 것이 좋으며 경우에 따라서 배액관을 통해 10 cc 이하의 조영제(gastrographin)를 넣고 누공조영술(fistulogram)을 시행해보는 것이 도움이 된다.

큰 합병증없이 회복되는 경우에 외부배액관의 제거 시기는 술자마다 상이하나 저자의 경우는 술후 2주정도에 제거하고 있는데 흡수성 봉합사의 장력이 반으로 줄어드는 시기를 고려하였다.

2. 경피경간(transhepatic) 췌관 외배액술 – 강구정

췌관이 3mm 이상 확장되어 있고 췌장 실질 조직이 단단한 경우 췌관–점막 문합술을 해도 문합부 누출빈도가 낮지만 3mm 미만이면서 췌장실질의 경도가 말랑말랑한 경우 췌–공장 문합술부위 췌액 누출빈도가 높다. 췌장액누출 빈도가 낮다 하더라도 일단 누출이 일어나면 농양이나 혈관부식 등의 합병증이 발생하여 치명적일 수 있다. 췌장액 누출을 방지하기 위하

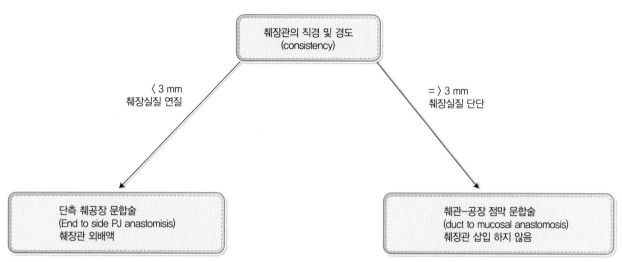

그림 3. 췌십이지장 절제수술수 췌-공장문합술 알고리즘. 췌장실질의 경도와 췌장관의 굵기에 따라 췌관-공장 점막 문합술 및 단-측 췌공장문합술과 췌관배액술을 달리 시행한다.

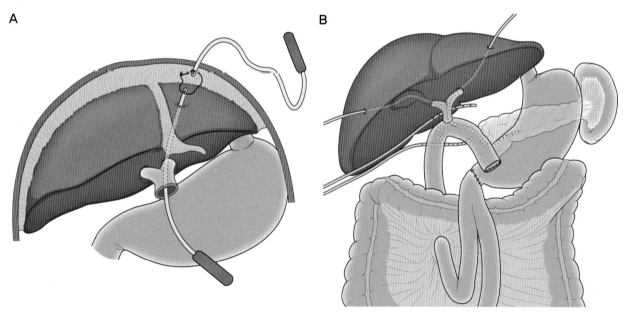

그림 4. 췌장 공장 문합 및 경피경간 외배액술. A: 잘 휘는 stainless steel 막대 끝에 실을 꿸 수 있도록 구멍을 내어 만든 기구를 복벽 밖에서 복강안으로 뚫어 넣은 5-6 Fr polyethylene tube를 메어 달고 담관을 통하여 절단된 담관 밖으로 끌어낸다. B: 외배액된 췌관과 경피경간 담즙배액관 및 Barovac catheter 가 거치된 수술완성 모형도

여 췌관외배액을 하게 되면 췌액 누출이 있더라도 그 양이 제한적이기 때문이 2~3주 지나면 누출부위가 치유되어 이 때 거치되었던 췌장관을 제거하면 안전하게 회복될 수 있다. 췌장관 외배액은 공장을 통한 시술도 할 수 있지만 간단한 기구를 이용하여 경간외배액(transhepatic external drainage)하면 비교적 안전하고도 간단하게 시술할 수 있다. 그 프로토콜과 시술 방법은 아래와 같다(그림 3, 4).

참고 문헌

1. Pesasaux P, Sauvanet A, Mariette C, et al. External pancreatic duct stent decreases pancreatic fistula rate after pancreaticoduodenectomy: prospective multicenter randomized trial. Ann Surg 2011;253:879–85

2. 김선회, 서경석. 간담췌외과학 제3판: 의학문화사 2013:p962–3

3. Tani M, Kawai M, Hirono S, et al. A prospective randomized controlled trial of internal versus external drainage with pancreaticojejunostomy for pancreaticoduodenectomy. Am J Surg 2011;199:759–764

4. Grobmyer SR, Kooby D, Blumgart LH, et al. Novel pancreaticojejunostomy with a low rate of anastomotic failure-related complications. J Am Coll Surg 2010;210:54–59.45

5. Park JH, Choi YI, Kim YH, Kang KJ, Lim TJ The complication rate according to the method of pancreaticojejunostomy after pancreaticoduodenectomy. Kor J HBP Surg 2009;13;42–48

췌십이지장절제 후 재건수술에서 요긴한 요령; 췌위장문합술

| 📐 🎬 유영경 |

췌십이지장절제술에서 췌장의 문합은 주로 췌공장문합술(pancrcaticojcjunostomy)이 시행되어 왔으나 수술사망과 직접적으로 관련된 문합부누출의 위험이 극복하기 어려운 문제점으로 남아있다. 따라서 문합부누출의 위험성이 적을 것으로 기대되는 췌장관문합술의 하나로 췌위장문합술이 대안으로 제시되고 있으며 간단히 소개하고자 한다.

1. 췌장의 준비

문합전 췌장 단면의 노출된 혈관은 충분한 지혈을 해야 한다. 췌장 절단 직후는 일시 출혈이 멈추었다가 문합 후 출혈이 시작되는 경우가 적지 않으므로 6-0 정도의 단섬유성 봉합사를 이용하여 결찰 한다. 췌장은 말단부위는 적어도 3 cm 정도는 주위의 조직과 분리하여 췌장 절단 원위부가 0.5~1 cm 정도는 위장 안으로 들어가 있을 수 있게 해 둔다.

췌관에는 수술자의 판단에 따라 stent를 넣기도 하는데 췌관의 직경이 작거나 취관의 위치가 췌장 단면의 변연부에 위치하여 췌장 단면의 췌관이 문합할 때 봉합사의 조임에 의하여 좁아지거나 막힐 것 같은 위험이 있다면 췌관 스텐트를 2~3 cm 길이 이내로 삽입하는 것이 좋다.

2. 위장의 준비

췌십이지장절제시에는 췌장의 절단부위가 상장간막정맥 부위가 되므로 췌장의 절단부위는 위장의 유문부 근방에 위치하게 된다. 따라서 유문부보존 췌십이지장절제술에서는 췌위장문합부위를 위장의 자연스러운 위치에 시행할 수 있다. 그러나 위장을 상당부분 제거하는 Whipple's 술식에서는 췌장을 남아있는 위장에 문합하면 췌장이 복부(ventral)로 구부려져서 췌장의 췌위장문합부로부터의 탈출(분리)위험이 높아진다. 따라서 췌장이 억지로 구부려져서 문합부의 긴장이 가해지지 않도록 췌장 말단부를 충분한 길이로 주위조직과 분리해 두거나 췌위장 문합위치를 가급적 위장의 근위부 가까이 하도록 하고 위장과 소위 동맥 및 비장주위를 충분히 분리하여 남아있는 위장이 췌장절단부위로 내려올 수 있도록 하여 췌위장문합 후 췌장의 모양이 자연스럽게 유지할 수 있도록 한다.

위장은 혈관이 풍부하여 위장 문합부의 지연성 출혈위험이 상시 존재 한다. 더욱이 췌위장문합시에는 췌실질조직의 손상을 우려하여 봉합사의 단단한 조임을 하기가 어렵다. 그러므로 췌위장문합 이전에 위장문합부위의 지혈은 철저하게 해두어야 한다. 췌위장문합부위의 수술 후 출혈의 치료는 위내시경으로 어렵지 않게 할 수 있지만 췌위장 위문합부위의 내시경 시술은 문합부위 누출의 위험인자가 될 수 있다.

3. 췌위장문합

췌장관문합술에서는 문합도중의 과도한 췌장 또는 장관의 견인 또는 움직임으로 이미 문합단계에서 물리적인 손상을 입는 경우가 있으므로 문합술중 췌장과 장관의 자연스러운 위치를 안정적으로 유지하는 것이 매우 중요하다. 이를 위해서 췌위장문합술에서는 문합하고자 하는 부위의 위장 후벽을 췌장절단면의 직경보다는 좀 작게 열어서 췌장의 말단부위를 1 cm 가량 위장에 밀어 넣고 문합을 한다. 이 때 위장부위의 전벽을 5~7 cm 가량 종적으로 열어서 위장후벽의 점막과 위장으로 들어온 췌장의 단면을 확인해 가면서 위장 내에서 봉합하는 것이 편리한데 4-0나 5-0 정도의 흡수성 봉합사로 단단봉합한다(그림 1). 이후 위장 전면의 절개부위를 봉합한다.

> **Tip** **췌위장문합시 문합실패의 원인들**
> 1. 문합부위가 위장의 근위부로 위치하여 췌장몸통이 구부러져서 문합부의 긴장 지속.
> 2. 췌장근위부의 불충분한 분리로 췌장단면이 위장에 충분히 들어가지 못할 때.
> 3. 위장문합부위의 절개가 췌장절단면보다 과도하게 클 때.
> 4. 주췌관 부위의 무분별한 봉합행위.
> 5. 문합시 췌장실질의 경도를 고려하지 않는 과도한 강도의 봉합사 조임.

4. 췌위장문합의 장단점

췌위장문합의 단점은 장기적으로 췌장의 내분비기능의 상대적인 저하라고 알려져 왔다. 그러나 췌십이지장절제수술의 적응증은 췌두부암, 말단부위 담도암 및 십이지장암 등으로 장기적인 예후를 기대하기 어려운 경우가 대부분이다. 따라서 문합부

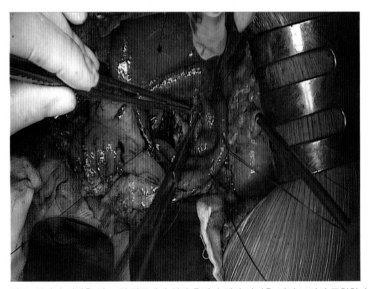

그림 1. 위장의 전벽을 열고 위 안쪽에서 위장 후벽과 췌장 단면을 직접 보면서 문합한다.

위 실패 합병증이 적으며 내시경을 통한 문합부 출혈에 대한 수술 후 처치나 췌관배액확인 등의 행위가 상대적으로 편리한 췌위장봉합술은 췌십이지장절제술 후 췌장문합에 따른 수술사망율이나 유병율을 줄일 수 있는 하나의 대안으로 선택될 수 있다.

참고문헌

1. Manahem B, Guittet L, Mulliri A, et al. Pancreaticogastrostomy is superior to pancreaticojejunostomy for prevention of pancreatic fistula after pancreaticoduodenectomy : an updated meta-analysis of randomized controlled trials. Ann Surg 2014 Jun 27 (Epub ahead of print)

동영상 리스트

동영상 🎞

SECTION 1 간수술

Part 1 간절제수술

Part 2 간이식수술